南宋本《灵枢经》校勘注释

陈贤平　编著

U0226106

上海科学普及出版社

图书在版编目(CIP)数据

南宋本《灵枢经》校勘注释/陈贤平编著. —上海：
上海科学普及出版社,2019.11

ISBN 978-7-5427-7629-7

Ⅰ.①南… Ⅱ.①陈… Ⅲ.①《灵枢经》—注释
Ⅳ.①R221.2

中国版本图书馆 CIP 数据核字(2019)第 236584 号

责任编辑 陈星星
整体设计 江晓昱

南宋本《灵枢经》校勘注释

陈贤平 编著

上海科学普及出版社出版发行

（上海中山北路 832 号 邮政编码 200070）

http://www.pspsh.com

各地新华书店经销 苏州越洋印刷有限公司印刷

开本 787×1092 1/16 印张 20.5 字数 320 000

2019 年 11 月第 1 版 2019 年 11 月第 1 次印刷

ISBN 978-7-5427-7629-7 定价：68.00 元

本书如有缺页、错装或坏损等严重质量问题

请向工厂联系调换

联系电话：0512-68180628

南宋本《灵枢经》校勘注释编辑委员会

顾问　严　华　王兆平

编著　陈贤平

编委（按姓氏笔画排序）

方　芳　朱　纲　张大通　张华梅

张春建　陈贤平　屠海清　韩轶伟

南宋本《灵枢经》原序

　　昔黄帝作《内经》十八卷，《灵枢》九卷，《素问》九卷，乃其数焉，世所奉行唯《素问》耳。越人得其一二而述《难经》，皇甫谧次而为《甲乙》，诸家之说悉自此始。其间或有得失，未可为后世法。则谓如南阳活人书称：咳逆者，哕也。谨按《灵枢经》曰："新谷气入于胃，与故寒气相争，故曰哕。举而并之，则理可断矣。"又如《难经》第六十五篇，是越人标指《灵枢》本输之大略，世或以为流注。谨按《灵枢经》曰："所言节者，神气之所游行出入也，非皮肉筋骨也。又曰：神气者，正气也。神气之所游行出入者流注也。井荥输经合者本输也，举而并之，则知相去不啻天壤之异。但恨《灵枢》不传久矣，世莫能究。夫为医者，在读医书耳，读而不能为医者有矣，未有不读而能为医者也。不读医书，又非世业，杀人尤毒于梃刃。是故古人有言曰：为人子而不读医书，犹为不孝也。仆本庸昧，自髫迄壮，潜心斯道，颇涉其理。辄不自揣，参对诸书，再行校正家藏旧本《灵枢》九卷，共八十一篇，增修音释，附于卷末，勒为二十四卷。庶使好生之人，开卷易明，了无差别。除已具状经所属申明外，准使府指挥依条申转运司选官详定，具书送秘书省国子监。今崧专访请名医，更乞参详，免误将来。利益无穷，功实有自。

　　　　　　　　时宋绍兴乙亥仲夏望日　锦官史崧题

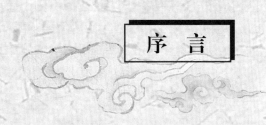

序 言

中医药学是随着中华民族的诞生而孕育、生长、发展，并逐步完善起来的一门自然科学。中医药学中的经典著作更是中华民族几千年来在与各种疾病作斗争中积累起来的经验结晶和理论升华，它们被一代又一代的中医药人奉为金科玉律。学习中医药需首先熟读《素问》《灵枢》《伤寒论》《金匮要略》《神农本草经》等经典著作，在临床上长期地实践，把理论与实际经验有机地结合起来，才能成为一名合格的治病救人的好中医师。

随着现代医学的突飞猛进与日新月异的巨变，尤其是白话文与简体字成为人们之间相互交流的主要媒介之后，以古汉语为载体的中医经典著作让现代人感到越来越陌生，成了很难理解的"老古董"。然而，作为一名光荣而肩负承上启下伟大使命的中医人，应该知难而进，在中医经典中汲取营养，挖掘宝藏，像屠呦呦院士那样，从一个"渍"字上领悟出"低温"，从而成功地用乙醚提取了青蒿素，为中华民族，更为中医药的创新作出了举世瞩目的巨大贡献。

中医针灸学科是在《灵枢经》的理论基础上逐步发展完善与普及起来的分科，已由历史给出答案。如今针灸技术风靡世界，越来越受各国人民的认可和欢迎，称其为"神奇之术"。为使针灸技术更进一步地提高、发展，需要从本溯源，对《灵枢经》进行更深、更进一步地学习、熟知和推究。"以今释古，古为今用"，这便是我们推出《南宋本〈灵枢经〉校勘注释》一书的目的所在。

本院老中医陈贤平先生，从医五十多年，退休后潜心研读《素问》与南宋版《灵枢经》，写下了许多读书心得笔记。日积月累，总结的札记汇集成了《南宋本〈灵枢经〉校勘注释》一书。该书的校勘以通顺为要，注释古今结合，中西汇注，故可称其为一部阅读、理解南宋本《灵枢经》的参考书；期待给中医同仁带去一丝方便和裨益，并在大家的共同努力下，让中医学的针灸技术愈精愈神。

我们应当学习陈贤平老先生锲而不舍的治学精神和为中医药事业奋

1

终身的伏枥之志。作为一家以中医为主、中西医结合的区级中医院,每一名医务人员都肩负着继承与发扬中医学的崇高职责,以中西医有机结合的方式,更好地为人民大众服务。不断发展,不断创新,不断取得新的成果。

在习近平主席开创的社会主义新时代,不辱使命,砥砺前进,为实现伟大的中国梦,为中华民族的繁荣昌盛而努力奋斗。

谨以此书向伟大的中华人民共和国建国七十周年献礼!

上海中医药大学附属龙华医院奉贤分院　奉贤区中医医院院长

2019 年 10 月

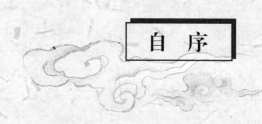

自 序

　　《素问》《灵枢》等中医典籍有着各自的巨大价值。目前通行的古本《灵枢经》是南宋绍兴年间史崧根据家藏旧本《灵枢》九卷，八十一篇，增修音释，附于卷末，共为二十四卷。此书上呈秘书省国子监，经皇家准许后，由史崧亲自作序，于1155年刊行于世。于是，大家认定它即是《灵枢经》。

　　由日本丹波元简家族倾三代人之心血编纂成书的《灵枢识》传入我国（清代时期），这也是一部以南宋史崧家藏本《灵枢》的编排程序，依照篇章、段落，参照《针灸甲乙经》，并汇集了明代以后医家对《灵枢经》的注释，在音训、字义勘误上作了诠解，成了一部阅读南宋本《灵枢经》的参考书。

　　明代万历十四年（1586年），擅长针灸的浙籍医家马莳先生的《黄帝内经灵枢注证发微》首次刊行，这是国内第一部《灵枢经》注本，颇有独到见解，被当时的医家们力捧与赞扬，成为后代阅读《灵枢经》的重要参考书。

　　明代天启年间张景岳撰写的《类经》问世，此书合《素问》与《灵枢》为一体，共三十二卷，分成摄生、阴阳、脏象、脉色、经络、标本、气味、论治、疾病、针刺、运气、会通十二类，三百九十节。摘录了《素问》《灵枢》里的全部章节，并作了自己的注释。此书可以作为临床参考或寻经摘句，但对《素问》《灵枢》原著的全面学习和探究并不方便。

　　清初张志聪所著《黄帝内经素问集注》虽是一家之言，但其所花之心血及对中医的拳拳赤心，让人钦佩。其书"增补凡例一，医家谓《灵枢》在《素问》之前，殊难征信。盖《素问》述病所由起，《灵枢》明病所由瘳。学者先读《素问》，次读《灵枢》，方为得门而入"的观点，似乎是指点后代中医人学习中医经典的先后次序。但以笔者的观点看，在上古、中古以及春秋战国时代，中医治病大多依靠的是针砭和草药，当时的中医还处于起步阶段，使用的范围基本上局限在宫廷、王室贵族的小范围之内，尤其在春秋战国时，各国宫廷里有关治病的典籍亦归各家私有，交流互通并非易事。所以，《素问》或《灵枢》的版本很有可能各不相同。

晋代皇甫谧在《针灸甲乙经》(简称《针经》)序中曰"按七略艺文志:《黄帝内经》十八卷,今有《针经》九卷,《素问》九卷,二九十八卷,即《内经》也。"就当时而言,《针经》即是《灵枢》似乎可以肯定。从皇甫谧的《针灸甲乙经》中的内容来看,除了注明《素问》《难经》《金匮要略》等出处之外,其余内容都以《灵枢经》为母本。据粗略统计,南宋本《灵枢经》有77段分散在《针灸甲乙经》的篇章或段落中,其中《灵枢·寒热病第二十一》被分拆成了12段。

各朝代的政府对中医的重视,主要受皇帝对中医的态度而起伏。晋代皇甫谧由于不愿当官,再三推辞晋武帝司马炎的"下诏敦逼","自表就帝借书,武帝送书一车与之"(见《晋书·列传第二十一》)。笔者揣测其中可能有《灵枢》《素问》和零散的《金匮要略》等医籍。作为一个并不非常熟悉中医(食"五石散"而导致半身瘫痪)的学者,能整理出如此相当完整的《针灸甲乙经》,非常伟大。此书的问世对针灸及中医的其他专科都起到了相当大的推动作用。尽管如此,皇甫谧依然相当谦逊,在本书序例的最后只写上了"晋·玄晏先生皇甫谧士安集",用"集"替代"著",可见皇甫谧实事求是,并不邀功自尝,占为己有。他把《灵枢经》分解后才有了后来的《针灸甲乙经》。

隋代太医博士巢元方奉勅撰著《诸病源候论》,动力来自隋文帝的重视。同时代的还有杨上善的《黄帝内经太素》。

据考证,唐代设立的太医署有师生员工三百多人,是一所由政府创办、组织形式相当完备的大学式的中医学教学机构,可惜的是当时所讲授的书本与内容早已无法查考。王冰注《黄帝内经》增加五篇大论,这或许就是当时教课的内容之一。但其在注释《黄帝内经》的见解,也让后来者仁者见仁,褒贬不一。由隋代杨上善注释的《黄帝内经太素》一书是清光绪年间从日本返回中国后刊行的,残缺篇幅太多,但所存者均以针灸内容为主,似乎应当也是以《灵枢经》目之。

宋高祖赵匡胤是中医爱好者。也许是基因相承,宋代是中医药学发展的鼎盛时期,期间出版了许多中医药书籍,各地开设了药局。

宋仁宗嘉祐二年(1057年)在编修院内设立了校正医书局,由高保衡、掌禹锡、林亿等负责,进行了全国性的大规模地收集历代中医典籍的工作,并对《素问》《伤寒论》《金匮要略》《金匮玉函经》《脉经》《针灸甲乙经》《诸病源候论》《千金要方》《外台秘要》等医学书籍进行整理、选编、考证、校勘,工程浩大,历时十年,在1068—1077年印行问世。所以,这些书中的大部分流传至今。在中医学的继承和发扬上,其功劳可谓彪炳千秋。作为经典著作的《灵枢经》或许因为兵火而有所亡失,所以高保衡、林亿等人没有校正过《灵枢经》,只在《素问》中收录了《灵枢经》的断章残篇,甚为可惜。《针灸甲乙经》的内容包括部分《灵枢经》,但是其不能等同于《灵枢经》。

南宋绍兴年间,史崧虽"参对诸书,再行校正家藏旧本《灵枢经》九卷,共八十一篇,增修音释,附于卷末""除已具状经所属申明外,准使府指挥依条申转运司选官详定,且书送秘书省国子监"后,或许作为一种弥补,冠中医经典《灵枢经》的头衔,于南宋绍兴二十五年(1155年)出版发行,即如今市面上的《灵枢经》。

其实早在1086年北宋哲宗元祐年间,臣僚中偶然见到高丽国(朝鲜)进贡来的物品中夹有《黄帝针经》九卷一书。这与《素问》九卷正合《黄帝内经》十八卷之数,于是宋哲宗赵煦于元祐八年(1093年)将此书诏于天下。或许此书出版量不多,更由于连年战乱,此书散失颇多。靖康之难后,宋高宗不得不南迁,建都建康。所以史崧所谓的家藏旧本,抑或即是宋哲宗时的版本,这书是当时从高丽国"回归"而来的中国原产古籍。正由于转载来回,又遭战争破坏,故此书残破不堪。阅读时容易发现该书不但在编排上紊乱,并且篇中错杂颇多,简脱者不少,其中把后人的注释充作原文的现象时有出现,对阅读此书、理解经文经义带来诸多困难。这让第一位注释此书的明代嘉靖年间的太医马莳大伤脑筋,也让以后的注释者们争议纷纷。为此,笔者按自己的理解与认识,给予该书校勘、整理和注释,尽量使《灵枢经》恢复其原貌,至少让现在的中医学者能读顺、读通、读懂此书,为后学者提供更大的方便和收益。目前只见《灵枢经》的重版,未见《灵枢经》的注释本。《灵枢经白话解》是由陈璧琉、郑卓人主编(1962年人民卫生出版社出版),能读懂、读通,对理解原文有很大的帮助。笔者从勘误上着手,以读顺、明义为宗旨,希望能为读者释疑解惑。

整理和校勘中医经典古籍,历来是中医学者的责任。作为兴趣和爱好,笔者十余年来经过对南宋版《灵枢经》原文的反复阅读、推敲,确实发现了"编绝"造成的阙漏,"简垢"导致的错舛,时时会呈现于眼前。现行的《黄帝内经素问》一书的81篇中,居然有60多篇中夹杂《灵枢经》的内容,如《素问·脉解篇第四十九》《针解篇第五十四》《解精微论篇第八十一》等,有的分体而存在于两书之间。有趣的是《素问·标本病传论篇第六十五》中有一段可与《灵枢·病本第二十五》无缝对接,构成完整的一篇。这你中有我、我中有他的情况，多见于《素问》，罕见于《灵枢》。

由此也能推测北宋仁宗嘉祐二年（1057年）设立的校正医书局的编修院从民间收集上来的历代医药学古籍中没有《灵枢经》一书。或许由于当时的书均为手抄本，而且版本不一，要整理统一，工程浩大。校勘、注释梳理都达成一致的认识，更是一件相当困难的事。所以从严格意义来说，当时刊行的《黄帝内经》是把破碎的《灵枢经》掺揉进去的产物，故称其为《黄帝内经》而有别于《针灸甲乙经》。

虽然所整理的书籍中有不少错误，但它们都成为中医经典，在相当长的一段时间里，被后来的中医学者顶礼膜拜。更有甚者，目之为"圣经"，不得改动一字一句，否则即是"有悖经论"，有失"经旨"，罪莫大焉。受此影响和约束，以致1949年后创办的所有中医药院校用以教学的《黄帝内经》《灵枢》只能是"节选"。因为是"经典著作"，若全书刊载，难以自通，讲授也成了难题；筛选，会减少争议。自此几十年来，经典节选成了中医教学的传统，但是"节选"容易明珠暗投，何况发展和创新必须在继承的基础上才能是有本之木，有源之水。

十余年前，笔者持有的《灵枢经》是1963年4月由人民卫生出版社出版，北京新华书店发行所发行的版本，就是如今大家都默认的中医经典古籍《灵枢经》。所以打算以此书为范本，按其篇目，去其卷名，仍照原有顺序分为八十一篇进行校勘，纠其篇中之错简和紊乱；靴脱与鲁鱼，使其通而顺之；归其分论为一体，让原旨彰明。笔者的学习笔记与心得是从读通和读懂上去着手整理、校勘、注释南宋版《灵枢经》。错乱者，予以调整；遗漏者，给予增补；重复者，删除；错误者，校正；能归位的让其安身，无法归位的，依然无从落脚。所以有些错咎仍存在其中，希望后来学者能将其恢复原样。

本书按原来的顺序编排，仍为八十一篇。删去第一至第九篇标题旁边"法天""法地"等九个画蛇添足的副标题；把《寒热第七十》易名为《寒热瘰第七十》。凡删文、调整、增补、纠错的，笔者都在注释中介绍它们的原因与来龙去脉。这方法若能为中医同仁们在读懂《灵枢经》时带去一丝方便，笔者便感到非常满足了。

校勘不容易，注释难上又难。古今词义异义者很多，假借字几乎每页上都有……所以在注释上有的用了直译，有的用了意译，有的用白话文翻译，目的只有一个，即能让读者们明白其中的意思。注释中能与现代医学的解剖、生理、病理或与某些疾病相挂钩者，一并添列在注释中。由于相同的词或词组重复出现的次数很多,所以难以避免在注释上也可能会重复出现。由于简体字推行数十年了,有些常用字变成了陌生字。更有甚者,有些繁体字已无法"现身"了,只能假借它字。这无可奈何的办法,敬请读者们谅解。

正式编著此书的缘由:当时正在青村社区卫生院担任院长的王兆平同志,得知笔者有写此书的念头,便鼓励笔者把书写出来,为青年中医学者做表率,也让基层中医的传帮带发挥作用,让他们能读通、读懂中医古籍,把中医基础打得更扎实,把理论知识丰富起来。在王兆平院长的鼓励下,笔者才把写此书的想法列入了正式日程。

王兆平同志调入我院担任院长以后,一再询问笔者写此书的事,在他的鞭策下,笔者终于把过去十多年来所写的《灵枢经》读书笔记和学习心得着手整理归纳,将《南宋本〈灵枢经〉校勘注释》一书开工动笔。经过数月的夜以继日,初稿终于完成。在进一步拓展书中内涵,并与现代医学知识相互衔接起来后,自己也得到了"温故知新"的意外收获。年青中医学者在阅读《灵枢经》时如果有所裨益和帮助,那对笔者而言真的是极大的满足了。

本院方芳主任(医院确定的师徒关系)以及黄群、陈超英医师在笔者门诊时经常帮助抄方。2005年笔者到青村社区医院开设专家门诊后,由医院领导帮笔者结对子的医师有陶勇军副主任(已调入闵行区吴泾社区服务中心)和王希山主治医师(已调入我院)。在青村社区卫生院与曹军医师相处的时间比较长,目前他已能在中医内科独当一面,并受到了患者们的好评。现任青村社区卫生院党支部书记蒋花副主任医师,原在西渡社医院工作,曾来中医院跟笔者抄方一段时间。笔者去她工作的社区医院开设专家门诊时也由她抄方,相互切磋,教学相长。钱桥社区卫生中心的沈炜医师是最早跟笔者抄方的医生,1988年他考入上海闸北区中医学校后,每个寒暑假期逢笔者上门诊时,他定风雨无阻地到门诊抄方,这种孜孜以求的精神,也成了笔者自己做学问的动力。如今,他亦为人师,把中医技术传承给下一代。针灸技术在患者中口碑很好。李标医师原为本县驻军部队的医生,1987年利用业余时间向当时我县的著名金西林老中医学习针灸技术,后来也跟笔者学习中医内科知识,通过自学考试获得了中医大专文凭,在青村社区医院针灸科工作。前年李标医师被评为"上海市好中医",晋升为副主任医师。这几十年来教学相长,受益最多的反而是笔者。作为回馈,此书的书稿完成后,笔者都一一请他们审阅，帮助找错、修改，他们真诚地提了不少修改意见。可以这样说，本书中也浸润着他们的心血。在此笔者向他们致以衷心的感谢。

谨以此书向伟大的中华人民共和国建国七十周年奉献一份小小的心意。

由于学识有限，水平不高，书中错误之处，恳请大家批评指正。

七十七叟翁　陈贤平

完稿于蠹鱼斋

2019 年 10 月

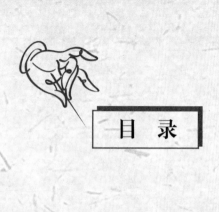

目 录

九针十二原第一

　　黄帝问于岐伯曰:余子万民[1],养百姓,而收其租税。余哀其不给,而属有疾病[2]。余欲勿使被毒药,无用砭石,欲以微针通其经脉,调其血气,营其逆顺出入之会[3]。令可传于后世,必明为之法。令终而不灭,久而不绝,易用难忘,为之经纪[4]。异其章,别其表里,为之终始。令各有形[5],先立针经。愿闻其情。

　　岐伯答曰:臣请推而次之,令有纲纪,始于一,终于九焉。请言其道。小针之要,易陈而难入,粗守形,上守神[6],神乎神,客在门,未睹其疾,恶知其原[7]。刺之微,在速迟,粗守关,上守机,机之动,不离其空[8],空中之机,清静而微,其来不可逢,其往不可追。知机之道者,不可挂以发,不知机道,叩之不发[9],知其往来,要与之期,粗之闇乎妙哉,工独有之[10]。往者为逆，来者为顺，明知逆顺，正行无问。逆而夺之，恶得无虚，追而济之，恶得无实[11]，迎之随之，以意和之，针道毕矣。

凡用针者，虚则实之，满则泄之，宛陈则除之，邪胜则虚之[12]。大要曰：徐而疾则实，疾而徐则虚[13]。言实与虚，若有若无，察后与先，若存若亡，为虚为实，若得若失。虚实之要，九针最妙，补泻之时，以针为之。泻曰：必持内之，放而出之，排阳得针，邪气得泄[14]。按而引针，是谓内温，血不得散，气不得出也[15]。补曰：随之，随之意若妄之，若行若按，如蚊虻止，如留如还，去如弦绝[16]，令左属右，其气故止[17]，外门已闭，中气乃实，必无留血，急取诛之[18]。

持针之道，坚者为宝，正指直刺，无针左右，神在秋毫[19]，属意病者，审视血脉者，刺之无殆。方刺之时，必在悬阳，及与两衡，神属勿去，知病存亡[20]。觊其色，察其目，知其散复；一其形，听其动静，知其邪正。右主推之，左持而御之，气至而去之。凡将用针，必先诊脉，视气之剧易，乃可以治也[21]。

九针之名[22]，各不同形：一曰镵针[23]，长一寸六分；二曰员针，长一寸六分；三曰鍉针[24]，长三寸半；四曰锋针，长一寸六分；五曰铍针，长四寸；广二分半；六曰员利针，长一寸六分；七曰毫针，长三寸六分；八曰长针，长七寸；九曰大针，长四寸。镵针者，头大末锐，去泻阳气。员针者，针如卵形，揩摩分间，不得伤肌肉，以泻分气[25]。鍉针者，锋始黍粟之锐，主按脉勿陷，以致其气。锋针者，刃三隅[26]，以发痼疾。铍针者，末如剑锋，以取大脓。员利针者，大如氂[27]，且员且锐，中身微大，以取暴气。毫针者，尖如蚊虻喙[28]，静以徐往，微以久留之而养，以取痛痹。长针者，锋利身薄，可以取远痹。大针者，尖如梃[29]，其锋微员，以泻机关之水也。九针毕矣。

夫气之在脉也，邪气在上，浊气在中，清气在下。故针陷脉则邪气出，针中脉则浊气出，针太深则邪气反沉，病益[30]。故曰：皮肉筋脉各有所处，病各有所宜，各不同形，各以任其所宜。无实无虚，损不足而益有余，是谓甚病，病益甚。取五脉者死；取三脉者恇[31]；夺阴者死，夺阳者狂，针害毕矣。刺之而气不至，无问其数；刺之而气至，乃去之，勿复针。针各有所宜，各不同形，各任其所为。刺之要，气至而有效，效之信，若风之吹云，明乎若见苍天，刺之道毕矣。

黄帝曰：愿闻五脏六腑所出之处。

岐伯曰：五脏五腧，五五二十五腧；六腑六腧，六六三十六腧。经脉十二，络脉十五，凡二十七气，以上下[32]，所出为井，所溜为荥，所注为输，所行为经，所入为合[33]，二十七气所行，皆在五腧也。节之交，三百六十五会，知其要者，一言而终，不知其要，流散无穷。所言节者，神气之所游行出入也，非皮肉筋骨也[34]。

五脏之气已绝于内，而用针者反实其外，是谓重竭[35]，重竭必死，其死也静，治之者，辄反其气，取腋与膺[36]；五脏之气已绝于外，而用针者反实其内，是谓逆厥，逆厥则必死，其死也燥，治之者，反取四末[37]。刺之害中而不去，则精泄；害中而去，则致气。精泄则病益甚而恇，致气则生为痈疡[38]。

五脏有六腑[39]，六腑有十二原，十二原出于四关[40]，四关主治五脏。五脏有疾，当取之十二原，十二原者，五脏之所以禀三百六十五节气味[41]也。五脏有疾也，应出十二原，十二原各有所出，明知其原，睹其应，而知五脏之害矣。阴中之少阴，肺也，其原出于太渊，太渊二。阳中之太阳，心也，其原出于大陵，大陵二。阴中之少阳，肝也，其原出于太冲，太冲二。阴中之至阴，脾也，其原出于太白，太白二。阴中之太阴，肾也，其原出于太溪，太溪二。膏[42]之原，出于鸠尾[43]，鸠尾一。肓之原，出于脖胦[44]，脖胦一。凡此十二原，主治五脏六腑之有疾者也。[45]

黄帝曰：诸原安合以致六输？

岐伯曰：原独不应五时，以经合之，以应其数，故六六三十六输[46]。

黄帝曰：何谓藏主冬，时主夏，音主长夏，味主秋，色主春？愿闻其故。

岐伯曰：病在脏者，取之井；病变于色者，取之荥；病时间时甚者，取之输[47]；病变于音者，取之经，经满而血者[48]；病在胃及以饮食不节得病者，取之于合。故命曰味主合[49]。是谓五变[50]也。[51]

今夫五脏之有疾也，譬犹刺[52]也，犹污也，犹结[53]也，犹闭[54]也。刺虽久，犹可拔也；污虽久，犹可雪也；结虽久，犹可解也；闭虽久，犹可决也[55]。或言久疾之不可取者，非其说也。夫善用针者，取其疾也，犹拔刺也，犹雪污也，犹解结也，犹决闭也。疾虽久，犹可毕也。言不可治者，未得其术也。[56]

注 释

1. 余子万民：子，动词，古汉语中的意动用法。我把百姓看作自己的子女。

2. 余哀其不给，而属有疾病：我怜悯他们生活上不能自给，而且接连地生病。属，连续地。

3. 余欲勿使被毒药……营其逆顺出入之会：我打算在治疗他们的疾病时不使用毒药、砭石，想要用小针来通其经脉，调其气血，在经气顺行、逆行时有邪气出入的地方治疗疾病。营，谋求，如营生、营救。

4. 令可传于后世……为之经纪：为使其可以传于后世，一定把它们作为法则，让它永远不会被埋没，简单实用不易忘记，久久地流传下去成为经典。

5. 异其章……令各有形：区别不同的章节，互为补充，使各自有各自的治疗方法。"形"是一种固定的治疗模式，相当于如今的"治疗常规"。"守形者，守刺法也"（《灵枢·小针解第三》）。即各种疾病都有各自规范的治疗法则。

6. 粗守形，上守神：粗守形是指照章办事，墨守成规。守神，"能因故变化而取胜者，谓之神"（《孙子兵法·虚实第六》），此处指能够根据病情的变化情况采取针对性的措施，达到治愈疾病的目的。"神"在此作为随机应变的治疗方法。

7. 神乎神……恶知其原：患者停留在门外，医生都没有看到，怎么能够知道疾病发生的原因呢？此句原文是"神乎，神客在门"。不管怎么样，都可作"尚未进门，未见患者"去解释。

8. 刺之微……不离其空：针刺的奥妙在运针的快慢上。一般医生参照书中说法去做，好医生能静守着下针的机会，在合适的时间和地方立即下针出去。

9. 知机之道者……叩之不发：知道该出击的机会只在瞬间，不必"悬而未决"，一旦错失了时间，效果便会失灵；不知道如何抓住这短暂的机会，即不能达到治病的效果。

10. 知其往者……工独有之：闇（àn），不明白。要掌握经气来的时间，关键是要抓住机会，一般的医生不明白病的奥妙所在，只有高明的医生有这种本领。

11. 逆而夺之……恶得无实：夺取迎面而来的经气，怎么能不使他虚呢？邪气已经过去了，再追上去接济它，那不是实上加实了吗？

12. 虚则实之……邪胜则虚之：宛，指郁积、积滞。陈，陈旧。凡体内所积滞的陈旧污物，如瘀血、寒滞、水湿、食积等都要除掉。此即邪气胜则使其虚，正气虚者让其实。"实""泄""虚"均为使动用法。

13. 大要曰：徐而疾则实，疾而徐则虚。此说有两解。张景岳谓，进针慢，出针快速，并立即按住针孔，谓补法；出针迅速，不按或慢按针孔，谓泻法。《灵枢·小针解》载："进针慢而出针快，使人实（补法）；进针快，出针慢，使人虚（泻法）。"总之补法使人实，泻法使邪虚，都是手法。大要，又称大旨，在此指针刺的宗旨。"徐"和"疾"在此均作动词，即慢与快。这需要临床上不断地摸索和探求。

14. 泻曰……邪气得泄：泻法，一定要在体内将邪气抓住，用针把它排出体外。排阳得针，《针灸甲乙经》谓"推阳得针"。历代注家各有说法。从前后文看，不管是排阳还是推阳，都得借助于针孔将体内的邪气排出去。故排阳有出针时摇大针孔的意思。

15. 按而引针……气不得出也：温，同蕴，作积聚解。出针后立即按住针孔，让经气在里面聚集，让血、气不随针孔外出。

16. 补曰……去如弦绝：意思是医者的意念要一心在于行针的针上，而且动作轻快，迟速有度。去如弦绝，并不完全是指快速，而是指出针时医生的手法要轻而巧，好像紧绷的弦线突然断掉一样，患者没有一点感觉。

17. 令左属右，其气故止：属，跟随。此谓出针后，左手指紧随右手即刻按住其针孔，闭住气门。看似重复，实为强调。

18. 急取诛之：丹波元简认为以理推之，此处恐有遗脱。此说确然，此句前应添加"若有出血者"。诛，在此作去掉或抹去解。

19. 持针之道……神在秋毫：《针灸甲乙经》作"坚者为实"，非也。此"坚"是指进针时针要坚挺、笔直，医者的注意力应集中在针尖和患者的感觉上。

20. 方刺之时……知病存亡：衡，原文为"卫"，据《针灸甲乙经》改为"衡"。历代注家对此众说纷纭，《针灸甲乙经校注》认为古汉语中"阳"与"扬"相通，悬阳即是悬扬。悬扬者，眉上眉下也。衡者，眉也。此句可理解为行针时看着患者的双眉及面部表情，观察患者在进针时的反应,以便掌握针刺的效果。

21. 觇其色……乃可以治也:此部分是从本篇后文"愿闻五脏六腑所出之处"这一节中间移于此的,把"血脉者,在腧横居,视之独澄,切之独坚"移于《血络论第三十九》篇中。这样似乎与上下文更通顺连贯。觇,即睇,看或观察。

22. 九针之名:以下九针的内容与《九针论第七十八》篇有重复,所以有关的注释放入此篇,其遗漏的部分在此补上。

23. 镵(chán)针:古针具名,九针之一。形似犁头,又称箭头针。主要用于浅刺出血,治疗头身病及皮肤病等。

24. 鍉(dí)针:古针具名,鍉与镝相同,犹如飞镖状。取法于黍粟之锐,长三寸半,用其按压经脉,导气和血。似乎在表皮,不进皮肤。

25. 员针者……以泻分气:员针形如卵形,因不能进入皮肤,只是在皮肤外面按经络的走向及肌肉的纹理进行揩摩疏理。相当于局部按摩的治疗方法。

26. 锋针者,刃三隅:针之三面均有锋刃,即今之三棱针。隅,原指屋内的一个角落,引申为面或边。

27. 氂(máo):即牦,也通厘。在此指针身不粗,头尖如牦牛毛的针具。

28. 尖如蚊虻喙(huì):针尖像蚊虫、牛虻的嘴一样细而锋利。也比喻初进针时患者尤明显感觉。

29. 大针者,尖如梃:梃(tíng),中空的金属棒,头尖锐、斜锋,身长而圆。用于屠宰猪后从后蹄沿皮入内,然后向梃中充气,等通体膨胀后,取出梃,用绳紧扎洞口后,刮毛去垢。此针形状虽与梃相似,但长短粗细均略小。由于中空,用此可从体内将水排出。如今的针头不管大小粗细,均是大针的后裔。

30. 故针陷脉则邪气出……病益:所以要用手指使脉下陷后入针,则邪气出;针刺中脉则重浊的经气(此指血)出;针刺太深,病邪之气反而沉入,病更重。

31. 无实无虚……取三脉者恇:不辨孰虚孰实,盲目地损不足而益有余,这反而会使病情加重。这种错误的治法,如果针刺五条经脉,便会导致患者死亡;针刺三条经脉,患者会更加虚弱。恇,在此作怯弱的样子,并非指害怕、惊慌。

32. 凡二十七气，以上下：二十七指十二经脉和十五络脉之和。"上""下"在此作动词用。

33. 所出为井……所入为合：穴地得水为井。滑伯仁释"谷井之井，水原之所出也。荥，绝小水也。"荥，原为"荥（xíng）"，似水边驿站之类，水源比井大，而且是流动的。绝，在此作"穿过"解释。即经水自井而出，流过荥穴注入输穴，经过经穴，再入合穴。此即五输穴。如果说经脉像一条河流，那么四肢末端始发的井穴即是微细循环中动脉、静脉的交接之处或神经末梢之端，顺流而上，便是荥、输、经、合的五输。

34. 所言节者……非皮肉筋骨也："节"在此指经气停留的节点，即穴位。穴位是个节点，找到正确的位置即可针刺。

35. 五脏之气已绝于内……是谓重竭：竭，干涸；完结。五脏之气已断绝在内，用针反而让在外部的邪气更加猖獗。这是让内外都会受到重创的治法。

36. 治之者，辄反其气，取腋与膺：治疗就应恢复其正气，取穴腋与膺。此亦是后人所作的注释。

37. 反取四末：四末指双手双足的末端，诸阳经的起始之处，故手足为诸阳之本。因五脏之气已绝于外，反取四末以迎阳气的来复。

38. 精泄则病益甚而恇；致气则生痈疡：精气泄则正气耗损，故病益甚而怯弱；招致气壅，郁而化热便酿脓，则易生痈疡（这也包括不严密消毒导致的局部感染）。

39. 五脏有六腑：六腑并非指胃、胆等六腑，而是指与五脏相关的地方。

40. 十二原出于四关：十二个原穴出于双手双足四个部位之端部。

41. 十二原者，五脏之所以禀三百六十五节气味：指五脏必须依赖十二原源源不断地滋养。故有上文"五脏之气已绝于外……反取四末"，以迎阳气的来复。气味，在此代指经气。

42. 膏：膏肓之膏穴。

43. 鸠尾：即鹖（hě）骬（yù），古称护心骨，即今之剑突。

44. 肓之原，出于脖胦：肓，膏肓之肓穴。脖胦（yāng），脐之别称（《广韵·没韵》载："脖胦，脐"）。此处禁针，只能灸之（隔盐灸、隔姜灸或用艾条悬空灸）。

45. 此段后有"胀取三阳，飧泄取三阴。"已移于《杂病第二十六》

篇中。

46. 原独不应五时……故六六三十六输：原穴独独不对应春、夏、长夏、秋、冬五时，而是与其经脉相配合。

47. 病时间时甚者，取之输：一会轻一会重的疾病，取输穴治疗。

48. 经满而血者：此血是用刺法所出，因为"经满"。此似后人添加。

49. 病在胃及以饮食不节得病者……故命曰味主合：患有胃病，以及由于饮食没有规律而患病的患者，取合穴治疗。所以味主合。此合穴指足三里。

50. 五变：指与五脏相应的色、时令、音调、味及脏气的变化。如肝为青，时在春，其音角，其味酸，其日甲乙等，是该脏所化生的本色。所谓变化，并不是疾病。

51. "黄帝曰：诸原安合以致六输……是谓五变也。"此部分是从《顺气一日分为四时第四十四》篇移此。

52. 譬犹刺：刺，此作名词。好像有刺在身。

53. 结：线绳打成的结。

54. 闭：关闭，堵塞。

55. 刺虽久……犹可决也：犹，好像。"拔""雪""解""决"，均用作动词，即拔去，洗白，解除，开通。

56. 此段后尚有"刺诸热者……取之阳之陵泉也。"移于《邪气脏腑病形第四》篇末。

本輸第二

　　黄帝问于岐伯曰:凡刺之道,必通十二经络之所终始,络脉之所别处,五输之所留,六腑之所与合,四时之所出入,五脏之所溜处,阔数之度,浅深之状,高下所至。愿闻其解[1]。

　　岐伯曰:请言其次[2]也。肺出于少商,少商者,手大指端内侧也,为井木;溜于鱼际,鱼际者,手鱼也,为荥;注于太渊,太渊,鱼后一寸陷者中也,为输;行于经渠,经渠,寸口中也,动而不居,为经;入于尺泽,尺泽,肘中之动脉也,为合[3]。手太阴经也。

　　心出于中冲,中冲,手中指之端也,为井木;溜于劳宫,劳宫,掌中中指本节之内间也,为荥;注于大陵,大陵,掌后两骨之间方下者也,为输;行于间使,间使之道,两筋之间,三寸之中也,有过则至,无过则止,为经;入于曲泽,曲泽,肘内廉下陷者之中也,屈而得之,为合。手少阴也。

　　肝出于大敦,大敦者,足大趾之端及三毛之中也,为井木,溜于行间,行间,足大指间也,为荥;注于太冲,太冲,行间上二寸陷者之中也,为输;行于中封,中封,内踝之前一寸半,陷者之中,使逆则宛,使和则通[4],摇足而得之,为经;入于曲泉,曲泉,辅骨之下,大筋之上,屈膝而得之,为合。足厥阴也。

　　脾出于隐白,隐白者,足大趾之端内侧也,为井木;溜于大都,大都,本节之后,下陷者之中也,为荥;注于太白,太白,腕骨之下也,为输;行于商丘，商丘，内踝之下，陷者之中也，为经；入于阴之陵泉，阴之陵泉，辅骨之下，陷者之中也，伸而得之，为合。足太阴也。

肾出于涌泉，涌泉者，足心也，为井木；溜于然谷，然谷，然骨之下者也，为荥；注于太溪，太溪，内踝之后，跟骨之上，陷中者也，为输；行于复溜，复溜，上内踝二寸，动而不休，为经；入于阴谷，阴谷，辅骨之后，大筋之下，小筋之上也，按之应手，屈膝而得之，为合。足少阴经也。

膀胱出于至阴，至阴者，足小趾之端也，为井金[5]；溜于通谷，通谷，本节之前外侧，为荥；注于束骨，束骨，本节之后，陷者中也，为输；过于京骨，京骨，足外侧大骨之下，为原；行于昆仑，昆仑，在外踝之后，跟骨之上，为经；入于委中，委中，腘中央，为合，委而取之。足太阳也。

胆出于窍阴，窍阴者，足小趾次趾之端也，为井金；溜于侠溪，侠溪，足小趾次趾之间，为荥；注于临泣，临泣，上行一寸半陷者中也，为输；过于丘墟，丘墟，外踝之前下，陷者中也，为原；行于阳辅，阳辅，外踝之上，辅骨之前，及绝骨之端也，为经；入于阳之陵泉，阳之陵泉，在膝外陷者中也，为合，伸而得之。足少阳也。

胃出于厉兑，厉兑者，足大趾内次趾之端也，为井金；溜于内庭，内庭，次趾外间也，为荥；注于陷谷，陷谷者，上中趾内间上行二寸陷者中也，为输；过于冲阳，冲阳，足跗上五寸陷者中也，为原，摇足而得之；行于解溪，解溪，上冲阳一寸半陷者中也，为经；入于下陵，下陵，膝下三寸，胻骨外三里也，为合；复下三里三寸为巨虚上廉，复下上廉三寸为巨虚下廉也，大肠属上，小肠属下，足阳明胃脉也，大肠小肠，皆属于胃，是足阳明也。

三焦者，上合手少阳，出于关冲，关冲者，手小指次指之端也，为井金；溜于液门，液门，小指次指之间也，为荥；注于中渚，中渚，本节之后陷者中也，为输；过于阳池，阳池，在腕上陷者之中也，为原；行于支沟，支沟，上腕三寸，两骨之间陷者中也，为经；入于天井，天井，在肘外大骨之上陷者中也，为合，屈肘乃得之；三焦下腧，在于足大指之前，少阳之后，出于腘中外廉，名曰委阳，是太阳络也。手少阳经也。三焦者，足少阳太阴（一本作阳）之所将，太阳之别也[6]，上踝五寸，别入贯腨肠，出于委阳，并太阳之正，入络膀胱，约下焦[7]，实则闭癃，虚则遗溺，遗溺则补之，闭癃则泻之。

手太阳小肠者，上合手太阳，出于少泽，少泽，小指之端也，为井金；

溜于前谷，前谷，在手外廉本节前陷者中也，为荥；注于后溪，后溪者，在手外侧本节之后也，为输；过于腕骨，腕骨，在手外侧腕骨之前，为原；行于阳谷，阳谷，在锐骨之下陷者中也，为经；入于小海，小海，在肘内大骨之外，去端半过陷者中也，伸臂而得之，为合。手太阳经也。

大肠上合手阳明，出于商阳，商阳，大指次指之端也，为井金；溜于本节之前二间，为荥；注于本节之后三间，为输；过于合谷，合谷，在大指歧骨之间，为原；行于阳溪，阳溪在两筋间陷者中也，为经；入于曲池，在肘外辅骨陷者中，屈臂而得之，为合。手阳明也；是谓五脏六腑之腧，五五二十五腧；六六三十六腧也。六腑皆出足之三阳，上合于手者也[8]。

缺盆之中，任脉也，名曰天突，一。次[9]任脉侧之动脉，足阳明也，名曰人迎，二。次脉手阳明也，名曰扶突，三。次脉手太阳也，名曰天窗，四。次脉足少阳也，名曰天容，五。次脉手少阳也，名曰天牖，六。次脉足太阳也，名曰天柱，七。次脉颈中央之脉，督脉也，名曰风府。腋内动脉，手太阴也，名曰天府。腋下三寸，手心主也，名曰天池。[10]足阳明挟喉之动脉也，其腧在膺中。手阳明次在其腧外，不至曲颊一寸。手太阳当曲颊。足少阳在耳下曲颊之后。手少阳出耳后，上加完骨之上。足太阳挟项大筋之中发际。阴尺动脉在五里，五输之禁也。[11]

[12]黄帝曰：善。余闻刺有五变，以主五输，愿闻其数。

岐伯曰：人有五脏，五脏有五变，五变有五输，故五五二十五输，以应五时。

黄帝曰：愿闻五变。

岐伯曰：肝为牡脏，其色青，其时春，其音角，其味酸，其日甲乙。心为牡脏，其色赤，其时夏，其日丙丁，其音徵，其味苦。脾为牝脏，其色黄，其时长夏，其日戊己，其音宫，其味甘。肺为牝脏，其色白，其音商，其时秋，其日庚辛，其味辛。肾为牝脏，其色黑，其时冬，其日壬癸，其音羽，其味咸[13]。是为五变。

黄帝曰：以主五输奈何？

岐伯曰：藏主冬，冬刺井；色主春，春刺荥；时主夏，夏刺输；音主长夏，长夏刺经；味主秋，秋刺合。是谓五变，以主五输[14]。

春取络脉诸荥大经分肉之间，甚者深取之，间者浅取之。夏取诸腧孙络肌肉皮肤之上。秋取诸合，余如春法。冬取诸井诸腧之分，欲深而留之。此四时之序，气之所处，病之所舍，脏之所宜[15]。[16]

注释

南宋本『灵枢经』校勘注释

1. 凡刺之道……愿闻其解：凡是针刺的方法，一定要通晓十二条经络各在哪里开始，在哪里结束；络脉在哪里别出；五个输穴各自停留在什么地方；与六腑的哪个穴位相合；四季的生长收藏和五脏之经气停留或流经之处，以及经脉宽窄、浅深，经气上下所到达的地方。愿意听听你的理解。

2. 请言其次：次，次序。请依次把它们解释清楚。

3. 肺出于少商……为合：手太阴肺经自少商穴而出。少商在手大指端内侧，为井木，流于鱼际穴。鱼际俗称手鱼，为荥穴。再注入太渊穴，它在鱼际后一寸的凹陷之中，为输穴。再行于经渠穴。经渠在寸口中，跳动不停，是经穴。又进入尺泽穴。尺泽是肘中动脉，为合穴。井穴是五输之首。对于井木和井金，张山雷在《难经笺正》上曰："阴经井穴为木，阳经井穴为金。古人虽有明文，然欲求其所以为木为金之实在理由，终是百思不得其解。"考井穴只有木、金两说，无火、土，恐怕与五行生克有关。阴生阳长，木为水生，故阴经称井木；阳长阴生，金则生水，故阳经称井金。

4. 使逆则宛，使和则通：宛即郁，郁结，阻滞。如果经气逆则阻滞，经气调和则畅通。

5. 井金：阳经经脉出发的第一个穴位即原穴的称谓。参阅注释3。

6. 三焦者，足少阳太阳之所将，太阳之别也：将（jiàng），在此作动词用，作扶助解。三焦受到足少阳胆经和足太阳膀胱经的扶助，也是足太阳经别出之处。

7. 约下焦：再次赘述膀胱经与三焦经的相互关系。约，制约。

8. 是谓五脏六腑之腧……上合于手者也：五脏的五五二十五个腧穴，六腑的六六三十六个腧穴都出自足的三条阳经，上合手三阴经的井、荥、输、原、经、合穴。

9. 次：依次排列的意思。次，在此指旁边，再次，即在前一个的旁边。

10. 此有"刺上关者，呿不能欠；刺下者欠不能呿。刺犊鼻者，屈不能伸；刺两关者，伸不能屈。"已移入《行针第六十七》篇中。

11. 此处后的"肺合大肠……是六腑之所与合者。"移于《五阅五使

第三十七》篇中。

12."黄帝曰：善。余闻刺有五变……以主五输。"摘自《顺气一日分为四时第四十四》篇。

13.肝为牡脏……其味咸：牡，雄性鸟兽的称谓，属性为阳。牝(pìn)为雌性，属性为阴。五脏中心属火，为牡脏。肝，体阴用阳，为刚脏，故也称牡脏。肺、脾、肾属阴脏，故称牝脏。

14.脏主冬……以主五输：根据一年的时令，采取相应的输穴进行治疗。此"变"应作顺应解释。

15.春取络脉……脏之所宜：这是回答黄帝"四时之所出入"的问题。《素问·水热穴论篇第六十一》中有黄帝与岐伯关于"春取络脉分肉何也"的问答，正是对"四时之序"的解释，可参考。

16.此处有"转筋者，立而取之，可令遂已。痿厥者，张而刺之，可令立快也。"已移至《杂病第二十六》篇末。

小针解第三

提示

《素问·针解篇第五十四》的前半篇是对《九针十二原第一》篇的部分注释，后半篇是对《九针论第七十八》篇的部分解释。故本篇与《素问·针解篇第五十四》相合，并以此为开首，通顺且更好理解，能补本篇之不足。篇中凡画线部分均为《素问·针解篇第五十四》之文。

黄帝问曰：愿闻九针之解，虚实之道[1]。

岐伯对曰：刺虚则实之者，针下热也，气实乃热也。满而泄之者，针下寒也，气虚乃寒也。宛陈则除之者，出恶血也。邪胜则虚之者，出针勿按。徐而疾则实者，徐出针而疾按之。疾而徐则虚者，疾出针而徐按之[2]。言实与虚者，寒温气多少也[3]。若无若有者，疾不可知也。察后与先者，知病先后也。虚与实者，工勿失其法。若得若失者，离其法也。虚实之要，九针最妙者，为其各有所宜也。补泻之时者，与气开阖[4]相合也。凡针之名，各不同形者，针穷其所当补泻也。刺实须其虚者留针，阴气隆至，乃去针也。刺虚须其实者，阳气隆至，针下热，乃去针也。经气已至，慎守勿失者，勿变更也。深浅在志者，知病之内外也。近远如一者，深浅其候等也。如临深渊者，不敢堕[5]也。手如握虎者，欲其壮也。神无营于众物者，静志观病人，无左右视也[6]。义无邪下者，欲端以正也。必正其神者，欲瞻病人目，制其神，令气易行[7]也。

所谓易陈者，易言也。难入者，难著于人也。粗守形者，守刺法也。上守神者，守人之血气有余不足，可补泻也。神客者，正邪共会也。神者，正气也。客者，邪气也。在门者，邪循正气之所出入也。未睹其疾者，先知邪正何经之疾也。恶知其原者，先知何经之病所取之处也。刺之微在数迟者，徐疾之意也。粗守关者，守四肢而不知血气正邪之往来也。上守机者,知守气也。机之动不离其空中者,知气之虚实,用针之徐疾也。空中之机清净以微者,针以得气,密意守气勿失也[8]。其来不可逢者,气盛不可补也。其往不可追者,气虚不可泻也。不可挂以发[9]者,言气易失也。扣之不发者,言不知补泻之意也,血气已尽而气不下也。知其往来者,知气之逆顺盛虚也。要与之期者,知气之可取之时也。粗之闇者,冥冥不知气之微密[10]也。妙哉! 工独有之者,尽知针意也。往者为逆者,言气之虚而小,小者逆也。来者为顺者,言形气之平,平者顺也。明知逆顺,正行无问者,言知所取之处也。迎而夺之者,泻也。追而济之者,补也。

所谓虚则实之者,气口虚而当补之也。满则泄之者,气口盛而当泻之也。宛陈则除之者,去血脉也。邪胜则虚之者,言诸经有盛者,皆泻其邪也。徐而疾则实者,言徐内而疾出也。疾而徐则虚者,言疾内而徐出也。言实与虚若有若无者,言实者有气,虚者无气也。察后与先若亡若存者,言气之虚实,补泻之先后也,察其气之已下与常存也。为虚与实若得若失者,言补者必然若有得也,泻者恍然若有失[11]也。

夫气之在脉也邪气在上者,言邪气之中人也高,故邪气在上也。浊气在中者,言水谷皆入于胃,其精气上注于肺,浊留于肠胃,言寒温不适,饮食不节,而病生于肠胃,故命曰浊气在中也。清气在下者,言清湿地气之中人也,必从足始,故曰清气在下也。针陷脉则邪气出者,取之上。针中脉则浊气出者,取之阳明合[12]也。针太深则邪气反沉者,言浅浮之病,不欲深刺也,深则邪气从之入,故曰反沉也。皮肉筋脉各有所处者,言经络各有所主也。取五脉者死,言病在中,气不足,但用针尽大泻其诸阴之脉也。取三阳之脉者,唯言尽泻三阳之气,令病人惟然不复也。夺阴者死,言取尺之五里五往者也[13]。夺阳者狂,正言也[14]。

觀其色、察其目、知其散复、一其形、听其动静者,言上工知相五色于目,有知调尺寸小大缓急滑涩,以言所病也。知其邪正者,知论虚邪与正邪之风也。右主推之、左持而御[15]之者,言持针而出入也。气至而去之者,言补泻气调而去之也。调气在于终始一者,持心也[16]。节之交三百六十五会者,络脉之渗灌诸节者也。所谓五脏之气已绝于内者,脉口气内绝不至,反取其外之病处与阳经之合,有留针以致阳气,阳气至则内重竭,重竭则死矣[17],其死也无气以动,故静。所谓五脏之气已绝于外者,脉口气外绝不至,反取其四末之输,有留针以致其阴气,阴气至则阳气反入,入则逆,逆则死矣,其死也阴气有余,故躁。所以察其目者,五脏使五色循明,循明则声章,声章者,则言声与平生异也[18]。

注释

1. 愿闻九针之解,虚实之道:希望听听九针中有关虚实的解释。

2. 疾而徐则虚者,疾出针而徐按之:前半句的意思是迅速出针后没有立刻用手指按住针孔,导致正气外泄而虚。后半句为前半句作补充。

3. 言虚与实者,寒温气多少也:寒温代指邪气和正气。邪气盛则正气虚;正气不足,邪气必然嚣张。

4. 阖:关门。

5. 僮:坠落。

6. 神无营于众物者,静志观病人,无左右视也:"营"在此有惑乱之意。《淮南子·原道训》载:"不足以营其精神,乱其志气。"本句指医者应专心致志,不受外界的任何干扰。

7. 欲瞻病人目,制其神,令气易行:恭敬而认真细致地观察患者的双目和面部表情,驾驭其神气,让体内的经气方便地运行。

8. 密意守气勿失也:密切注意守住正气,不让其丢失。

9. 不可挂以发:适逢间的距离近，恨头发毫毫在广下,即距离非常小。

10. 粗之闇者,冥冥不知气之微密:学业和学术上缺乏钻研精神,不明白其中幽深(微)严密的道理。

11. 泻者恍然若有失:恍(huǎng),即恍。恍然,有猛然(快速地)领悟之意。"失"指邪气泻出。

12. 针中脉则浊气出者,取之阳明合:阳明之合,即足三里,刺之可以清肠胃,去浊气。

13. 夺阴者死,言取尺之五里五往者也:五里,经穴名。在上肢者称手五里,属手阳明大肠经。在下肢者称足五里,此处之动脉为古代九候诊法中的"中部天"测候部位,以候肝气,属足厥阴肝经。尺之五里,当在手阳明经大肠上,在尺泽后五里。五往指多次应用泻法而使阳气巨损,阴气亦亏。足三里至下巨虚也有五里之说,因为上下巨虚间距有二寸、三寸之说者。若是二寸，那么足三里与下巨虚之间即为"足五里"。反复地去夺胃气，岂不导致了"无胃气则死"的结局(仅供参考)。

14.夺阳者狂，正言也：张志聪认为"正"是"狂"字之误。此说差矣。正言是指"夺阴者死"和"夺阳者狂"这两句话是正确的。

15.右主推之、左持而御：右手进针，左手执御(帮助、扶持)。

16.调气在于终始一者，持心也：无论用补法还是泻法调气，医者要密切观察患者的反应，耐心地进行治疗。

17.留针以致阳气……重竭则死矣：用留针的方法来招致阳气的到来。这种不正确的治法会重创阳气，而导致患者的死亡。

18.声章者，则言声与平生异也："章"应是"彰"。"与平生异"应理解为与患病时相比，平时的声音明朗、响亮多了。

邪气脏腑病形第四

提示

　　本篇论述邪气是怎么样进入脏腑的，以及如何在体内传变；并把邪气分成外因、内因和不内外因；阐述了所发病的各种症状和有关的治则等。《九针十二原第一》篇的最后一段移于本篇末（文中画线部分）。

南宋本『灵枢经』校勘注释

　　黄帝问于岐伯曰：邪气¹之中人也奈何？

　　岐伯答曰：邪气之中人高也。

　　黄帝曰：高下有度乎？

　　岐伯曰：身半已上者，邪中之也；身半已下者，湿中之也²。故曰：邪之中人也，无有常，中于阴则溜于腑，中于阳则溜于经³。

　　黄帝曰：阴之与阳也，异名同类，上下相会，经络之相贯，如环无端。邪之中人，或中于阴，或中于阳，上下左右，无有恒常，其故何也？

　　岐伯曰：诸阳之会，皆在于面。中人也方乘虚时，及新用力，若饮食汗出腠理开，而中于邪。中于面则下阳明，中于项则下太阳，中于颊则下少阳，其中于膺背两胁亦中其经⁴。

　　黄帝曰：其中于阴奈何？

　　岐伯答曰：中于阴者，常从臂胻⁵始。夫臂与胻，其阴皮薄，其肉淖泽⁶，故俱受于风，独伤其阴。

　　黄帝曰：此故伤其脏乎？

　　岐伯答曰：身之中于风也，不必动脏。故邪入于阴经，则其脏气实，邪气入而不能客，故还之于腑⁷。故中于阳则溜于经，中于阴则溜于腑。

　　黄帝曰：邪之中人脏奈何？

　　岐伯曰：愁忧恐惧则伤心，形寒寒饮则伤肺⁸，以其两寒相感，中外皆伤，故气逆而上行。有所堕坠，恶血留内，若有所大怒，气上而不下，积于胁下，则伤肝。有所击仆，若醉入房，汗出当风，则伤脾。有所用力举重，若入房过度，汗出浴水，则伤肾[9]。

黄帝曰：五脏之中风奈何？

岐伯曰：阴阳俱感，邪乃得往。

黄帝曰：善哉。

黄帝问于岐伯曰：首面与身形也，属骨连筋，同血合于气耳。天寒则裂地凌冰，其卒寒或手足懈惰，然而其面不衣何也？

岐伯答曰：十二经脉，三百六十五络，其血气皆上于面而走空窍；其精阳气上于目而为睛；其别气走于耳而为听；其宗气[10]上出于鼻而为臭；其浊气[11]出于胃，走唇舌而为味。其气之津液者上熏于面，而皮又厚，其肉坚，故天气甚寒不能胜之也。

黄帝曰：邪之中人，其病形何如？

岐伯曰：虚邪之中身也，洒淅动形[12]。正邪之中人也微，先见于色，不知于身，若有若无，若亡若存，有形无形，莫知其情。

黄帝曰：善哉。

黄帝问于岐伯曰：余闻之，见其色，知其病，命曰明[13]；按其脉，知其病，命曰神；问其病，知其处，命曰工。余愿闻见而知之，按而得之，问而极之，为之奈何？

岐伯答曰：夫色脉与尺[14]之相应也，如桴鼓影响之相应也，不得相失也，此亦本末根叶之出候也，故根死则叶枯矣。色脉形肉不得相失也，故知一则为工，知二则为神，知三则神且明矣。

黄帝曰：愿卒闻之。

岐伯答曰：色青者，其脉弦也；赤者，其脉钩也；黄者，其脉代[15]也；白者，其脉毛；黑者，其脉石。见其色而不得其脉，反得其相胜之脉，则死矣；得其相生之脉，则病已矣。

黄帝问于岐伯曰：五脏之所生，变化之病形何如？

岐伯答曰：先定其五色五脉之应，其病乃可别也。

黄帝曰：色脉已定，别之奈何？

岐伯曰：调其脉之缓、急、小、大、滑、涩，而病变定矣。

黄帝曰：调之奈何？

岐伯答曰：脉急者，尺之皮肤亦急；脉缓者，尺之皮肤亦缓；脉小者，尺之皮肤亦减而少气；脉大者，尺之皮肤亦贲而起[16]；脉滑者，尺之皮肤亦滑；脉涩者，尺之皮肤亦涩。凡此变者，有微有甚。故善调尺者，不待于寸；善调脉者，不待于色。能参合而行之者，可以为上工，上工十全九；行二者，为中工，中工十全七；行一者，为下工，下工十全六。

黄帝曰：请问脉之缓、急、小、大、滑、涩之病形何如？

岐伯曰：臣请言五脏之病变也。心脉急甚者为瘛疭[17]；微急为心痛引背，食不下。缓甚为狂笑；微缓为伏梁[18]，在心下，上下行，时唾血。大甚为喉吤[19]；微大为心痹引背，善泪出[20]。小甚为善哕；微小为消瘅[21]。滑甚为善渴[22]；微滑为心疝引脐[23]，小腹鸣。涩甚为瘖[24]；微涩为血溢，维厥[25]，耳鸣，颠疾[26]。

肺脉急甚为癫疾；微急为肺寒热，怠惰，咳唾血，引腰背胸，若鼻息肉不通[27]。缓甚为多汗；微缓为痿瘘[28]，偏风[29]，头以下汗出不可止。大甚为胫肿；微大为肺痹引胸背，起恶日光[30]。小甚为泄；微小为消瘅。滑甚为息贲上气；微滑为上下出血[31]。涩甚为呕血；微涩为鼠瘘[32]，在颈支腋之间，下不胜其上，其应善痠矣[33]。

肝脉急甚者为恶言[34]；微急为肥气[35]，在胁下若复杯。缓甚为善呕；微缓为水瘕痹[36]也。大甚为内痈，善呕衄；微大为肝痹阴缩，咳引小腹。小甚为多饮；微小为消瘅。滑甚为㿗疝[37]；微滑为遗溺。涩甚为溢饮[38]；微涩为瘛挛筋痹。

脾脉急甚为瘛疭；微急为膈中[39]，食饮入而还出，后沃沫。缓甚为痿厥；微缓为风痿，四肢不用，心慧然若无病[40]。大甚为击仆[41]；微大为疝气，腹里大脓血，在肠胃之外[42]。小甚为寒热；微小为消瘅。滑甚为㿗癃[43]，微滑为虫毒蚘蝎[44]腹热。涩甚为肠㿉；微涩为内㿉[45]，多下脓血。

肾脉急甚为骨癫疾；微急为沉厥奔豚[46]，足不收，不得前后。缓甚为折脊[47]；微缓为洞，洞者，食不化，下嗌还出[48]。大甚为阴痿；微大为石水[49]，起脐已下至小腹垂垂然[50]，上至胃脘，死不治。小甚为洞泄[51]；微小为消瘅。滑甚为癃㿉；微滑为骨痿，坐不能起，起则目无所见。涩甚为大痈；微涩为不月沉痔[52]。

黄帝曰：病之六变者，刺之奈何？

岐伯答曰：诸急者多寒；缓者多热；大者多气少血；小者血气皆少；滑者阳气盛，微有热；涩者多血少气，微有寒。是故刺急者，深内而久留之。刺缓者，浅内而疾发针，以去其热。刺大者，微泻其气，无出其血。刺滑者，疾发针而浅内之，以泻其阳气而去其热。刺涩者，必中其脉，随其逆顺而久留之，必先按而循之，已发针，疾按其痏，无令其血出，以和其脉。诸小者，阴阳形气俱不足，勿取以针，而调以甘药[53]也。

黄帝曰：余闻五脏六腑之气，荥输所入为合，令何道从入，入安连过[54]，愿闻其故。

岐伯答曰：此阳脉之别入于内，属于腑者也。

黄帝曰：荥输与合，各有名乎？

岐伯答曰：荥输治外经，合治内腑。

黄帝曰：治内腑奈何？

岐伯曰：取之于合。

黄帝曰：合各有名乎？

岐伯答曰：胃合于三里，大肠合入于巨虚上廉，小肠合入于巨虚下廉[55]，三焦合入于委阳，膀胱合入于委中央，胆合入于阳陵泉。

黄帝曰：取之奈何？

岐伯答曰：取之三里者，低跗；取之巨虚者，举足；取之委阳者，屈伸而索之；委中者，屈而取之；阳陵泉者，正竖膝予之齐下至委阳之阳取之；取诸外经者，揄申[56]而从之。

黄帝曰：愿闻六腑之病。

岐伯答曰：面热者足阳明病，鱼络血者手阳明病，两跗之上脉竖陷者足阳明病，此胃脉也。大肠病者，肠中切痛而鸣濯濯，冬日重感于寒即泄，当脐而痛，不能久立，与胃同候，取巨虚上廉。胃病者，腹䐜胀，胃脘当心而痛，上支[57]两胁，膈咽不通，食饮不下，取之三里也。小肠病者，小腹痛，腰脊控睪而痛，时窘之后[58]，当耳前热，若寒甚，若独肩上热甚，及手小指次指之间热，若脉陷者，此其候也。手太阳病也，取之巨虚下廉。三焦病者，腹气满，小腹尤坚，不得小便，窘急，溢则水，留即为胀，候在足太阳之外大络，大络在太阳少阳之间，亦见于脉，取委阳。膀胱病者，小腹偏肿而痛，以手按之，即欲小便而不得，肩上热若脉陷，及足小趾外廉及胫踝后皆热若脉陷，取委中央。胆病者，善太息，口苦，呕宿汁，心下憺憺，恐人将捕之[59]，嗌中吤吤然[60]，数唾，在足少阳之本末，亦视其脉之陷下者灸之，其寒热者取阳陵泉。

黄帝曰：刺之有道乎？

岐伯答曰：刺此者，必中气穴，无中肉节，中气穴则针染（一作游）于巷[61]，中肉节则皮肤痛。补泻反则病益笃。中筋则筋缓，邪气不出，与

21

其真相搏,乱而不去,反还内著,用针不审,以顺为逆也。

刺诸热者,如以手探汤⁶²;刺寒清者,如人不欲行。阴有阳疾者,取之下陵三里,正往无殆,气下乃止,不下复始也。疾高而内者,取之阴之陵泉;疾高而外者,取之阳之陵泉也。

 注 释

1. 邪气:中医认为使人致病的不正常之气,称为邪气或病邪,有内外之分,上下之别。

2. 身半已上者……湿中之也:风雨暑燥,天之邪,故中人也高;湿乃水湿之气,故中于身半以下。

3. 中于阴则溜于腑,中于阳则溜于经:此指病邪可由表入里的传变,亦可由里而向外透解。如太阳表证转为腑实证;温邪的气分实热亦可从卫分外透。

4. 中于膺背两胁亦中其经:胸背及两胁属半身以上,属阳,表证,可由此进入经脉。

5. 臂胻:臂,上肢,此专指内侧。胻(héng),小腿。此两者属阴,故受邪亦属阴证。

6. 淖泽:淖,指湿润。泽,指濡润。《素问·离合真邪论篇第二十七》篇载:"夫邪之入于脉也,寒则血凝泣;暑则气淖泽。"淖泽可能泛指汗出漉漉,尤其是头面部。

7. 故邪入于阴经……故还之于腑:邪气入于阴经,由于"五脏不受邪"而不能停留,所以返回于腑。

8. 愁忧恐惧则伤心,形寒寒饮则伤肺:忧愁恐惧伤心神。朱丹溪有"惊则神出于舍"之说。肺主皮毛,形寒伤肺容易理解;寒饮伤肺,是生冷、寒饮会导致脾阳受伤,运化失司。

9. 有所用力举重……则伤肾:这是古人认为的伤肾三要素。

10. 宗气:宗气积于胸中,贯心脉,司呼吸,主声音,上行息道,下走气街。息道,指鼻与咽。像"鼻息肉"一样阻塞其中,呼吸必然不畅,肺气肯定不足。气街在下腹。

11. 浊气:指从胃中出而下输于脾的水谷精微之气。

12. 洒淅动形:由于形寒,必然会瑟瑟发抖。古人用"动形",精辟而生动。

13. 命曰明：称为"高明"，即"望而知之为之神"。此比下句"按其脉，知其病"的"神"更胜一筹。

14. 色脉与尺：亦称尺肤诊。（1）尺脉的简称。尺脉主表证。《素问·平人气象论》曰："尺热曰病温，尺不热，脉滑，曰病风。"（2）尺肤：前臂内侧自肘至腕的皮肤体表是望诊和切诊的部位。《灵枢·论疾诊尺第七十四》篇曰："尺肤滑，其肉淖泽者，风也；……尺肤热盛，肤盛躁者，病温也。"观察、按摸掌后至肘内侧一尺左右的皮肤来诊断疾病，此称谓尺肤诊。

15. 黄者，其脉代：黄者脾也。"脾见旺于四时"，四季与五脏相配，其所多余的 72 天，各分摊给脾脏，故称此为代。代，在此不指代脉，而是四季中每季各有 18 天被脾脏所取代。脾主湿，故一年四季都有湿。雷少逸的《时病论》有详解，可参阅。

16. 脉大者，尺之皮肤亦贲而起：贲，气势旺盛，在此作"胀起"，是因脉大所致。

17. 瘈（chì）疭（zòng）：病证名。瘈则筋脉急，疭则筋脉缓。亦作瘛疭，又称抽搐、抽搦、抽风等。指手足不断伸缩，交替不停。

18. 伏梁：（1）即本篇所指的"心积症"，属五积之一。《难经·五十六难》载："心之积，名曰伏梁。起脐上，大如臂，上至心下，久不愈，令人烦心。"（2）指髀、股、胻皆肿，环脐而痛的疾患。（3）指少腹内的肿块。

19. 喉吤：吤，形声词，可作"介"，也可作"嘎（gā）"。即喉中嘎然有声，或有痰浊壅塞呼吸道而出现的呼吸不畅。喉中嘎嘎声响，也指喉间痰声漉漉。

20. 微大为心痹引背，善泪出：心痹疼痛牵引到背，因疼痛剧烈不能忍受而哭。临床上慢性咽喉炎、肩凝症、肩周炎都会出现背痛。与受寒有关。

21. 消瘅（dān）：《儒门事亲》曰"消瘅者，众消之总名。"即消渴病。

22. 善渴：指时时要喝水。

23. 心疝引脐：心疝，古病名，指心痛、口唇变青、四肢逆冷之病，似心肌缺血所出现的症状。引脐，心疝的疼痛累及到脐，这是胃脘痛下引所致。病在胃，俗称"心口痛"。

24. 瘖（yīn）：同喑，即失音。

25. 维厥：张景岳注"四维为四肢"。即四肢逆冷。

26. 颠疾：头重脚轻，时会跌倒之症。似乎与眩晕欲倒相似。

27. 鼻息肉不通：鼻内有息肉阻塞，呼吸不利。鼻息肉一说沿习至今。

28. 痿躄：亦称痿漏、痿疽、筋疳，属外痈，为外科病证之一。丹波元简查《脉经》上无"痿"字，那只能从"痿"上去解释，四肢软弱无力为"痿躄"。这样说得通，也说得清楚。

29. 偏风：亦称漏风，即头面部一时汗出不止。漏泄一症属此。

30. 起恶日光：早上起床时害怕日光。与卫气运行失常与不足有关。临床上见到有慢性咽喉炎的人也有怕早起床和睡懒觉的现象。

31. 上下出血：呕血、咯血、鼻衄、牙宣、球结膜下出血等为上血。便血、尿血、痔疮出血、女子崩漏等为下血。

32. 鼠瘘：颈、腋淋巴结炎或淋巴结结核所导致的疮口久溃不愈及痔疮瘘管。

33. 下不胜其上，其应善变痠：痠（suān），即酸。下气不足，则足胫酸痛。

34. 恶言：《针灸甲乙经》注为"妄言"。指说胡话。

35. 肥气：古病名，即肝积。《难经·五十六难》篇曰："……肝之积名肥气，在左胁下，复杯，有头有足，久不愈。"此与西医的脾脏肿大或有关系，因那时疟疾、血吸虫病极其流行，脾肿大者极多。

36. 水瘕痹：水饮之积。丹波元简认为是水癖、癖饮之类，即西医的十二指肠球部溃疡或胃下垂、幽门不完全性梗阻等病证。

37. 溃疝：溃，有"怒貌"之解说，可以引申为气盛、努张，是形容疝之大。

38. 溢饮：《金匮要略·痰饮咳嗽病脉证并治》载"饮水流行，归于四肢，当汗出而不出，身体疼痛，为之溢饮。"相当于西医的右心衰竭或肺动脉高压所出现的水肿。

39. 膈中：中焦阻隔，食入返出。

40. 心慧然若无病：除了双腿不能行走外，意识依然相当清楚。中医认为病在经，不在脏。

41. 大甚为击仆：在胃肠之外的腹内肿块或外伤性内出血。七疝（包据结肠袋充气膨胀引起的瘕）及腹内实质性肿块等均与脾有关。

42. 微大为疝……在肠胃之外：丹波元简认为，它四脏以积为名，而此独云疝气,可疑。《脉经》作"痞气"。《难经·五十六难》篇云:"脾之积名曰痞气,在胃脘,复大如盘,久不愈,令人四肢不收,饮食不为肌肤……。"如今看来虽名脾积,病实在肝脏。《脉经》无"腹"字。《素问·腹中论》云:"伏梁裹大脓血,居肠胃之外,不可治。"因此,无论痞气、伏梁、肥气均与肝脏有关,属消化系统的严重疾病。裹,作裹。

43. 溃癃:足太阴脾合宗筋,梅毒所致的下疳(溃)以及癃、疝气皆可由于太阴实热而引起。

44. 虫毒蛕蝎(hé):蛕(huí),蛔虫。此指人体内的各种寄生虫。

45. 内溃:泛指消化系统疾病所出现的便血等症状。

46. 沉厥奔豚:沉厥似疼痛性休克。奔豚,又名贲豚、奔豚气。《难经》列为五积之肾积。发作时有气自少腹上冲胸脘、咽喉,痛苦剧烈。肠易激惹综合征发病时,也有气自下而攻上,极似奔豚气,仅程度不同。

47. 折脊:中医病证名。指腰脊疼痛如折的症状。因督脉属肾贯脊,肾虚则督脉懈弛,腰脊疼痛如折。

48. 洞者,食不化,下嗌还出:《针灸甲乙经》作"洞泄",《脉经》作"洞下"。均属不当。"食不化,下嗌还出"或与食道疾病有关。请参阅《灵枢·根结第五》篇关于"膈洞"的注释。

49. 石水:(1) 水肿病之一;(2) 指单腹胀;(3) 指疝瘕类疾病。

50. 少腹垂垂然:原文作"睡睡然"。石水起脐以下,至少腹垂垂然,属癥瘕一类的不治之证。

51. 洞泄:此既指洞泻,亦指饮一溲二之消瘅。

52. 不月沉痔:不月者,正常的月经停止。沉痔,即久痔。

53. 甘药:指汤药。

54. 入安连过:《针灸甲乙经》作"入安从道"。从字面分析即从哪里入又经过哪里?

55. 胃合于三里……小肠合于巨虚下廉:胃之合足三里,大肠合上巨虚,小肠合下巨虚。

56. 揄申:揄(yú),牵引或挥动。申,即伸。此与前文"屈伸而索之"均为取穴时的方法。

57. 上支:"支"与"枝"通用。向上枝连两胁。

58. 时窘之后:窘,原指贫困或受到困迫。睾丸是人体上痛阈值最低的地方之一,又是私处,此处疼痛非常尴尬,也会影响大小便。

59. 心下憺憺,恐人将捕之：憺(dàn)憺,原文为"淡淡"。忧愁不安,担心被人捕去。

60. 嗌中吤吤然：似乎应作咽喉部有异物感来解释。

61. 针染于巷：一作针游于巷。指针在穴位与经脉的巷道内游刃有余地发挥作用。

62. 如以手探汤：汤,沸水。如用手指在沸水中试温一样。在此形容针刺时必须浅、轻、快出。本段从《九针十二原第一》篇最后一段移此。

根结第五

提示

　　根者,经脉之所起;结者,经脉之所终结,故为篇名。用"根结"作篇名的原因,或有别于"终始"篇。"结"的另一个方面指的是当经脉中某处有"结"便会使以下的经脉不通或涩而欠畅通,病为之而起也。此时,"开结"是唯一的治疗方法。

　　《素问·阴阳离合论篇第六》文末的内容几乎也是"根结",但是过于简单。本篇中夹杂的"一日一夜五十营"这一段已并入《五十营第十五》篇中。最后一段自"黄帝曰:逆顺五体者"至篇末归入《逆顺肥瘦第三十八》篇中。《阴阳二十五人第六十四》篇最后一段中有关血脉凝涩、结而不通等内容(文中画线部分)与本篇稍有相关,又无法归入其他篇中,故放于篇末。

　　岐伯曰:天地相感,寒暖相移,阴阳之道,孰少孰多?阴道偶,阳道奇[1],发于春夏,阴气少,阳气多,阴阳不调,何补何泻?发于秋冬,阳气少,阴气多,阴气盛而阳气衰,故茎叶枯槁,湿雨下归,阴阳相移,何泻何补?奇邪离经,不可胜数,不知根结,五脏六腑,折关败枢[2],开合而走,阴阳大失,不可复取。九针之玄,要在终始,故能知终始,一言而毕,不知终始,针道咸绝[3]。太阳根于至阴,结于命门,命门者目也。阳明根于厉兑,结于颡大,颡大者钳耳也。少阳根于窍阴,结于窗笼,窗笼者耳中也。太阳为开,阳明为合,少阳为枢。故开折则肉节渎[4]而暴病起矣,故暴病者取之太阳,视有余不足,渎者皮肉宛膲而弱也。合折则气无所止息而痿疾起矣,故痿疾者取之阳明,视有余不足,无所止息者,真气稽留,邪气居之也。枢折即骨繇而不安于地[5],故骨繇者取之少阳,视有余不足,骨繇者节缓而不收也,所谓骨繇者摇故也,当穷其本也。

　　太阴根于隐白,结于太仓。少阴根于涌泉,结于廉泉。厥阴根于大敦,结于玉英,络于膻中。太阴为开,厥阴为合,少阴为枢。故开折则仓廪无所输膈洞⁶,膈洞者取之太阴,视有余不足,故开折者气不足而生病也。合折即气绝而喜悲,悲者取之厥阴,视有余不足。枢折则脉有所结而不通,不通者取之少阴,视有余不足,有结者皆取之不足。

足太阳根于至阴,溜于京骨,注于昆仑,入于天柱、飞扬也。足少阳根于窍阴,溜于丘墟,注于阳辅,入于天容、光明也。足阳明根于厉兑,溜于冲阳,注于下陵,入于人迎、丰隆也。手太阳根于少泽,溜于阳谷,注于少海,入于天窗、支正也。手少阳根于关冲,溜于阳池,注于支沟,入于天牖、外关也。手阳明根于商阳,溜于合谷,注于阳溪,入于扶突、偏历也。此所谓十二经者,盛络皆当取之。⁷

⁸黄帝曰:刺其诸阴阳奈何?

岐伯曰:按其寸口人迎,以调阴阳,切循其经络之凝涩,结而不通者,此于身皆为痛痹,甚则不行,故凝涩。凝涩者,致气以温⁹,血和乃止。其结络者,脉结血不和,决之乃行¹⁰。故曰:气有余于上者,导而下之;气不足于上者,推而休之¹¹;其稽留不至者,因而迎之;必明于经隧,乃能持之。寒与热争者,导而行之;其宛陈血不结者,则而予之¹²。

注 释

1. 孰,疑问代词,哪个、谁。偶,双数,属阴,奇,单数,属阳。

2. 折关败枢:由于开折则肉节渎而暴病起。太阳为开,阳明为合,少阳为枢。今开合失司,阻拦乏力,从而邪气乘虚而入。故曰"邪之所凑,其气必虚。"若正气存内,则邪不可干。

3. 针道咸绝:咸,全部。绝,在此指无法传承。即不掌握这些知识,针刺这门技术便没有了传承。

4. 故开折则肉节渎:渎,《针灸甲乙经》作"溃缓",皮肉缓腆(松弛、枯樵)而弱也。"渎"应指下文的膈洞,由于开关失节,以致肉与关节得不到足够的营养,引起突然发病。

5. 枢折即骨繇而不安于地:枢,事情的关键部位,在此指腰椎或髋关节受到损伤,骨因此摇而不能正常地在地上行走。

6. 膈洞:膈、鬲(lì)、隔,三字读音虽不同,但在古汉语中可相互通用。鬲,是古代陶制的炊具,圆口,空心大腹,三足,用于熬粥、煮汤的东西。一旦鬲上有洞则"鬲中难以熟食"。以此类推,脾胃功能式微,则水谷无法熟腐,消化和吸收会大打折扣。人以胃气为本,根本动摇,身体还能好吗?"仓廪无所输"的原因,正是膈洞导致的胃不能纳食和熟谷,使脾气输精失常。

7. 因下一段内容与《根结第五》篇不合,归入《五十营第十五》篇中。再下一段内容讲述的是逆顺肥瘦,故归入《逆顺肥瘦第三十八》篇中。

8. 此后画线内容为《阴阳二十五人第六十四》篇最后一部分内容,似与"脉结"有关,故移于此。

9. 致气以温:致,在此作招引解。这是针刺的手法,即把经气招来使其温暖。

10. 决之乃行:开通了才能运行。

11. 推而休之:推,作延迟、等待、推究解释。即用针法在经脉中等候,俟其正气到来,以补不足。

12. 其宛陈血不结者,则而予之:脉中虽有郁陈,但血未结,依法则上所说的,必须乘势给予推陈出新的治疗。则,法则或原则。

寿夭刚柔第六

提示

　　人的身体有刚柔、强弱、短长,病有阴阳、内外、浅深,故治病必审知阴阳,刺之才能有据而有效。根据人的禀赋,视邪之浅深、强弱,刺之便会有理有据,有方有法。本篇介绍了刺法有刺营、刺卫和刺寒痹留经的三变,即刺营者出血,刺卫者出气,刺寒痹者使其内热。篇中详细地介绍了"药熨"的整个过程,似乎是当时一种比较有效的治疗寒痹的方法。篇首黄帝问少师,后面却转而问伯高,或当时抄录有误,故后面一律改为少师。

　　黄帝问于少师曰:余闻人之生也,有刚有柔,有弱有强,有短有长,有阴有阳,愿闻其方。

　　少师答曰:阴中有阴,阳中有阳,审知阴阳,刺之有方[1],得病所始,刺之有理,谨度病端,与时相应,内合于五脏六腑,外合于筋骨皮肤。是故[2]内有阴阳,外亦有阴阳。在内者,五脏为阴,六腑为阳;在外者,筋骨为阴,皮肤为阳。故曰病在阴之阴者,刺阴之荥输;病在阳之阳者,刺阳之合;病在阳之阴者,刺阴之经;病在阴之阳者,刺络脉。故曰病在阳者命曰风,病在阴者命曰痹,阴阳俱病命曰风痹。病有形而不痛者,阳之类也;无形而痛者,阴之类也。无形而痛者,其阳完而阴伤之也[3],急治其阴,无攻其阳;有形而不痛者,其阴完而阳伤之也,急治其阳,无攻其阴。阴阳俱动,乍有形,乍无形,加以烦心,命曰阴胜其阳,此谓不表不里,其形不久[4]。

　　黄帝问于少师曰:余闻形气病之先后,外内之应奈何?

　　少师答曰:风寒伤形,忧恐忿怒伤气。气伤脏,乃病脏;寒伤形,乃应形;风伤筋脉,筋脉乃应。此形气外内之相应也。

　　黄帝曰:刺之奈何?

少师答曰：病九日者，三刺而已。病一月者，十刺而已⁵。多少远近，以此衰之。久痹不去身者，视其血络，尽出其血。

黄帝曰：外内之病，难易之治奈何？

少师答曰：形先病而未入脏者，刺之半其日；脏先病而形乃应者，刺之倍其日。此外内难易之应也⁶。

黄帝问于少师曰：余闻形有缓急，气有盛衰，骨有大小，肉有坚脆，皮有厚薄，其以立寿天奈何？

少师答曰：形与气相任则寿，不相任则天。皮与肉相裹则寿，不相裹⁷则天。血气经络胜形则寿，不胜形则天。

黄帝曰：何谓形有缓急？

少师答曰：形充而皮肤缓者则寿，形充而皮肤急者则天⁸。形充而脉坚大者顺也。形充而脉小以弱者气衰，衰则危矣。若形充而颧不起者骨小⁹，骨小则天矣。形充而大肉䐃坚（腹中䐃脂）¹⁰而有分者肉坚，肉坚则寿矣；形充而大肉无分理不坚者肉脆，肉脆则天矣。此天之生命，所以立形定气而视寿天者。必明乎此立形定气，而后以临病人，决死生。

黄帝曰：余闻寿天，何以度之。

少师答曰：墙基卑¹¹，高不及其地者，不满三十而死；其有因加疾者，不及二十而死也。

黄帝曰：形气之相胜，以立寿天奈何？

少师答曰：平人而气胜形者寿；病而形肉脱，气胜形者死，形胜气者危矣¹²。

黄帝曰：余闻刺有三变，何谓三变？

少师答曰：有刺营者，有刺卫者，有刺寒痹之留经者。

黄帝曰：刺三变者奈何？

少师答曰：刺营者出血，刺卫者出气，刺寒痹者内热。

黄帝曰：营卫寒痹之为病奈何？

少师答曰：营之生病也，寒热少气，血上下行。卫之生病也，气痛时来时去，怫忾贲响，风寒客于肠胃之中¹³。寒痹之为病也，留而不去，时痛而皮不仁。

黄帝曰：刺寒痹内热奈何？

少师答曰：刺布衣者，以火焠之。刺大人者，以药熨之¹⁴。

黄帝曰：药熨奈何？

少师答曰：用醇酒二十升，蜀椒一升，干姜一斤，桂心一斤，凡四种，皆㕮咀[15]，渍[16]酒中。用绵絮一斤，细白布四丈，并内酒中。置酒马矢煴[17]中，盖封涂，勿使泄。五日五夜，出布绵絮，曝干之，干复渍，以尽其汁。每渍必晬其日，乃出干。干，并用滓与绵絮，复布为复巾，长六七尺，为六七巾。则用之生桑炭炙巾，以熨寒痹所刺之处，令热入至于病所，寒复炙巾以熨之，三十遍而止。汗出以巾拭身，亦三十遍而止。起步内中[18]，无见风。每刺必熨，如此病已矣，此所谓内热[19]也。

注 释

1. 方：愿闻其方的"方"，指这方面的情况。刺之有方的"方"，包括方法、原则、法度等。

2. 是故：由于这个原因。

3. 阳完而阴伤之也：阳经完好，阴经却受伤了。

4. 其形不久：由于表里皆病，一会儿表证，一会儿里证，阴阳俱伤，难以治之，形体就不能长久了。

5. 病九日者……十刺而已：即三日一刺，一月刺十次，至病去而止。

6. 形先病而未入脏者……此月内难易之应也：月，原文为"月"，据《针灸甲乙经》改为"外"。病在形体而未入脏，易治；病在内而外形亦见反应，难治。

7. 皮与肉相裹则寿，不相裹则夭：两个"裹"字原文均为"果"。从《针灸甲乙经》改为"裹"。"皮与肉相裹"即皮厚肉坚。

8. 形充而皮肤急者则夭：皮肤紧急似指尺肤，亦指脉气急迫，外实内虚，故易夭折。

9. 颧不起者骨小：丹波元简认为，颧者，骨之标于面，尤易见者。以此可估计周身之骨。颧骨不突出的人骨架小。

10. 形充而大肉䐃坚（腹中䐃脂，史崧注）：䐃（jiǒng）。䐃肉，即大肉，手臂上的肱二头肌、小腿上的腓肠肌、胸肌、腹肌等结实而能充实形体的肌肉。

11. 墙基卑：墙基者，面部之四方也。卑，低下。蒋示吉在《望色启微》中曰:"耳边为墙基。耳前肉为地。言耳卑小,高不及其肉也"的削骨脸很相似,或有一定的道理。

12. 平人而气胜形者寿……形胜气者危矣:平常人形体虽然并不强壮,但胃气、中气、肾气充沛,则寿。病而形体消瘦,大肉尽脱者,离死亡不远了。形体充盈,但动则气喘吁吁者,出现危象了。

13. 卫之生病……风寒客于肠胃之中:由于卫气生于水谷,源于脾胃,出于上焦。其性慓悍滑利,善于游走窜透,不受脉道约束而行于脉外,内熏于肓膜,散于胸腹,则五脏六腑得以温养。在外则循行皮肤、腠理分肉之间,担当着抵御外邪之职。卫气与"息道"关系密切。息道包括鼻腔和咽喉,而鼻炎与慢性咽喉炎与卫气相关。由于肺与大肠互为表里,一旦卫气出入紊乱,则卫气之病生矣。入于胃肠,气痛时来时去,怫(fú),郁怒,忾(kài),愤怒,贲响(肠鸣漉漉),这与临床上观察到的肠易激惹综合征相似。除受冷、情绪、饮食、劳累是其诱发因素外,灰尘与异味气体更是不能忽视的诱因。在慢性咽喉炎与鼻炎患者中有相当一部分人伴有肠易激惹综合征。卫气缺乏卫外之力而导致的寒痹,多见于肩周炎、肩凝症等。至于慢性咽喉炎患者由于胸阳不达于背而导致的背寒、背痛临床上也不少见。啤酒肚与卫气失常也有一定的关联。

14. 刺布衣者……以药熨之:布衣,古时对平民的称谓。大人,指有地位或富绅巨贾。药熨,以药熨烫,使其内热。

15. 㕮咀:中药加工的方法之一。咀(jǔ),俗称嘴,此指用嘴咬断,或用刀切碎。

16. 渍:似用冷水浸泡。

17. 马矢煴:古代干马粪是可用作燃料的。煴(yūn),无烟的微火。将干马粪点燃后放在器皿里煮。此指把酒放在火灰中加温。

18. 起步内中:在室内来回行走。

19. 内热:使动用法,使其内热。

官针第七

南宋本『灵枢经』校勘注释

提示

　　本篇所述九针各有所宜，各有所为，似乎是官方对针刺治疗所规定的"诊疗常规"。以此而行，用针得当，便可祛疾。刺法有输刺、远道刺、经刺、络刺等九种以应九变；十二节以应十二经；五刺以应五脏。强调用针者不掌握患者年龄、四季气候的盛衰、患者体质的虚实，不是一个好医者。只有根据实际情况，针对性地灵活运用，这样，医生才能在临床钻研中不断提高，便可有从"形治"逐步迈向"神治"的可能。《终始第九》篇中的有关刺道、刺法、刺禁等内容（文中画线部分）归入本篇后比原来的篇章通顺。

　　凡刺之要，官针最妙。九针之宜，各有所为，长短大小，各有所施也。不得其用，病弗能移。疾浅针深，内伤良肉，皮胀为痈；病深针浅，病气不泻，致为大脓[1]。病小针大，气泻太甚，疾必为害；病大针小，气不泄泻[2]，亦复为败。失针之宜，大者泻，小者不移，已言其过[3]，请言其所施[4]。

　　病在皮肤无常处者，取以镵针于病所，肤白勿取[5]。病在分肉间，取以员针于病所。病在经络痼痹[6]者，取以锋针。病在脉，气少当补之者，取以鍉针于井荥分输。病为大脓者，取以铍针。病痹气暴发者，取以员利针。病痹气痛而不去者，取以毫针。病在中者，取以长针。病水肿不能通关节者，取以大针。病在五脏固居者，取以锋针，泻于井荥分输，取以四时[7]。

　　凡刺有九，以应九变。一曰输刺[8]；输刺者，刺诸经荥输脏腧也。二曰远道刺[9]；远道刺者，病在上，取之下，刺腑腧也。三曰经刺；经刺者，刺大经之结络经分也[10]。四曰络刺[11]；络刺者，刺小络之血脉也。五曰分刺；分刺者，刺分肉之间也[12]。六曰大泻刺[13]；大泻刺者，刺大脓以铍针也。七曰毛刺[14]；毛刺者，刺浮痹皮肤也。八曰巨刺[15]；巨刺者，左取右，右取左。九曰焠刺[16]；焠刺者，刺燔针则取痹也。

凡刺有十二节，以应十二经。一曰偶刺[17]；偶刺者，以手直心若背，直痛所，一刺前，一刺后，以治心痹，刺此者傍针之也。二曰报刺[18]；报刺者，刺痛无常处也，上下行者，直内无拔针，以左手随病所按之，乃出针复刺之也。三曰恢刺[19]；恢刺者，直刺傍之，举之前后，恢筋急，以治筋痹也。四曰齐刺[20]；齐刺者，直入一，傍入二，以治寒气小深者。或曰三刺；三刺者，治痹气小深者也。五曰扬刺[21]；扬刺者，正内一，傍内四，而浮之，以治寒气之博大者也。六曰直针刺[22]；直针刺者，引皮乃刺之，以治寒气之浅者也。七曰输刺[23]；输刺者，直入直出，稀发针而深之，以治气盛而热者也。八曰短刺[24]；短刺者，刺骨痹，稍摇而深之，致针骨所，以上下摩骨也。九曰浮刺[25]；浮刺者，傍入而浮之，以治肌急而寒者也。十曰阴刺[26]；阴刺者，左右率刺之，以治寒厥，中寒厥，足踝后少阴也。十一曰傍针刺[27]；傍针刺者，直刺傍刺各一，以治留痹久居者也。十二曰赞刺[28]；赞刺者，直入直出，数发针而浅之出血，是谓治痈肿也。

脉之所居深不见者刺之，微内针而久留之，以致其空[29]脉气也。脉浅者勿刺，按绝其脉乃刺之，无令精出，独出其邪气耳。所谓三刺则谷气[30]出者，先浅刺绝皮，以出阳邪；再刺则阴邪出者，少益深，绝皮致肌肉，未入分肉间也；已入分肉间，则谷气出。故刺法曰：始刺浅之，以逐邪气而来血气；后刺深之，以致阴气之邪；最后刺极深之，以下谷气。此之谓也。故用针者，不知年之所加[31]，气之盛衰，虚实之所起，不可以为工也。

凡刺有五，以应五脏。一曰半刺[32]；半刺者，浅内而疾发针，无针伤肉，如拔毛状，以取皮气，此肺之应也。二曰豹文刺[33]；豹文刺者，左右前后针之，中脉为故，以取经络之血者，此心之应也。三曰关刺[34]；关刺者，直刺左右，尽筋上，以取筋痹，慎无出血，此肝之应也，或曰渊刺，一曰岂刺。四曰合谷刺[35]；合谷刺者，左右鸡足，针于分肉之间，以取肌痹，此脾之应也。五曰输刺[36]；输刺者，直入直出，深内之至骨，以取骨痹，此肾之应也。

凡刺之道[37]，气调而止，补阴泻阳，音气益彰，耳目聪明，反此者血气不行。所谓气至而有效者，泻则益虚，虚者脉大如其故而不坚也，坚如其故者，适虽言故，病未去也。补则益实，实者脉大如其故而益坚也，夫如其故而不坚者,适虽言快,病未去也。故补则实,泻则虚,痛虽不随针,病必衰去。必先通十二经脉之所生病,而后可得传于终始矣。故阴阳不相移,虚实不相倾,取之其经。

凡刺之属³⁸,三刺至谷气,邪僻妄合,阴阳易居,逆顺相反,沉浮异处,四时不得,稽留淫泆,须针而去³⁹。故一刺则阳邪出,再刺则阴邪出,三刺则谷气至,谷气至而止。所谓谷气至者,已补而实,已泻而虚,故以知谷气至也。邪气独去者,阴与阳未能调,而病知愈也。故曰补则实,泻则虚,痛虽不随针,病必衰去矣。阴盛而阳虚,先补其阳,后泻其阴而和之。阴虚而阳盛,先补其阴,后泻其阳而和之。三脉动于足大趾之间,必审其实虚。虚而泻之,是谓重虚,重虚病益盛。凡刺此者,以指按之,脉动而实且疾者疾泻之,虚而徐者则补之,反此者病益甚。其动也,阳明在上,厥阴在中,少阴在下。⁴⁰

补须一方实⁴¹,深取之,稀按其痏,以极出其邪气⁴²;一方虚,浅刺之,以养其脉,疾按其痏,无使邪气得入。邪气来也紧而疾,谷气来也徐而和。脉实者,深刺之,以泄其气;脉虚者,浅刺之,使精气无得出,以养其脉,独出其邪气。

刺诸痛者,其脉皆实。故曰:从腰以上者,手太阴阳明皆主之;从腰以下者,足太阴阳明皆主之。病在上者下取之,病在下者高取之,病在头者取之足,病在足者取之腘。病生于头者头重,生于手者臂重,生于足者足重,治病者先刺其病所从生者也⁴³。

春气在毛,夏气在皮肤,秋气在分肉,冬气在筋骨,刺此病者各以其时为齐⁴⁴。故刺肥人者,以秋冬之齐;刺瘦人者,以春夏之齐。病痛者阴也,痛而以手按之不得者阴也,深刺之。病在上者阳也,病在下者阴也。痒者阳也,浅刺之⁴⁵。病先起阴者,先治其阴而后治其阳;病先起阳者,先治其阳而后治其阴。刺热厥者,留针反为寒;刺寒厥者,留针反为热。刺热厥者,二阴一阳;刺寒厥者,二阳一阴。所谓二阴者,二刺阴也;一阳者,一刺阳也。久病者邪气入深,刺此病者,深内而久留之,间日而复刺之,必先调其左右,去其血脉,刺道毕矣。

凡刺之法⁴⁶,必察其形气,形肉未脱,少气而脉又躁,躁厥者,必为缪刺之,散气可收,聚气可布。深居静处,占神往来,闭户塞牖,魂魄不散,专意一神,精气之分,毋闻人声,以收其精,必一其神,令志在针,浅而留之,微而浮之,以移其神,气至乃休。男内女外⁴⁷,坚拒勿出,谨守勿内,是谓得气。

凡刺之禁：新内勿刺，新刺勿内[48]。已醉勿刺，已刺勿醉。新怒勿刺，已刺勿怒。新劳勿刺，已刺勿劳。已饱勿刺，已刺勿饱。已饥勿刺，已刺勿饥。已渴勿刺，已刺勿渴。大惊大恐，必定其气，乃刺之。乘车来者，卧而休之，如食顷乃刺之。出行来者，坐而休之，如行十里顷[49]乃刺之。凡此十二禁者，其脉乱气散，逆其营卫，经气不次，因而刺之，则阳病入于阴，阴病出为阳，则邪气复生，粗工勿察，是谓伐身，形体淫泆，乃消脑髓，津液不化，脱其五味，是谓失气[50]。

注　释

1. 致为大脓：原文为"支为大脓"。支，历代注释有作"反"，马莳作"皮"。张景岳认为是"支络"。《九针十二原第一》篇有"害中而去则致气……致气则生痈疡"之说，"支"当作"致"比较合于文理，且致、支可通假。这是中医认为成痈的病因之一。

2. 病大针小，气不泄泻：病气大，针太小，故病气不能从中泄泻而出。

3. 大者泻，小者不移，已言其过："大"与"小"均为意动用法。即把大作为小与把小作为大来治疗，已经说过它们的危害了。

4. 施：措施，施行。即具体的施行方法。

5. 肤白勿取：皮肤无血色者，不能治疗。

6. 痼痹：经久难治的痹病。

7. 病在五脏固居者……取以四时：固，即痼。固居，长久地停留在五脏的顽疾，根据不同的季节，用锋针泻法治疗五输之穴。

8. 输刺：古刺法名，九刺之一。输，腧穴之腧。指取用四肢的荥穴和背部的脏俞穴进行针刺。因取用特定的输穴进行针刺，故名输刺。

9. 远道刺：古刺法名，九刺之一。《针灸甲乙经》作"道刺"。病在上取之下，指身体上部有病，取用肘膝以下阳经（属腑）的穴位进行治疗。亦有指取用下肢足三阳经穴位和六腑的下合穴。因其针刺穴位距病处较远而名。"远道取穴法"即源于此。

10. 经刺者，刺大经之结络经分也：指于经脉结聚不通之处（如结块、压痛明显及瘀血等）进行针刺的方法。经刺，古刺法名，九刺之一。

11. 络刺：古刺法名，九刺之一。是指浅刺皮下血络的针刺方法。三棱针及皮肤针的刺法均属于此。因其刺及络脉，故名络刺。

12. 分刺者，刺分肉之间：指针刺直达肌肉间隙处，用以治疗肌肉酸痛等病。分刺，古刺法名，九刺之一。

13. 大泻刺：古刺法名，九刺之一。一作太刺。是指用铍针切开排脓的方法。实为中医外科治疗方法的一种，因其切开痈肿，泻脓血，故为大泻刺。

14. 毛刺：古刺法名，九刺之一。是用来浅刺皮肤，治疗肤表痹证的方法。皮肤针刺法属此。因其病处浮浅，针刺仅浅及皮毛，故名。

15. 巨刺：古刺法名，九刺之一。本法与缪刺均于病位对侧取穴，但刺法有异，即经脉有病，巨刺刺经；络脉有病，缪刺刺络。

16. 焠(cuì)刺：古刺法名，九刺之一。指治疗痹证时，将针烧红，速进急出的针刺方法，意思与劫刺相同。

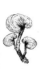

17. 偶刺：古刺法名，十二刺之一，又称阴阳刺。指治疗心气闭塞、心胸痛一类疾病的针刺方法。其法用手按其胸背，当痛所在处，前后相对各刺一针。刺时必须斜刺，以防伤及内脏。由于此法一前一后相对应，故又名阴阳刺，即后世所称的"前后配穴法"。

18. 报刺：古刺法名，十二刺之一。报作复解说。刺而复刺，乃名报刺。其法直刺痛处，并予留针，再以左手按其周围痛处后出针再刺。是治疗游走性疼痛一类疾病的针刺方法。

19. 恢刺：古刺法名，十二刺之一。恢，发扬；宏大；全面，收复失地。指治疗筋、肌肉挛急痹痛一类病证的方法。其法将针直刺在拘急筋肉之旁侧，并或前或后用针提插以疏通经脉，恢复拘急，使经络畅通，故名恢刺。

20. 齐刺：古刺法名，十二刺之一。又称三刺。指治疗痹证寒邪稽留范围较小而又较深的针刺方法。其法于当病处直下一针，左右两旁各下一针，三针齐下，故名齐刺。

21. 扬刺：古刺法名，十二刺之一。指治疗痹证寒邪稽留范围较大的针刺方法。这种刺法直刺一，旁刺四，扬散浮浅，故名扬刺。皮肤针治疗即属于此。

22. 直针刺：古刺法名，十二刺之一。指治疗寒邪痹证稽留于肌表的针刺方法。其法用左手将病患处皮肤提挟起，然后用针沿皮刺入，针可直入无避,故名直针刺。现在所用的沿皮刺即源于此。

23. 输刺:古刺法名,十二刺之一。直入直出,针不宜多,但必须深刺,以治邪气盛而有发热者。本输刺与注释8的输刺不同,故另立。

24. 短刺:古刺法名,十二刺之一。指治疗骨痹的方法。其法进针后稍许摇动针柄,逐渐深入至骨所,然后短促提插。故名短刺。

25. 浮刺:古刺法名,十二刺之一。指治疗肌肉挛急而属于寒的一类病证的针刺方法。其法斜针浅刺,故名浮刺。

26. 阴刺:古刺法名,十二刺之一。指左右配穴的刺法。用于治疗寒厥,如下肢寒厥可针刺两侧足内踝后少阴经穴。

27. 傍针刺:古刺法名,十二刺之一。指治疗顽痹的针刺方法。其法于患处正中刺一针,旁边刺一针。因其正与傍同刺,故名傍针刺。

28. 赞刺:古刺法名,十二刺之一。赞,佐助,赞助。其法在患处将针直入直出,反复多次地浅刺,使之出血。以其反复浅刺,后刺佐助前刺,故名赞刺。

29. 空(kòng):间隙,与"孔"(孔隙)之意相通。故此"空"理解为穴位之孔,引申为穴位孔隙之中,而不是空虚之"空"。

30. 谷气:水谷精微之气。

31. 年之所加:这既指年龄的增长,亦指此年五运六气的变化。

32. 半刺:五刺之一。指浅刺及皮并迅速出针的针刺方法。

33. 豹文刺:五刺之一。行针似梅花状,又称梅花针。

34. 关刺:五刺之一。刺于关节处,左右四肢筋处,即刺筋应肝。关刺亦名渊刺或岂刺。

35. 合谷刺:五刺之一。亦名鸡足刺。

36. 输刺:本输刺是指深至骨,而治骨病。

37. 凡刺之道:针刺治病是使人体内的经气达到平衡、和谐而所采取的各种正确的治疗方法。"凡刺之道"至篇末均从《终始第九》篇中间一段移此。

38. 凡刺之属:属(zhǔ)作嘱,即叮嘱,告诫。刺法需要注意的要点。

39. 邪僻妄合……须针而去:种种不正常的情况必须用针刺的方法让它恢复正常。

40. 此段后有"膺腧中膺,背腧中背。肩膊虚者,取之上。重舌,刺舌柱以铍针也。手屈而不伸者,其病在筋,伸而不屈者,病在骨,在骨守骨,在筋守筋。"错杂于此,故删去原文。考虑到有参考价值,故留于此。

41. 补须一方实:补法需要让虚的地方壮实起来。

42. 稀按其痏,以极出其邪气:稀,疏。疏有疏通、疏浚之意。为了极力驱出其邪气,发挥更好的疏浚之力,出针后应不按其针孔。痏,所针刺的穴位。

43. 治病者先刺其病所从生者也:医者首先要找准病根,从根上治疗。

44. 春气在毛……各以其时为齐:这是四时针刺的行为规则。齐,一致。

45. 痒者阳也,浅刺之:痒者在肤表。这是指抓痒不止的痒,邪在表皮,故浅刺于皮。

46. 凡刺之法:针刺的法则。既体现在对患者的负责,还需要医者的修炼——"必一其神",即如今的医德医风。

47. 男内女外:《难经·七十八难》言"……不得气,乃与男外女内不得气,是谓十死不治也。"徐大椿注:男则候于卫之外,女则候于荣之内,若候气而不得气,则荣卫已脱,针必无功。本篇谓"男内女外"与《难经》谓"男外女内"似乎所指并不相同,所以其注释也让后人云里雾里,莫名其妙。从下文"凡刺之禁"上看,针刺前后均要禁止性生活,《难经》之解也并不得体。

48. 新刺勿内:此指针刺后不能过性生活,防止中医所说的"房劳复"。另外尚有饮食不节的"食复"和病刚愈即过度劳累的"劳复。"

49. 坐而休之,如行十里顷:指坐着休息待诊的时间,如同走十里左右的路。

50. 粗工勿察……是谓失气:指不精通医术的人不细察患者的具体情况而草率地进行治疗,给患者带来了伤害。

本神第八

提示

　　本者,事物的根源或根基。"本神"即是专门探究和讨论"神"的篇章。奇异莫测,异乎寻常,为之神;两精相搏,新生命诞生,为之神;精神隽烁,为之神;由"心"所产生的思维活动及各种心理反应亦均由神所引起;僻邪不至,长生久视,为之神;正确掌握战机,祛邪匡正,一战而胜,为之神;治病务必求于本,为之神……。本篇还论述了情绪失控对"神"所产生的种种伤害,所以"得神者昌,失神者亡"是中医的一句至理名言。

　　黄帝问于岐伯曰:凡刺之法,先必本于神¹。血、脉、营、气、精神,此五脏之所藏也²,至其淫泆离脏则精失、魂魄飞扬、志意恍乱、智虑去身³者,何因而然乎?天之罪与?人之过乎?何谓德气生精、神、魂、魄、心、意、志、思、智、虑?请问其故。

　　岐伯答曰:天之在我者德也,地之在我者气也,德流气薄而生者也。故生之来谓之精,两精相搏谓之神⁴,随神往来者谓之魂,并精而出入者谓之魄⁵,所以任物者谓之心⁶,心有所忆谓之意⁷,意之所存谓之志⁸,因志而存变谓之思⁹,因思而远慕谓之虑¹⁰,因虑而处物谓之智¹¹。故智者之养生也,必顺四时而适寒暑,和喜怒而安居处,节阴阳而调刚柔,如是则僻邪不至,长生久视。是故怵惕思虑者则伤神,神伤则恐惧流淫而不止¹²。因悲哀动中者,竭绝而失生¹³。喜乐者,神惮散而不藏。愁忧者,气闭塞而不行。盛怒者,迷惑而不治。恐惧者,神荡惮而不收¹⁴。

　　心怵惕思虑则伤神,神伤则恐惧自失,破䐃脱肉,毛悴色夭,死于冬。脾愁忧而不解则伤意,意伤则悗乱,四肢不举,毛悴色夭,死于春。肝悲哀动中则伤魂,魂伤则狂忘不精,不精则不正当人¹⁵,阴缩而挛筋,两胁骨不举,毛悴色夭,死于秋。肺喜乐无极则伤魄,魄伤则狂,狂者意不存人,皮革焦,毛悴色夭,死于夏。肾盛怒而不止则伤志,志伤则喜忘其前言,腰脊不可以俯仰屈伸,毛悴色夭,死于季夏[16]。恐惧而不解则伤精,精伤则骨酸痿厥,精时自下。是故五脏,主藏精者也,不可伤,伤则失守而阴虚,阴虚则无气,无气则死矣。是故用针者,察观病人之态,以知精神魂魄之存亡得失之意,五者以伤,针不可以治之也。

肝藏血,血舍魂,肝气虚则恐,实则怒。脾藏营,营舍意,脾气虚则四肢不用,五脏不安,实则腹胀经溲不利[17]。心藏脉,脉舍神,心气虚则悲,实则笑不休。肺藏气,气舍魄,肺气虚则鼻塞不利少气,实则喘喝胸盈仰息。肾藏精,精舍志,肾气虚则厥[18],实则胀,五脏不安。必审五脏之病形,以知气之虚实,谨而调之也。

 注释

1. 凡刺之法,先必本于神:此"神"与《九针十二原第一》篇中"粗守形,上守神"之"神"同义。这是指治病时的正确辨证,灵活地掌握病机,采取正确的治疗方法,及早把病治愈。

2. 此五脏之所藏也:神与心、肝、脾、肺、肾五脏密不可分,故有此一说。

3. 谨伏离脏……智虑去身者:谨,欲纵,邪思。伏,欲扬,坤心忌惮。沉迷于声色犬马之间(指腐朽糜烂的生活),除此之外,脑子一片空白。亦指看病时,医生缺乏认真负责的担当和职业精神。

4. 两精相搏谓之神:指成千上万个精子通过激烈地竞争,一般只有一个精子能成功射入卵子,所以称之为神。此"神"亦有神助之意。

5. 随神往来者谓之魂,并精而出入者谓之魄:魂魄是归属于人的精神灵气。人生始,天气入肺,精气化生为魂。与先天、后天之精一同出入的称为魄。用物精多,是魂魄之力。新生儿出生时哭声响亮,其吸入的清气多,肺活量亦大,宗气便足,故中医认为魄居于肺。魂是指人的思想意识,与魄不同的是魂能离开形体而存在,如想入非非的灵魂出窍、魂不守舍等。

6. 所以任物者谓之心:中医认为"心为君主之官",所以能藏天下之万事万物。

7. 心有所忆谓之意："忆"在此作"记住了"解释。《梁书·昭明太子传》曰："读书数行并下，过目皆忆"。记在心里的知识都是意。

8. 意之所存谓之志：意念已确立而决不改变者，称为志。意志坚决是也。

9. 因志而存变谓之思：为了实现志向而反复考虑应该做什么的过程叫做思。丹波元简谓："包万虑谓之心，为情所意念谓之意。有意念而无行动的是单相思。"

10. 因思而远慕谓之虑：因思念而导致的思虑或忧虑。

11. 因虑而处物谓之智：智，智慧；聪颖。经过深思熟虑，果断出手，便能获得成功。

12. 是故……流淫不止：怵惕是对自身的反省和勉励，但长期地自责自恐、忧虑会耗损神气。一旦无法自控或会导致疾病上身，正如今的抑郁症。

13. 竭绝而失生：竭是绝之始；绝则绝尽无余。离失去生命就为期不远了。

14. 恐惧者，神荡惮而不收：由于恐惧而无法控制自己的情绪，就像魂灵出窍一样无法收回。

15. 魂伤则狂忘不精，不精则不正当人：此指精神病患者发作时的症状。不正当人，即言谈举止都不是个正常人。

16. 心怵惕思虑则伤神……死于季夏：以上均是情志所伤而出现的症状和导致的后果。

17. 经溲不利：《针灸甲乙经》作"泾"。泾，小河。此即指经脉不太流畅。溲，大小便。

18. 肾气虚则厥：此"厥"专指癃症之危重者。《素问·奇病论篇第四十七》言"帝曰：有癃者，一日数十溲。此不足也。……太阴脉微细如发者，此不足也。其病安在？名为何病？岐伯曰：病在太阴，其盛在胃，颇在肺，病名曰厥。死不治。"此症似现在的"水中毒"或前列腺炎引起的尿潴留，点尿全无。在古代确实是"死不治"，如今用现代医药科学抢救，有复生或延长生命的可能。

终始第九

提示

　　病起为始;病愈或不治为终,故名"终始"篇。病与不病、甚与不甚、可治与不可起死生者,皆决于气口、人迎。以脉象而测病之所在、轻重。依法治之,行针有度,补泻得宜,病方能愈。其中刺道、刺法、刺禁等内容已归入《官针第七》篇中。如果经脉之所起者为"根",所止者为"结"束,那么,其与《根结第五》篇应为姊妹篇,可作互参。据此推测,本篇均为黄帝回答岐伯之语,这样的篇文在《灵枢》和《素问》并不多见,"经典"之处或在此。当然也可能是后人有意为之。

　　人迎、寸口脉对此参照,不仅麻烦,而且衡量起来也很有难度,以此决断生死,似乎更有些草率。作为故事了解,可;作为科研好像没有这个必要,毕竟时代在变。

　　文中错简已被剔除。至于最后一段把"终"理解为"临终"之"终",而附于其中,为此从《经脉第十》篇中有关"临终"之文(文中画线部分)也一并加入于内,为本篇添作注解。

　　凡刺之道,毕于终始,明知终始[1],五脏为纪[2],阴阳定矣。阴者主脏,阳者主腑,阳受气于四末,阴受气于五脏。故泻者迎之,补者随之,知迎知随,气可令和。和气之方,必通阴阳,五脏为阴,六腑为阳,传之后世,以血为盟,敬之者昌,慢之者亡[3],无道行私,必得夭殃[4]。谨奉天道,请言终始,终始者,经脉为纪,持其脉口人迎,以知阴阳有余不足,平与不平,天道毕矣。

　　所谓平人者不病,不病者,脉口人迎应四时也,上下相应而俱往来也,六经之脉不结动也[5],本末之寒温之相守司也,形肉血气必相称也,是谓平人[6]。少气者,脉口人迎俱少而不称尺寸也[7]。如是者,则明阳俱不足,补阳则阴竭,泻阴则阳脱。如是者,可将以甘药,不可饮以至剂[8]。

如此者弗灸,不已者因而泻之,则五脏气坏矣⁹。

人迎¹⁰一盛,病在足少阳,一盛而躁¹¹,病在手少阳。人迎二盛,病在足太阳,二盛而躁,病在手太阳。人迎三盛,病在足阳明,三盛而躁,病在手阳明。人迎四盛,且大且数,名曰溢阳,溢阳为外格¹²。脉口一盛,病在足厥阴,厥阴一盛而躁,在手心主。脉口二盛,病在足少阴,二盛而躁,在手少阴。脉口三盛,病在足太阴,三盛而躁,在手太阴。脉口四盛,且大且数者,命曰溢阴,溢阴为内关¹³,内关不通死不治。人迎与太阴脉口俱盛四倍以上,命曰关格,关格者与之短期。

人迎一盛,泻足少阳而补足厥阴,二泻一补,日一取之,必切而验之,疏¹⁴取之上,气和乃止。人迎二盛,泻足太阳,补足少阴,二泻一补,二日一取之,必切而验之,疏取之上,气和乃止。人迎三盛,泻足阳明而补足太阴,二泻一补,日二取之,必切而验之,疏取之上,气和乃止。脉口一盛,泻厥阴而补足少阳,二补一泻,日一取之,必切而验之,疏取之上,气和乃止。脉口二盛,泻足少阴而补足太阳,二补一泻,二日一取之,必切而验之,疏取之上,气和乃止。脉口三盛,泻足太阴而补足阳明,二补一泻,日二取之,必切而验之,疏而取之上,气和乃止。所以日二取之者,太阳主胃,大富于谷气,故可日二取之也。人迎与脉口俱盛三倍以上¹⁵,命曰阴阳俱溢,如是者不开,则血脉闭塞,气无所行,流淫于中,五脏内伤。如此者,因而灸之,则变易而为他病矣。¹⁶

帝曰:愿闻十二经脉之终,奈何?

岐伯曰¹⁷:太阳之脉,其终也,戴眼¹⁸反折瘛疭,其色白,绝汗乃出,出则死矣。少阳终者耳聋,百节皆纵,目系绝,绝系一日半则死矣,其死也,色青白,乃死矣。阳明终者,口目动作,喜惊,妄言,色黄,其上下经盛,不仁则终矣。少阴终者,面黑,齿长而垢,腹胀闭,上下不通而终矣。太阴终者,腹胀闭,不得息,善噫善呕,呕则逆,逆则面赤,不逆则上下不通,不通则面黑,皮毛焦而终矣。厥阴终者,中热嗌干,善溺,心烦,甚则舌卷卵上缩而终矣。此十二经之所败也。

¹⁹手太阴气绝则皮毛焦,太阴者行气温于皮毛者也,故气不荣则皮毛焦,皮毛焦则津液去皮节²⁰,津液去皮节者则爪枯毛折,毛折者则毛先死,丙笃丁死²¹,火胜金也。手少阴气绝则脉不通,脉不通则血不流,血不流则毛色不泽,故其面黑如漆柴者,血先死,壬笃癸死,水胜火也。足太阴气绝则脉不荣肌肉,唇舌者肌肉之本也,脉不荣则肌肉软,肌肉软

则舌萎人中满,人中满则唇反,唇反者肉先死,甲笃乙死,木胜土也。足少阴气绝则骨枯,少阴者冬脉也,伏行而濡骨髓者也,故骨不濡则肉不能著也,骨肉不相亲则肉软却,肉软却故齿长而垢发无泽,发无泽者骨先死,戊笃己死,土胜水也。足厥阴气绝则筋绝,厥阴者肝脉也,肝者筋之合也,筋者聚于阴气,而脉络于舌本也,故脉弗荣则筋急,筋急则引舌与卵,故唇青舌卷卵缩则筋先死,庚笃辛死,金胜木也。

五阴气俱绝则目系转[22],转则目运,目运者为志先死,志先死则运一日半死矣。六阳气绝,则阴与阳相离,离则腠理发泄,绝汗[23]乃出,故旦占[24]夕死,夕占旦死。

注释

1. 终始:始于五脏,次于经脉,终于阴阳六经之气。故欲明针刺之道,必先明终始之理。

2. 纪:头绪。

3. 敬之者昌,慢之者亡:敬重它、学习它、遵照它、实施它,学术便昌盛,轻忽、怠惰,那就一事无成。

4. 无道行私,必得天殃:没有一点点医学知识,为私利而替人治病,是不道德的。

5. 六经之脉耶瑞动也:六经指手、足三阴经之脉没有瑞盛而引起经气不足。

6. 本末之寒温之相守司也……是谓平人:经脉自起至末,畅通无阻,形体、肌肉相称的是个正常人。

7. 少气者,脉口人迎俱少而不称尺寸也:称,衡量。指由于少气,人迎寸口之脉无法用寸、关、尺去衡量,脉极其细小、微弱。

8. 可将以甘药,不可饮以至剂:少气为虚,以甘药调之。如果投以剂量重、毒性大的药物,往往会适得其反。

9. 不已者因而泻之,则五脏气坏矣:上述之证确为虚证,若不愈而采用泻法,那么五脏之气因此会更虚。

10. 人迎:位于颈部,喉结旁开1.5寸,胸锁乳突肌的前缘,当颈动脉处。属足阳明胃脉。如今亦有按人迎,决其是否尚能抢救。

11. 一盛而躁:盛即大。一盛稍大,低于二盛。躁,急也。

南宋本『灵枢经』校勘注释

12. 人迎四盛……溢阳为外格：此与《禁服第四十八》篇相似。但"禁服"篇在此后有"死不治"三字。

13. 内关：属溢阴引起的外格。此与《禁服第四十八》篇中内容基本相似。

14. 疎：疏的异体字，在此作疏通、疏泄解。指将经脉疏通或将邪气疏泄出去。

15. 三倍以上：《针灸甲乙经》中"三"作"四"。张景岳谓：俱盛三倍以上，即四盛也。阴阳俱溢，即溢阴溢阳也。不开，即外关、内关。如此者，血气闭塞无所行。五盛，真阴真阳伤于内，刺之已不可，灸之则愈亡其阴，而变生他病，必至不能治也。

16. 以下有"凡刺之道，气调而至……凡刺之禁……是谓失气。"已移于《官针第七》篇。

17. 黄帝曰至岐伯曰内容摘自《素问·诊要经终论篇第十六》后半篇，内容即十二经脉的临终之状，与本篇所论基本相同。在"少阳终者，耳聋，百节尽纵"下有"目瞏"两字，是目运的另一种描述。目系已绝，戴眼多见，目运不会再发生，故删去。

18. 戴眼：患者两眼球上翻，只现白眼，不见或少见黑眼。多见于惊厥、癫痫或小儿惊风。

19. 本段至篇末摘自《经脉第十》篇。

20. 去皮节：指津液已亡，故皮肤干燥，关节强直。

21. 丙笃丁死：手太阴肺，按五行属金。丙、丁为火。火克金，所以前一天（丙日）病重笃，第二天（丁日）就死了。这是用五行学说来推测的，并不正确，也不科学。

22. 目系转：又称目运。此乃临终之兆。

23. 绝汗：又称白汗或魄汗。某些临终患者会出现这种状况。

24. 占：占卜。

经脉第十

南宋本『灵枢经』校勘注释

提示

　　本文主要阐述十二条经脉所运行的路线及其自动病和所生病等内容。至于寸口大于或小于人迎之说,那是古时的一种诊断方法,因标准度极难掌握,操作相当繁复,要达到正确的程度极其困难,至今已废弃而不用于临床。《禁服第四十八》篇所述:"近者编绝,久者简垢。"加之宋代以前均以抄书传承,错舛和夹杂者屡见不鲜。

　　经脉篇是经络学说的支柱。这网格化的分布既有中医经络,也包括西医学中的神经系统、循环系统和体液学说等的功能和作用。奥妙神奇的针灸医术,深受世界各国人民的认同,堪称世界级的医学瑰宝,是我国先辈们在长期的医疗实践中归纳、总结、提炼成的丰硕成果。尽管并非十全十美,有待于进一步地发掘梳理,但它确实是中华民族在中医学中一笔抹不去的巨大财富。整理、发掘和创新提高,是后学者们义不容辞的光荣任务和神圣职责。

　　必须要指出的是从足阳明胃经的自动病证候上分析,除了"恶闻木声"外,其他证候极似典型的狂犬病患者所出现的症状。由于受五行学说的影响,古人把狂犬病患者的"恐水症"改为"恶闻木声",于是让古代比较常见、死亡率极高的烈性传染病之一的狂犬病被掩埋在其中了。

　　雷公问于黄帝曰:禁脉[1]之言,凡刺之理,经脉为始,营其所行,制其度量,内次五脏,外别六腑[2],愿尽闻其道。

　　黄帝曰:人始生,先成精,精成而脑髓生,骨为干,脉为营,筋为刚,肉为墙,皮肤坚而毛发长,谷入于胃,脉道以通,血气乃行。

　　雷公曰:愿卒闻经脉之始生[3]。

　　黄帝曰:经脉者,所以能决死生,处百病,调虚实,不可不通。

肺手太阴之脉，起于中焦，下络大肠，还循胃口，上膈属肺，从肺系横出腋下，下循臑内，行少阴心主之前[4]，下肘中，循臂内上骨下廉，入寸口，上鱼，循鱼际，出大指之端；其支者，从腕后直出次指内廉，出其端。是动则病[5]肺胀满膨膨而喘咳，缺盆中痛，甚则交两手而瞀，此为臂厥[6]。是主肺所生病者[7]，咳，上气喘渴，烦心胸满，臑臂内前廉痛厥，掌中热。气盛有余，则肩背痛风寒，汗出中风[8]，小便数而欠[9]。气虚则肩背痛寒，少气不足以息，溺色变。为此诸病，盛则泻之，虚则补之，热则疾之[10]，寒则留之，陷下则灸之，不盛不虚，以经取之。盛者寸口大三倍于人迎，虚者则寸口反小于人迎也。

大肠手阳明之脉，起于大指次指之端，循指上廉，出合谷两骨之间，上入两筋之中，循臂上廉，入肘外廉，上臑外前廉，上肩，出髃骨[11]之前廉，上出于柱骨之会上，下入缺盆络肺，下膈属大肠；其支者，从缺盆上颈贯颊，入下齿中，还出挟口，交人中，左之右，右之左，上挟鼻孔。是动则病齿痛颈痛。是主津液所生病[12]者，目黄口干，鼽衄，喉痹，肩前臑痛，大指次指痛不用。气有余则当脉所过者热肿，虚则寒栗不复。为此诸病，盛则泻之，虚则补之，热则疾之，寒则留之，陷下则灸之，不盛不虚，以经取之。盛者人迎大三倍于寸口，虚者人迎反小于寸口也。

胃足阳明之脉，起于鼻之交頞中，旁约太阳之脉[13]，下循鼻外，入上齿中，还出挟口环唇，下交承浆，却循颐后下廉，出大迎，循颊车，上耳前，过客主人[14]，循发际，至额颅；其支者，从大迎前下人迎，循喉咙，入缺盆，下膈属胃络脾；其直者，从缺盆下乳内廉，下挟脐，入气街中；其支者，起于胃口，下循腹里，下至气街中而合，以下髀关，抵伏兔，下膝膑中，下循胫外廉，下足跗，入中趾内间；其支者，下廉三寸而别，下入中趾外间；其支者，别跗上，入大趾间，出其端。是动则病洒洒振寒，善呻数欠颜黑，病至则恶人与火，闻木声则惕然而惊[15]，心欲动，独闭户塞牖而处，甚则欲上高而歌，弃衣而走，贲响腹胀，是为骭厥。是主血所生病者，狂疟温淫汗出，鼽衄，口喎唇胗，颈肿喉痹，大腹水肿，膝膑肿痛，循膺、乳、气街、股、伏兔、骭外廉、足跗上皆痛，中指不用。气盛则身以前皆热，其有余于胃，则消谷善饥，溺色黄。气不足则身以前皆寒栗，胃中寒则胀满。为此诸病，盛则泻之，虚则补之，热则疾之，寒则留之，陷下则灸之，不盛不虚，以经取之。盛者人迎大三倍于寸口，虚者人迎反小于寸口也。

脾足太阴之脉，起于大趾之端，循指内侧白肉际，过核骨后，上内踝前廉，上腨内，循胫骨后，交出厥阴之前，上膝股内前廉，入腹属脾络胃，上膈，挟咽，连舌本，散舌下；其支者，复从胃，别上膈，注心中。是动则病舌本强，食则呕，胃脘痛，腹胀善噫，得后与气则快然如衰[16]，身体皆重。是主脾所生病者，舌本痛，体不能动摇，食不下，烦心，心下急痛，溏、瘕、泄、水闭、黄疸，不能卧，强立股膝内肿厥，足大趾不用。为此诸病，盛则泻之，虚则补之，热则疾之，寒则留之，陷下则灸之，不盛不虚，以经取之。盛者寸口大三倍于人迎，虚者寸口反小人迎也。

心手少阴之脉，起于心中，出属心系，下膈络小肠；其支者，从心系上挟咽，系目系；其直者，复从心系却[17]上肺，下出腋下，下循臑内后廉，行太阴心主之后，下肘内，循臂内后廉，抵掌后锐骨之端，入掌内后廉，循小指之内出其端。是动则病嗌干心痛，渴而欲饮，是为臂厥。是主心所生病者，目黄胁痛，臑臂内后廉痛厥，掌中热痛。为此诸病，盛则泻之，虚则补之，热则疾之，寒则留之，陷下则灸之，不盛不虚，以经取之。盛者寸口大倍于人迎，虚者寸口反小于人迎也。

小肠手太阳之脉，起于小指之端，循手外侧上腕，出踝中，直上循臂骨下廉，出肘内侧两筋之间，上循臑外后廉，出肩解，绕肩胛，交肩上，入缺盆络心，循咽下膈，抵胃属小肠；其支者，从缺盆循颈上颊，至目锐眦，却入耳中；其支者，别颊上𬵩抵鼻，至目内眦，斜络于颧。是动则病嗌痛颔肿，不可以顾[18]，肩似拔，臑似折。是主液所生病[19]者，耳聋目黄颊肿，颈颔肩臑肘臂外后廉痛。为此诸病，盛则泻之，虚则补之，热则疾之，寒则留之，陷下则灸之，不盛不虚，以经取之。盛者人迎大再倍于寸口，虚者人迎反小于寸口也。

膀胱足太阳之脉，起于目内眦，上额交巅；其支者，从巅至耳上角；其直者，从巅入络脑，还出别下项，循肩髆内，挟脊抵腰中，入循膂，络肾属膀胱；其支者，从腰中下挟脊贯臀，入腘中；其支者，从髆[20]内左右，别下贯胛，挟脊内，过髀枢，循髀外从后廉下合腘中，以下贯腨内，出外踝之后，循京骨，至小趾外侧。是动则病冲头痛，目似脱，项如拔，脊痛腰似折，髀不可以曲，腘如结，腨如裂，是为踝厥[21]。是主筋所生病[22]者，痔疟狂癫疾，头囟项痛，目黄泪出鼽衄，项背腰尻腘腨脚皆痛，小趾不用。为此诸病，盛则泻之，虚则补之，热则疾之，寒则留之，陷下则灸之，不盛不虚，以经取之。盛者人迎大再倍于寸口，虚者人迎反小于守口也。

肾足少阴之脉，起于小趾之下，斜走足心，出于然谷之下，循内踝之后，别入跟中，以上踹内，出腘内廉，上股内后廉，贯脊属肾络膀胱；其直者，从肾上贯肝膈，入肺中，循喉咙，挟舌本；其支者，从肺出络心，注胸中。是动则病饥不欲食，面如漆柴，咳唾则有血，喝喝[23]而喘，坐而欲起，目䀮䀮[24]如无所见，心如悬若饥状[25]，气不足则善恐，心惕惕如人将捕之，是为骨厥。是主肾所生病者，口热舌干，咽肿上气，嗌干及痛，烦心心痛，黄疸肠澼，脊股内后廉痛，痿厥嗜卧，足下热而痛。为此诸病，盛则泻之，虚则补之，热则疾之，寒则留之，陷下则灸之，不盛不虚，以经取之。[26]盛者寸口大再倍于人迎，虚者寸口反小于人迎也。

心主手厥阴心包络之脉，起于胸中，出属心包络，下膈，历[27]络三焦；其支者，循胸出胁，下腋三寸，上抵腋，下循臑内，行太阴少阴之间，入肘中，下臂行两筋之间，入掌中，循中指出其端；其支者，别掌中，循小指次指出其端。是动则病手心热，臂肘挛急，腋肿，甚则胸胁支满，心中憺憺大动，面赤目黄，喜笑不休。是主脉所生病[28]者，烦心心痛，掌中热。为此诸病，盛则泻之，虚则补之，热则疾之，寒则留之，陷下则灸之，不盛不虚，以经取之。盛者寸口大一倍于人迎，虚者寸口反小于人迎也。

三焦手少阳之脉，起于小指次指之端，上出两指之间，循手表腕，出臂外两骨之间，上贯肘，循臑外上肩，而交出足少阳之后，入缺盆，布膻中，散络心包，下膈，循属三焦；其支者，从膻中上出缺盆，上项，系耳后直上，出耳上角，以屈[29]下颊至顽[30]；其支者，从耳后入耳中，出走耳前，过客主人前，交颊，至目锐眦。是动则病耳聋浑浑焞焞[31]，嗌肿喉痹。是主气所生病[32]者，汗出，目锐眦痛，颊痛，耳后肩臑肘臂外皆痛，小指次指不用。为此诸病，盛则泻之，虚则补之，热则疾之，寒则留之，陷下则灸之，不盛不虚，以经取之。盛者人迎大一倍于寸口，虚者寸口反小于人迎也。

胆足少阳之脉，起于目锐眦，上抵头角，下耳后，循颈行手少阳之前，至肩上，却交出手少阳之后，入缺盆；其支者，从耳后入耳中，出走耳前，至目锐眦后；其支者，别锐眦，下大迎，合于手少阳，抵于顽，下加颊车，下颈合缺盆以下胸中，贯膈络肝属胆，循胁里，出气街，绕毛际，横入髀厌[33]中；其直者，从缺盆下腋，循胸过季胁，下合髀厌中，以下循髀阳，出膝外廉，下外辅骨之前，直下抵绝骨之端，下出外踝之前，循足跗上，入小趾次趾之间；其支者，别跗上，入大趾之间，循大趾歧骨内出其端，还贯爪甲,出三毛。是动则病口苦,善太息,心胁痛不能转侧,甚则面微有尘,体无膏泽,足外反热,是为阳厥。是主骨所生病[34]者,头痛颔痛,目锐眦痛,缺盆中肿痛,腋下肿,马刀侠瘿,汗出振寒,疟,胸胁肋髀膝外至胫绝骨外髁前及诸节皆痛,小趾次趾不用。为此诸病,盛则泻之,虚则补之,热则疾之,寒则留之,陷下则灸之,不盛不虚,以经取之。盛者人迎大一倍于寸口,虚者人迎反小于寸口也。

肝足厥阴之脉,起于大趾丛毛之际,上循足跗上廉,去内踝一寸,上踝八寸,交出太阴之后,上腘内廉,循股阴入毛中,过阴器,抵小腹,挟胃属肝络胆,上贯膈,布胁肋,循喉咙之后,上入颃颡[35],连目系,上出额,与督脉会于巅;其支者,从目系下颊里,环唇内;其支者,复从肝别贯膈,上注肺。是动则病腰痛不可以俯仰,丈夫㿉疝,妇人少腹肿[36],甚则嗌干,面尘脱色[37]。是肝所生病者,胸满呕逆飧泄,狐疝[38]遗溺闭癃。为此诸病,盛则泻之,虚则补之,热则疾之,寒则留之,陷下则灸之,不盛不虚,以经取之。盛者寸口大一倍于人迎,虚者寸口反小于人迎也。[39]

注释

1.《素问》《灵枢》的篇章大多数是黄帝问,岐伯等答。本篇是雷公问,黄帝答,所以更为经典。"禁脉"之后几句话出自《灵枢·禁服第四十八》篇,故后人注释者有把"禁脉"注为"禁服"。

2. 营其所行……外别六腑:"营"可作营行或营养解。"制"作规定、样式解。次,次第或依次。别,区分。

3. 始生:从哪里开始出来的。

4. 行少阴心主之前:心主指手厥阴心包经,即手太阴肺经循行在手厥阴小包经之前。

5. 是动则病:即自动病,是该经脉失常所出现的病候。(1)经脉循行路径上所出现的病证。(2)经脉经气变动导致所连络的脏腑出现的病证。

6. 臂厥;病证名。指手太阴、手少阴经气逆乱所出现的闷瞀、目眩眼花烦乱等症状。

7. 是主肺所生病者:此乃肺经脉失常所出现的病候。

8. 气盛有余……汗出中风:此气盛是指风寒邪气盛的外感。中风是指被风邪所"中"。

9. 小便数而欠：数，频繁；欠，排尿少。《素问·经脉别论》有"脾气散精，上归于肺，通调水道，下输膀胱"之说。因肺失通调之职，故小便或数或少。

10. 热则疾之：对于发热，需用快进快出的刺法。

11. 髃(yú)骨：即肱骨头。

12. 是主津液所生病：大肠与肺互为表里，肺主气，而津液由气所化生。凡大肠之泄或秘，与津液及肺有关。笔者发现肠易激惹综合征的腹泻与便秘交替，确实与肺的息道(鼻与咽部)有关。液枯肠燥的便秘，用"增液行舟"的治法在临床也较多见。若加肃肺、降气、润下及清利湿滞之药，效果或更佳。

13. 旁约太阳之脉：约，环束。太阳之脉即足太阳膀胱经。

14. 客主人：经穴别名，即耳前上关穴。

15. 病至则恶人与火，闻木声则惕然而惊：病发作时怕人、怕火，也怕光，害怕听到木的响声。足阳明的自动病，若把"恶闻木声"改成"恐水症"，那是典型的狂犬病患者发病时的症状描述。由于在"五行学说"上无法说通，只能以"木声"代替"恐水症"。莫名其妙的是《素问·阳明脉解篇第三十》再次刻意做实了"恶木声"的说法，把古代常见的烈性传染病之一的狂犬病的最显著的症状便抹杀了。

16. 得后与气则快然如衰：指大便或排矢气后，症状很快就消失了。

17. 却：返回。

18. 是动则病嗌痛颔肿，不可以顾：手太阳经脉上的自动病会出现咽喉疼痛、下颌肿大，头不能侧动。

19. 是主液所生病：小肠受盛，化水谷之精微，泌清别浊，故主液。

20. 髆(bó)：肩胛。

21. 踝厥：病证名。指足太阳经经气逆乱而出现的小腿部疼痛、麻木、厥冷和功能障碍的病候。

22. 是主筋所生病：肝主筋。为何足太阳膀胱经也主筋？从《伤寒论》太阳病表证上推测，风伤筋，故头痛、项强、痉。

23. 喝喝：形声词。指喘时喉中发出的喝喝声。

24. 䀮：音 máng，盲的古体字。在此指目昏暗，如无所见，或模糊不清。

25. 心如悬若饥状：临床上多见于十二指肠球部溃疡所出现的症状。此类患者大多是饥饱不均，或经常胃部受寒，或冷食伤胃，或喝水过量等所带来的十二指肠功能紊乱而导致悬饥、嘈杂、烧心等症状。总之与胃相关，它与中医所说的中宫虚寒有关。

26. 此处原有"灸则强食生肉，缓带披发，大杖重履而步。"似为衍文，故在原文中删去。在此保留存档。

27. 历：经过。

28. 是主脉所生病：心包络为心之外卫，其与三焦经互为表里，所以张景岳认为三焦是脏腑之外卫。所主者也是脉。

29. 屈：弯曲，在此作拐弯。

30. 頔(zhuō)：脸部凸出处。相当于颧的上侧。

31. 浑浑焞焞：浑，作浑浊；焞(tūn)焞，指火苗不停地晃动，不易看清。故指眼前一片模糊，捉摸不定。

32. 是主气所生病：三焦者水渎之官，水必随气化而出。主气不足，病由此生。

33. 髀(bì)厌：股部外上方，髋骨大转子部位。

34. 此主骨所生病：中医认为肝主筋，即肌腱。从因果关系上说是筋带动了骨的运动。

35. 顽(háng)颡(sǎng)：指咽喉壁的后鼻道，是人体与外界气体交换的必经通道，相当于鼻咽部。足厥阴肝经经过此处。

36. 丈夫溃疝，妇人少腹肿：溃疝，从《经筋第十三》篇"溃疝，腹筋急"上分析，或与副睾炎有关。妇人少腹肿或为瘕或为癥。

37. 甚则嗌干，面尘脱色：严重的咽部干燥，面灰如涂尘。

38. 狐疝：又名阴阳狐疝气，俗称小肠气。指小肠坠入阴囊，时上时下，时小时大，如狐出没。

39. 此后有"手太阴气绝则皮毛焦……夕占旦死。"此部分内容归入《终始第九》篇中。接下来有自"经脉十二者"之后，有关血络、血结、刺法、晕针处理等已移入《血络第三十九》篇，再后面的"手太阴之别……络脉亦所别也。"归入《经别第十一》篇中。

经别第十一

提示

　　本篇从天人相应的观点来阐述六条阳经与六条阴经的相互表里。阳经正支自哪里始发,途经什么地方,又在哪里与阴经正支相会合,故名六合。经别是经络除了正支外,还有别络。故笔者将《经脉第十》篇中有关别络的内容(文中画线部分)归入本篇,看似把上篇的经脉切去了支络,但单列有时会更加清晰。把十二条经脉的别络相互联系起来,网络似乎更加完整。

　　黄帝问于岐伯曰:余闻人之合于天道也,内有五脏,以应五音五色五时五味五位也;外有六腑,以应六律。六律建阴阳诸经而合之十二月、十二辰、十二节、十二经水、十二时、十二经脉者,此五脏六腑之所以应天道。夫十二经脉者,人之所以生,病之所以成,人之所以治,病之所以起,学之所始,工之所止[1]也,粗之所易,上之所难也[2]。请问其离合出入奈何?

　　岐伯稽首再拜曰:明乎哉问也!此粗之所过,上之所息[3]也,请卒言之[4]。

　　足太阳之正[5],别入于腘中,其一道下尻五寸,别入于肛,属于膀胱,散之肾,循膂[6]当心入散;直者,从膂上出于项,复属于太阳,此为一经也。足少阴之正,至腘中,别走太阳而合,上至肾,当十四椎,出属带脉;直者,系舌本,复出于项,合于太阳,此为一合[7]。成以诸阳之别,皆为正也。

　　足少阳之正,绕髀入毛际,合于厥阴;别者,入季胁之间,循胸里属胆,散之上肝贯心,以上挟咽,出颐颔[8]中,散于面,系目系,合少阳于外眦也。足厥阴之正,别跗上,上至毛际,合于少阳,与别俱行[9],此为二合也。

足阳明之正，上至髀，入于腹里，属胃，散之脾，上通于心，上循咽出于口，上頞顜，还系目系，合于阳明也。足太阴之正，上至髀，合于阳明，与别俱行，上结于咽，贯舌中，此为三合也。

手太阳之正，指地，别于肩解，入腋走心，系小肠也。手少阴之正，别入于渊腋[10]两筋之间，属于心，上走喉咙，出于面，合目内眦，此为四合也。

手少阳之正，指天，别于巅，入缺盆，下走三焦，散于胸中也。手心主之正，别下渊腋三寸，入胸中，别属三焦，出循喉咙，出耳后，合少阳完骨[11]之下，此为五合也。

手阳明之正，从手循膺乳，别于肩髃，入柱骨下，走大肠，属于肺，上循喉咙，出缺盆，合于阳明也。手太阴之正，别入渊腋少阴之前，入走肺，散之太阳，上出缺盆，循喉咙，复合阳明，此六合也。

[12]手太阴之别，名曰列缺，起于腕上分间，并太阴之经直入掌中，散入于鱼际。其病实则手锐掌热，虚则欠㰦，小便遗数[13]，取之去腕半寸，别走阳明也。

手少阴之别，名曰通里[14]，去腕一寸半，别而上行，循经入于心中，系舌本，属目系。其实则支膈，虚则不能言，取之掌后一寸，别走太阳也。

手心主之别，名曰内关，去腕二寸，出于两筋之间[15]，循经以上系于心，包络心系。实则心痛，虚则为头强，取之两筋间也。

手太阳之别，名曰支正，上腕五寸，内注少阴；其别者，上走肘，络肩髃。实则节弛肘废，虚则生肬[16]，小者如指痂疥，取之所别也。

手阳明之别，名曰偏历，去腕三寸，别入太阴；其别者，上循臂，乘肩髃，上曲颊偏齿；其别者，入耳合于宗脉[17]。实则龋聋，虚则齿寒痹隔，取之所别也。

手少阳之别，名曰外关，去腕二寸，外绕臂，注胸中，合心主。病实则肘挛，虚则不收，取之所别也。

足太阳之别，名曰飞阳，去踝七寸，别走少阴。实则鼽窒[18]头背痛，虚则鼽衄，取之所别也。

足少阳之别，名曰光明，去踝五寸，别走厥阴，下络足跗。实则厥，虚则痿躄，坐不能起，取之所别也。

足阳明之别，名曰丰隆，去踝八寸，别走太阴；其别者，循胫骨外廉，上络头项，合诸经之气，下络喉嗌。其病气逆则喉痹瘁瘖[19]，实则狂巅

（癫），虚则足不收胫枯，取之所别也。

足太阴之别，名曰公孙，去本节之后一寸，别走阳明；其别者，入络肠胃。厥气上逆则霍乱[20]，实则肠中切痛，虚则鼓胀，取之所别也。

足少阴之别，名曰大钟，当踝后绕跟，别走太阳；其别者，并经上走于心包，下外贯腰脊。其病气逆则烦闷，实则闭癃，虚则腰痛，取之所别者也。

足厥阴之别，名曰蠡沟，去内踝五寸，别走少阳；其别者，径胫上睾，结于茎。其病气逆则睾肿卒疝，实则挺长[21]，虚则暴痒，取之所别也。任脉之别，名曰尾翳，下鸠尾，散于腹。实则腹皮痛，虚则痒搔，取之所别也。

督脉之别，名曰长强，挟膂上项，散头上，下当肩胛左右，别走太阳，入贯膂。实则脊强，虚则头重，高摇之[22]，挟脊之有过者，取之所别也。

脾之大络，名曰大包，出渊腋下三寸，布胸胁。实则身尽痛，虚则百节尽皆纵，此脉若罗络之血者，皆取之脾之大络脉也[23]。

凡此十五络者，实则必见，虚则必下[24]，视之不见，求之上下，人经不同。络脉异所别也。

注释

1. 止：停留，栖息。意思是在"经文"中学习、研究、体会。

2. 粗之所易，上之所难也：粗笨的人认为非常容易，深入钻研的人时时能找出问题，解决问题，以提高自己的学识。难，犹如《难经》之难。即问难、推究的意思。

3. 粗之所过，上之所息也：粗糙的人，看过算过；努力学习的人，认真地深入研究，于不疑处质疑，以提高自己的知识程度和学术水平。息，停留在此处，反复琢磨研究。

4. 卒言之：全部说清楚。

5. 正：即足太阳膀胱的正经，与《经脉第十》篇之"直行者"相同。别者为络，与《经脉第十》篇的"其支者""其别者"相同。以下"正""别"的解释均同此。

6. 膂(lǚ)：即脊柱。

7. 一合：六合之一。按十二经脉的表里关系合成六对组合。此一合指足太阳膀胱经与足少阴肾经的正经,与别络相会合之处。

8. 颐颔:下巴处。

9. 与别俱行:此指足少阳胆经与足厥阴肝经均有分布在胁肋的别络。故有"胁为肝野"之说。

10. 渊腋:经穴名,别名泉液,属足少阳胆经。位于侧胸部腋中线上。

11. 完骨:指颞骨乳突,属足少阳胆经。

12. 此处至篇末摘自《经脉第十》篇。笔者认为这样的调整使《经别第十一》篇更完整了。

13. 虚则欠,小便遗数:欠,即哈欠。虚则欠指浑身疲劳时哈欠连连。小便遗数由肾气亏虚和中气不足所致。

14. 通里:经穴名,属手少阴心经。位于前臂掌侧,当尺侧腕屈肌腱的桡侧缘,腕横纹上1寸。

15. 两筋之间:此处为内关穴,属手厥阴之络穴。由于正处于掌长肌腱与桡侧腕屈肌腱之间,故称两筋之间。可见古人所说的筋,即今人所称的肌腱。

16. 实则节弛肘废;虚则生肬:肬,即疣。实证则肩关节松弛无力,肘部不能活动;虚证则生疣。从小者如疥疮上去分析,疣既指一种病毒传染引起的扁平疣、寻常疣、软疣等,也指中医所称的"千日疮""枯筋箭""临你"匣头肉",一种生在体表的赘生物。

17. 宗脉:宗,总合或者汇合。泛指经脉汇集之处。

18. 鼽窒:鼽(qiú),鼻塞为鼽。窒,阻塞不通。即长时间的鼻塞不通。

19. 喉痹瘖痎:瘖是暗的异体字,也指哑。痎,有"突然"或"最终"两个含义。此指因喉痹引起的声音嘶哑或说话无声音,如声带水肿、声带闭锁不齐等。

20. 霍乱:这是古代中医所取的病候,俗称"触恶"。泛指突然出现剧烈上吐下泻、心腹绞痛的疾患。如急性胃肠炎等。

21. 实则挺长:挺,此指阴茎。《经筋第十三》篇有:"足厥阴之筋,起于大趾之上……结于阴器,络诸筋……阴器不用,伤于内则不起,伤于寒则阴缩入,伤于热则纵挺不收。"两者似有矛盾。但"实则挺长"之"实"与"热则纵挺不收"是指相火亢盛而肾阴不足的阳强证。某些降压药的不良反应也会使有此反应的人出现阴器不用。所以男性高压者必须看清药品说明书。

22. 高摇之：是眩晕的一种，指自己觉得头部沉重，行走时有眩晕感，脚步不稳。中医称其为上实下虚，与"无痰不作眩"有关。

23. 脾之大络……皆取之脾之大络脉也：脾的脉络称大包，位于侧胸部腋中线上，当第 6 肋间隙处。脾主肌肉，故实则一身尽痛；虚则百节尽皆纵（似重症肌无力）。

24. 实则必见，虚则必下：指十五处络脉，实则必定显露或怒张，虚则不现或下陷。

经水第十二

提示

　　本篇亦从天人相应的观点,取象比类地把人体内的十二条经脉比喻成大地上由水组成的十二条河海。两者均有源、支、别、码头(穴位),同样也出现瘀阻、狭溢、泛滥或不畅等情况。治水是为了保护大地上居民的平安和庄稼的丰收。以经络治病,泻其有余,补其不足,疏通瘀阻等,目的是让患者及早恢复健康。

　　十二经脉外合十二经水,虽有一定的相似之处,但不尽相同。水则自然而下,回归江海。经水由五脏与神气魂魄统摄,水谷之源的不断充养,故而可周行不止,生生不息。书中所取的经水名称均可从历代的地图上寻找到相应的河水。笔者认为当时的作者虽用了很大的苦心使用对应的河水、湖和海,但要问明取名的含义是什么却让注释者难以理解。正如张景岳对"足少阴外合于渭水"之说,有"义于允当"之评,与"下节诸水亦多不可解者"的疑惑。

　　为此笔者做一番功夫,从"取字类比"上作了诠释,效果确实比原来的注释更有味道,似乎颇符合原文的经旨与经义。笔者与历代注释者们不同的是从"拆字""析意"上着手,解读古人为什么要这样做的原因,尝到了"别有一番滋味在心头"的感觉,但也只属一家之言,仅供参考。

　　黄帝问于岐伯曰:经脉十二者,外合于十二经水,而内属于五脏六腑。夫十二经水者,其有大小、深浅、广狭、远近各不同,五脏六腑之高下、小大、受谷之多少亦不等,相应奈何?夫经水者,受水而行之;五脏者,合神气魂魄而藏之;六腑者,受谷而行之,受气而扬之;经脉者,受血而营之[1]。合而以治奈何?刺之深浅,灸之壮数[2],可得闻乎?

　　岐伯答曰:善哉问也!天至高,不可度,地至广,不可量,此之谓也。且夫人生于天地之间,六合之内,此天之高、地之广也,非人力之所能度量而至也。若夫八尺之士,皮肉在此,外可度量切循而得之,其死可解剖[3]而视之,其脏之坚脆,腑之大小,谷之多少,脉之长短,血之清浊,气之多少,十二经之多血少气,与其少血多气,与其皆多血气,与其皆少血气,皆有大数。其治以针艾,各调其经气,固其常有合乎?

黄帝曰:余闻之,快于耳,不解于心,愿卒闻之。

岐伯答曰:此人之所以参天地而应阴阳也,不可不察。足太阳外合清水[4],内属膀胱,而通水道焉。足少阳外合于渭水[5],内属于胆。足阳明外合海水[6],内属于胃。足太阴外合于湖水[7],内属于脾。足少阴外合于汝水[8],内属于肾。足厥阴外合于渑水[9],内属于肝。手太阳外合淮水[10],内属小肠,而水道出焉。手少阳外合于漯水[11],内属于三焦。手阳明外合于江水[12],内属于大肠。手太阴外合于河水[13],内属于肺。手少阴外合手济水[14],内属于心。手心主外合于漳水[15],内属于心包。凡此五脏六腑十二经水者,外有源泉而内有所禀[16],此皆内外相贯,如环无端,人经亦然。

故天为阳,地为明,腰以上为天,腰以下为地。故海以北者为阴,湖以北者为阴中之阴,漳以南者为阳,河以北至漳者为阳中之阴,漯以南至江者为阳中之太阳,此一隅之阴阳也,所以人与天地相参也。[17]

黄帝曰:夫经水之应经脉也,其远近浅深,水血之多少各不同,合而以刺之奈何?

岐伯答曰:足阳明,五脏六腑之海也,其脉大血多,气盛热壮,刺此者不深弗散,不留不泻也。足阳明刺深六分,留十呼[18]。足太阳深五分,留七呼。足少阳深四分,留五呼。足太阴深三分,留四呼。足少阴深二分,留三呼。足厥阴深一分,留二呼。手之阴阳,其受气之道近,其气之来疾,其刺深者皆无过二分,其留皆无过一呼。其少长大小肥瘦,以心撩之[19],命曰法天之常。灸之亦然。灸而过此者得恶火,则骨枯脉涩;刺而过此者,则脱气。

黄帝曰:夫经脉之小大,血之多少,肤之厚薄,肉之坚脆,及腘之大小,可为量度乎?

岐伯答曰:其可为度量者,取其中度也,不甚脱肉而血气不衰也。若夫度之人,痟瘦而形肉脱者,恶可以度量刺乎[20]。审切循扪按,视其寒温盛衰而调之,是谓因适而为之真也。

注释

1. 受气而扬之；经脉者，受血而营之：胎儿在母体之内，肺是没有呼吸功能的。当"落地"瞬间的一声哭叫，清气立即进入肺中，有了自主呼吸，便成了正常的人。于是这小舟便扬帆起航，开始走上了自己的人生旅途。这便是受气而扬之。也正由于氧气的进入，婴儿有了自主呼吸而产生了氧合血红蛋白，故经脉及五脏就受到了血的"营"之。

2. 灸：即艾灸，一次为一壮。所以次数多少，当以病情决定。

3. 解剖：汉代前已有解剖，阑门（回盲瓣）、贲门、幽门以及胃、肠的广狭大小都有记载。由于没有进一步地深入研究，故逐渐落后于西方。

4. 清水：关于清水位于什么地方，古代注释者按地图上去寻找，争议纷纷，莫衷一是。笔者认为中医有"膀胱者，洲都之官，津液藏焉，气化才能出焉"之说，所以尿出之"津液"当以清水而名之，一旦"清水"变成黄赤、短涩、次数增多、清长，或滴沥不净，就是有病的征兆，必须进行治疗。

5. 渭水：胆汁由肝排出，一部分储存于胆囊中。总胆管通过奥狄氏括约肌有度地把胆汁分泌在十二指肠内。古人或把十二指肠也当成了胃，如烧心、悬饥等，中医确实也把它归属于"胃病"。所以在胃字上加个水偏旁，便是了。过去的注释者们在泾水、渭水上纠缠不清。"泾渭分明"是成语，"泾清渭浊"是十百年来存在的现象，泾水因渭水流入而变浊，这也是客观存在的事实。那么，渭之浊怎么样能讲清楚"胆者中精之腑"呢？除非营养不良，肝脏合成的胆固醇质量低下，于是会有泥沙样结石阻于胆总管或进入胆囊，使"中精之腑"不精也不清。

6. 海水：海水源头众多、浩瀚壮大，所以用它来形容"水谷之海"的足阳明胃经，倒是名副其实。因为它确是人体中最大的一个水谷之"海"。

7. 湖水：湖，内陆积水大泊。《周礼·夏官·职方氏》载："其川三江，其浸五湖。"据此，湖可储存水量，有调节水功能的作用。就人体而言，脾乃仓廪之官，更有"散精"之职，故称其为"湖"亦通。以此说足太阴脾经是人体内最大的"湖泊"。

8. 汝水：女子月经、男子精液均与肾气有关。《素问·上古天真论》有"女子……二七而天癸至，任脉通，太冲脉盛，月事以时下，故有子……七七任脉虚,太冲脉衰少,天癸竭,地道不通。""丈夫……二八肾气盛,天癸至,精气溢泻……"之说。中医的"七损八益",若用汝水代之,更为贴切。《素问·阴阳大论》曰:"能知七损八益,则二者可调,不知用此,则早衰之节也。"可见"阴阳和"离不开女子。故肾用"女"加水指代。

9. 淄水:淄水出于青州之临淄,自东向西入于淮河。天下之水皆东流去,唯淄水自东而来。东方肝木,故用淄水代足厥阴肝经也是合乎情理的。

10. 淮水:即淮河,流入东海。小肠主液,分清泌浊,借小肠之道排出。淮水历代是水患最多的河道之一。泛滥则"水肿","干涩"则"液不足",既影响"分清泌浊""泌济别汁"的收入与支出,又影响身体健康。

11. 漯(tà)水:累,有堆积、重叠、连接的意思。三焦分上、中、下,堆积排列。故《难经·三十一难》有"三焦者,水谷之道路,气之所终始也。"漯字,拆之"水田系"也。而水稻的栽培离不开给排水工程。同样,无论体内的增水,如滋水涵木、养胃生津、滋阴降火、增水行舟等,还是分水利导、宣肺利水、健脾去湿、温肾退肿等,都要由三焦的功能去调节完成的。

12. 江水:滚滚长江东流去,泥沙俱下,夹带污物,用之于大肠相当贴切,因为大肠是人体内最大的排污管道。

13. 河水:指大大小小的河所织成的河网,通调着水道。肺除了主气、司呼吸之外,尚有"通调水道,下输膀胱。水精四布,五经并行。合于四时,五脏阴阳,揆度以为常也"的功能(见《素问·经脉别论》)。自然界的河网加之沼泽,如今称为地球之肺,当然应相配于人体之肺。

14. 济水:齐,整齐划一。心跳的频率决定着脉率,所以必须绝对一致,不可参差。同时心亦是君主之官,体内的一切活动均听从心的号令。

15. 漳水:按笔者上面的观点注释,手厥阴心包经很难用"章"字来解释清楚。从西汉马王堆出土的"十一经"上看,心包经似乎是后人添入的。其与手少阳三焦经互为表里后才完善十二条经脉的配对。所以笔者从心包经又称"心主"入手,认为它是按照心的旨意去"照章行事"。印章,代表着主人。这牵强附会的解说既使笔者的注释得以"完整",同时总比单以"漳水"一河来作注释更通顺。就印章而言,一经盖章,便能代主作证了,也形成印和章的"阴阳"两面,这岂不与阴阳两经不谋而合吗?

16. 外有源泉而内有所禀:外有源泉即《素问·六节脏象论篇》所载"天食人以五气,地食人以五味。"禀,领受,引申为各自向有关部门领取所需物资,各自干各自的工作。

17. 以上这段似后人所添,与上文笔者的注释虽无关,但不予删去,让读者自明。

18. 留十呼:呼,作一次呼吸的时间单位计算。指留针十次呼吸的时间。

19. 以心撩之:撩,有挑逗的意思,又通"撂(liào)",即丢。这两字用之均不妥。把"撩"改成"料",即成了估计、度量一下的意思。

20. 痟瘦而形肉脱者,恶可以度量刺乎:痟(xiāo),即消瘦。痟首疾是春天的头痛病。消瘦到这个样子了,怎么可以用一般的深度和次数去刺他呢?

经筋第十三

提示

明代马莳在《黄帝内经灵枢注证发微》曰："各经皆有筋,而筋又有病及各有治法,故作名篇"。经脉左右对称,行有规矩;经别次第相连,而经筋连肉附骨,也是左右对称的。所以在人体的活动中它们均起着举足轻重的作用。伤筋动骨,是病;只伤筋不动骨,也是病。扭伤任何部位,特别在大经筋的地方如腰、背、大腿、小腿以及手、足等的"别筋",有时与伤骨是相似的,所以有"伤筋动骨一百天"的俗语。腓肠肌痉挛、面神经瘫痪等也都是经筋之病。本篇对"面瘫"的病因、病机、症状及治疗方法作了详细介绍,这在当时是很有实用价值的。至于小儿麻痹症导致的后遗症不仅仅属于经筋之病。

足太阳之筋,起于足小趾上,结[1]于踝,邪[2]上结于膝,其下循足外踝,结于踵,上循跟,结于腘;其别者,结于腨外,上腘中内廉,与腘中并上结于臀,上挟脊上项;其支者,别入结于舌本;其直者,结于枕骨,上头下颜,结于鼻;其支者,为目上纲,下结于頄[3];其支者,从腋后外廉,结于肩髃;其支者,入腋下,上出缺盆,上结于完骨;其支者,出缺盆,邪上出于頄。其病小趾支[4],跟肿痛,腘挛,脊反折,项筋急,肩不举,腋支,缺盆中纽痛,不可左右摇。治在燔针劫刺,以知为数,以痛为腧[5],名曰仲春痹[6]也。

足少阳之筋,起于小趾次趾,上结外踝,上循胫外廉,结于膝外廉;其支者,别起外辅骨,上走髀,前者结于伏兔之上,后者结于尻;其直者,上乘䏚[7]季胁,上走腋前廉,系于膺乳,结于缺盆;直者,上出腋,贯缺盆,出太阳之前,循耳后,上额角,交巅上,下走颌,上结于頄;支者,结于目眦为外维[8]。其病小趾次趾支转筋,引膝外转筋,膝不可屈伸，腘筋急，前引髀，后引尻，即上乘䏚季胁痛，上引缺盆膺乳颈，维筋急，从左之右，右目不开[9]，上过右角，并跷脉而行，左络于右，故伤左角，右足不用，命曰维筋相交。治在燔针劫刺，以知为数，以痛为腧，名曰孟春痹也。

足阳明之筋，起于中三趾，结于跗上，邪外上加于辅骨，上结于膝外廉，直上结于髀枢，上循胁，属脊；其直者，上循骭，结于膝；其支者，结于外辅骨，合少阳；其直者，上循伏兔，上结于髀，聚于阴器，上腹而布，至缺盆而结，上颈，上挟口，合于頄，下结于鼻，上合于太阳，太阳为目上网，阳明为目下网；其支者，从颊结于耳前。其病足中趾支，胫转筋，脚跳坚[10]，伏兔转筋，髀前肿，㿉疝，腹筋急，引缺盆及颊，卒口僻[11]，急则目不合，热则筋纵，目不开。颊筋有寒，则急引颊移口[12]；有热则筋弛纵缓，不胜收，故僻。治之以马膏，膏其急[13]者，以白酒和桂，以涂其缓者，以桑钩钩之，即以生桑炭置之坎中，高下以坐等[14]，以膏熨急颊，且饮美酒，啖美炙肉，不饮酒者，自强也，为之三拊而已[15]。治在燔针劫刺，以知为数，以痛为腧，名曰季春痹也。

足太阴之筋，起于大指之端内侧，上结于内踝；其直者，结于膝内辅骨，上循阴股，结于髀，聚于阴器，上腹，结于脐，循腹里，结于肋，散于胸中；其内者，著于脊。其病足大趾支，内踝痛，转筋痛，膝内辅骨痛，阴股引髀而痛，阴器扭[16]痛，下引脐两胁痛，引膺中脊内痛。治在燔针劫刺，以知为数，以痛为腧，名曰孟秋痹也。

足少阴之筋，起于小趾之下，并足太阴之筋斜[17]走内踝之下，结于踵，与太阳之筋合而上结于内辅之下，并太阴之筋而上循阴股，结于阴器，循脊内挟膂，上至项，结于枕骨，与足太阳之筋合。其病足下转筋，及所过而结者皆痛及转筋。病在此者主痫瘛及痉[18]，在外者不能俯，在内者不能仰。故阳病者腰反折不能俯，阴病者不能仰。治在燔针劫刺，以知为数，以痛为腧，在内者熨引饮药。此筋折纽，纽发数甚者，死不治。名曰仲秋痹也。

足厥阴之筋，起于大趾之上，上结于内踝之前，上循胫，上结内辅之下，上循阴股，结于阴器，络诸筋。其病足大趾支，内踝之前痛，内辅痛，阴股痛转筋，阴器不用，伤于内则不起，伤于寒则阴缩入，伤于热则纵挺不收[19]。治在行水清阴气。其病转筋者，治在燔针劫刺，以知为数，以痛为腧，名曰季秋痹也。

手太阳之筋，起于小指之上，结于腕，上循臂内廉，结于肘内锐骨之后，弹之应小指之上，入结于腋下；其支者，后走腋后廉，上绕肩胛，循颈出走太阳之前，结于耳后完骨；其支者，入耳中；直者，出耳上，下结于颔，上属目外眦。其病小指支，肘内锐骨后廉痛，循臂阴入腋下，腋下痛，腋后廉痛，绕肩胛引颈而痛，应耳中鸣痛，引颔目瞑，良久乃得视。颈筋急则为筋瘘颈肿。寒热在颈者，治在燔针劫刺之，以知为数，以痛为腧，其为肿者，复而锐之。本支者，上曲牙，循耳前，属目外眦，上颔，结于角。其痛当所过者支转筋[20]。名曰仲夏痹也。

手少阳之筋，起于小指次指之端，结于腕，中循臂结于肘，上绕臑外廉，上肩走颈，合手太阳；其支者，当曲颊入系舌本；其支者，上曲牙，循耳前，属目外眦，上乘颔，结于角。其病当所过者即支转筋，舌卷。治在燔针劫刺，以知为数，以痛为腧，名曰季夏痹也。

手阳明之筋，起于大指次指之端，结于腕，上循臂，上结于肘外，上臑，结于髃；其支者，绕肩胛，挟脊；直者，从肩髃上颈；其支者，上颊，结于顺；直者，上出手太阳之前，上左角，络头，下右颔。其病当所过者支痛转筋，肩不举颈，不可左右视[21]。治在燔针劫刺，以知为数，以痛为腧，名曰孟夏痹也。

手太阴之筋，起于大指之上，循指上行，结于鱼后，行寸口外侧，上循臂，结肘中，上臑内廉，入腋下，出缺盆，结肩前髃，上结缺盆，下结胸里，散息贲，合贲下，抵季胁。其病当所过者支转筋痛，甚成息贲[22]，胁急吐血，治在燔针劫刺，以知为数，以痛为腧，名曰仲冬痹也。

手心主之筋，走于中指，与太阴之筋并行，结于肘内廉，上臂阴，结腋下，下散前后挟胁；其支者，入腋，散胸中，结于臂。其病当所过者支转筋，前及胸痛息贲。治在燔针劫刺，以知为数，以痛为腧，名曰孟冬痹也。

手少阴之筋，起于小指内侧，结于锐骨，上结肘内廉，上入腋，交太阴，挟乳里，结于胸中，循臂，下系于脐。其病内急，心承伏梁[23]，下为肘网[24]。其病当所过者支转筋，筋痛。治在燔针劫刺，以知为数，以痛为腧。其成伏梁唾血脓者，死不治。

经筋之病，寒则反折筋急，热则筋弛纵不收，阴痿[25]不用。阳急则反折，阴急则俯不伸。焠刺者，刺寒急也，热则筋纵不收，无用燔针。名曰季冬痹也。

足之阳明,手之太阳,筋急则口目为僻,眦急不能卒视,治皆如右方也[26]。

注释

1. 结：作扎缚或结交解释,即紧密连接之意。

2. 邪：通斜,作方位词"斜向"解说。以下"邪"之解释同此。

3. 颛：颧骨。或泛指面部。

4. 支：指小趾之力不能起支撑作用。下文中有关病的"支"者,同此。

5. 以痛为腧：意为把疼痛的地方作为腧穴来针刺。下文中有此四字者,亦作此解,即俗称的"阿是穴"。

6. 仲春痹：此指足太阳膀胱经之筋病。

7. 䏚：音 miǎo。在季胁下挟脊空软处,即第 11、12 软胁下与后腰背相连处,左右对称。

8. 外维：指外眼角的联系组织。

9. 维筋急……右目不开：从左到右的维筋出现紧急、挛缩,右眼只能闭而不能睁。

10. 其病足中趾支,胫转筋,脚跳坚：此指由于腓肠肌痉挛(转筋),导致中趾足底支撑而脚着地。

11. 卒口僻：突然出现面神经瘫痪导致口眼歪斜。

12. 急则目不合……则急引颊移口：再次强调面瘫所出现的症状。

13. 膏其急：指用马脂熬成的膏涂在拘急的一面。取其润滑、舒缓的作用。此"膏"作动词用。民间亦有用活杀的黄鳝血涂其瘫痪的一面。取其干燥后起的紧缩力,借以牵正。

14. 以生桑炭置之坎中,高下以坐等：坎,地坎。在高地上挖一地坎,与人坐着相平,坎内放入桑炭火,侧面取暖。根据《针灸甲乙经》把"灰"改成"炭"。

15. 不饮酒者,自强也,为之三拊而已：拊(fǔ),即抚。不饮酒的人,自己强迫自己在饮美酒的同时,顺着面部肌肉走向顺势抚摸。是否三抚而愈,试试无妨。

16. 扭：扭痛或绞痛。阴器,这里指的是睾丸。

17. 斜：原文为"邪"，校勘之。

18. 病在此者主痫瘛及痉：痫、瘛、痉均有抽搐等不自主动作，与中枢神经有关。在当时，确实是"死不治"。

19. 纵挺不收：中医指相火太旺，男性生殖器"阳强不倒"。

20. 支转筋：这似牙痛、三叉神经痛或鼻炎引起的剧烈头痛。此后尚有"治在燔针劫刺，以知为数，以痛为腧。"与前面重复，故删。

21. 其病当所过者支痛转筋，肩不举颈，不可左右视：此似落枕或肩凝症所出现的症状。

22. 息贲：指肺积。贲，气势盛大。呼吸一旦如此，胁痛、咯血或其他症状就会出现。

23. 心承伏梁："伏梁"之病，或指心积，或指"髀股胻皆肿，环脐而痛的"伏梁，亦指"少腹内之肿块"。如今上有"心承"两字，当指"心积"。

24. 肘网：肘部感到被罗网牵拉一样地拘急不舒。它与心承伏梁有何关系？无法说清，只能存疑。但网球肘也是因受寒引起的肘部疼痛。

25. 阴痿：即阳痿。有关于此，众说纷纭，有主张胃主宗筋的，有指肝主筋的，有说肾亏。现代医学说它是个海绵体，与其充血量有关系，与心情有关系，与肾关系并不太大。

26. 筋急则口目为僻……治皆如也：僻，即辟。由于面部一侧筋的拘急，造成了另一面的口眼歪邪，目眦紧急而猝然不能视。治法即用马膏涂、桑炭火熨、白酒和桂外涂、饮美酒、食炙肉、桑钩钩之等法。

骨度第十四

提示

　　本篇以人骨的长度定其经脉的长度，以及所取穴位的位置。这是针灸定穴、取穴必用的参照物。人虽有高矮，但骨骼、关节是基本相同的。均以患者本身的身材为依据。

　　黄帝问于伯高曰：脉度言经脉之长短，何以立之？

　　伯高曰：先度[1]其骨节之大小广狭长短，而脉度定矣。

　　黄帝曰：愿闻众人之度，人长七尺五寸者，其骨节之大小长短各几何？

　　伯高曰：头之大骨围二尺六寸，胸围四尺五寸，腰围四尺二寸。发所复者，颅至项尺二寸，发以下至颐长一尺，君子终折[2]。结喉以下至缺盆中长四寸，缺盆以下至𩩲骬[3]长九寸，过则肺大，不满则肺小。𩩲骬以下至天枢长八寸，过则胃大，不满则胃小。天枢以下至横骨长六寸半，过则回肠广长，不满则狭短。横骨[4]长六寸半，横骨上廉以下至内辅[5]之上廉长一尺八寸，内辅之上廉以下至下廉长三寸半，内辅下廉下至内踝长一尺三寸，内踝以下至地长三寸，膝腘[6]以下至跗属长一尺六寸，跗属以下至地长三寸，故骨围大则太过，小则不及。

　　角[7]以下至柱骨长一尺，行腋中不见者长四寸，腋以下至季胁长一尺二寸，季胁以下到髀枢[8]长六寸，髀枢以下至膝中长一尺九寸，膝以下至外踝长一尺六寸，外踝以下至京骨长三寸，京骨以下至地长一寸。耳后当完骨者广九寸，耳前当耳门者广一尺三寸，两颧之间相去七寸，两乳之间广九寸半，两髀之间广六寸半，足长一尺二寸，广四寸半。肩至肘长一尺七寸。肘至腕长一尺二寸半，腕至中指本节长四寸，本节至其末上长四寸半。项发以下至背骨长二寸半，膂骨以下至尾骶二十一节长三尺，上节长一寸四分，分之一奇分在下，故上七节至于膂骨九寸八分分之七,此众人骨之度也,所以立经脉之长短也。[9]

注 释

1. 先度:首先计量长度。度,或推算、估计等。

2. 终折:《针灸甲乙经》认为是"三折",即面部长短的三等分。

3. 髑骭:中医古称谓即人体胸骨柄下端的剑突(见《九针十二原第一》篇鸠尾之注释)。

4. 横骨:此指耻骨联合。又名下横骨、盖骨。

5. 内辅:颏骨内侧。

6. 膝腘:膝关节后方的陷窝。

7. 角:即头角。侧身量体,即从耳上头角开始。

8. 髀枢:指髋关节部位,体表约当股骨大转子部位。

9. 最后有"是故视其经脉之在于身也,其见浮而坚,其见明而大者,多血;细而沉者,多气也。"丹波元简认为此部分与《骨度》不相关。疑是错简,原文删去,在注释中保留。

五十营第十五

提示

营者,运行而兼有营养,故"营"作动词用。本篇以天行一周二十八个星宿,每宿三十八分。人气行于周身一千零八分来换算,一日一夜可在体内二十八脉中循环运行五十次,故名五十营。《根结第五》篇中错植了有关"五十营"的内容,故移于本篇中(文中画线部分)。

黄帝曰:余愿闻五十营奈何?

岐伯答曰:天周二十八宿,宿三十六分,人气行一周,千八分。日行二十八宿[1],人经脉上下、左右、前后二十八脉,周身十六丈二尺,以应二十八宿,漏[2]水下百刻,以分昼夜。故人一呼,脉再动,气行三寸,一吸,脉亦再动,气行三寸,呼吸定息,气行六寸。十息气行六尺,日行二分。二百七十息,气行十六丈二尺,气行交通于中,一周于身,下水二刻,日行二十五分。五百四十息,气行再周于身,下水四刻,日行四十分。二千七百息,气行十周于身,下水二十刻,日行五宿二十分。一万三千五百息,气行五十营于身,水下百刻,日行二十八宿,漏水皆尽,脉终矣[3]。所谓交通者,并行一数也,故五十营备[4],得尽天地之寿[5],凡行八百一十丈也。

'一日一夜五十营,以营五脏之精,不应数者,名曰狂生'。所谓五十营者,五脏皆受气。持其脉口,数其至也,五十动而不一代者[8],五脏皆受气;四十动一代者,一脏无气;三十动一代者,二脏无气;二十动一代者,三脏无气;十动一代者,四脏无气;不满十动一代者,五脏无气[9],予之短期,要在终始[10]。所谓五十动而不一代者,以为常也,以知五脏之期。予之短期者,乍数乍疏[11]也。

注释

1. 二十八宿(xiù)：星的位次。俗称"二十八舍""二十八星"。分布于黄道带附近一周天的二十八个星官。中国古代通过观察日、月、五星在星空中的运行及其他天象而作出的相对标志。分为四组，每组七星，与四方和四种动物形象(称四象)相配。二十八宿以北斗星斗柄所指的角宿起点，由西向东排列，它们的名称与四象的关系是：东方苍龙，角、亢、氐(dī)房、心、尾、箕；北方玄武，斗、牛、女、虚、危、室、壁；西方白虎，奎、娄、胃、昂、毕、觜(zī)、参(cān)；南方朱鸟，井、鬼、柳、星、张、翼、轸(zhěn)。

2. 漏：古代滴水计时的器具，包括沙漏，称为刻漏。我国古代似乎只在皇宫中使用。

3. 脉终矣：是指一个周行结束了。

4. 备：完备或完整。

5. 寿：年岁长久。亦指长寿。

6. 本段错植于《根结第五》篇中，移回原处。

7. 狂生：轻狂或狂妄。这里指的是五十营不正常的人。

8. 五十动而不一代者：脉跳五十次而没有一次停顿的人。

9. 一代一脏无气……五脏无气：这仅是古代人的认为。代是早搏，一般是生理性代偿。

10. 予之短期，要在终始：持脉的时间不能太短，要三部九候，有始有终。

11. 乍数乍疎：指快慢不一，似如今的"房颤"所出现的病理脉象。

营气第十六

提示

　　本篇所论述人体营气的来源及运行于周身之路径。从此篇仅黄帝问,而无下臣回答上看,篇中似有缺失。本篇从一个侧面强调了"天食人以清气,地食人于五味",细细品味,蕴涵着体内营气与天气的有氧交换,尤其是"究于畜门"含意深奥,对此作了详细的注释。虽对治疗疾病无多大关系,但从生理学的理论层面上,在当时那个时代是相当具有先进性。

　　黄帝曰:营气之道,内[1]谷为宝。谷入于胃,乃传之肺[2],流溢于中,布散于外,精专者行于经隧,常营无已,终而复始,是谓天地之纪。

　　故气从太阴出[3],注手阳明,上行注足阳明,下行至跗上,注大趾间,与太阴合,上行抵髀。从脾注心中,循手少阴出腋下臂,注小指,合手太阳,上行乘腋出䪼内,注目内眦,上巅下项,合足太阳,循脊下尻,下行注小趾之端,循足心注足少阴,上行注肾,从肾注心,外散于胸中。

　　循心主脉[4]出腋下臂,出两筋之间,入掌中,出中指之端,还注小指次指之端,合手少阳,上行注膻中,散于三焦,从三焦注胆,出胁注足少阳,下行至跗上,复从跗注大趾间,合足厥阴,上行至肝,从肝上注肺,上循喉咙,入颃颡之窍,究于畜门[5]。其支别者,上额循巅下项中,循脊入骶,是督脉也,络阴器,上过毛中,入脐中,上循腹里,入缺盆,下注肺中,复出太阴。此营气之所行也,逆顺之常也。

注释

　　1. 内:作"纳"解。

　　2. 谷入于胃,乃传之肺:原文出自《素问·经脉别论》"食气入胃,浊气归心,淫精于脉,脉气流经,经气归肺""饮入于胃,游溢精气,脾气散精，上归于肺"。

3. 气从太阴出：手太阴肺将吸入的清气按经络相连运行，注于心。颇似如今的有氧交换的先前一步。

4. 心主脉：即手厥阴心包经。

5. 究于畜门：究，终极。畜，作积聚。《礼记·月令》言"仲秋之月"务畜菜。畜似乎是地窖，正与畜（xù）作容留相符。人的肺泡也形似"地窖"。肺泡是支气管树末盲端的膜性囊结构，被肺循环系统的毛细血管所包绕，是肺内气体交换的部位。"两肺的肺泡总数有 3 亿，总面积达 70 平方米"，以此推测"畜"内留着呼入的清气（阳气），"畜"外也积聚着需要与氧气交换的含有二氧化碳的血液（阴气），而这"门"就是"肺泡—毛细血管膜进行气体交换必须通过的屏障"（摘自姚泰主编的《生理学》2005 年 8 月第 1 版第 240 页）。形象地说，这"门"是一幅太极阴阳图上两条黑白鱼的两只阴阳眼。"黑眼"依靠氧分压将氧气输入血液，经肺静脉回入左心房，再由主动脉输入全身的每个角落。"白眼"是供血中二氧化碳进入肺泡而呼出体外。故一呼一吸时，阴阳图上两条鱼的颜色也随之变换。这样的认识，在当时属世界领先了。当然人肺活量的大小、有氧交换的多少与肺气的充沛有着密切的因果关系。肺气肿、肺通透量与肺气、宗气亦紧密相关，更与生命有关。

脉度第十七

提示

　　本篇论述手足六阳、六阴十二条经脉、跷脉、督脉的大致长度，以及络脉、孙脉的区别。盛者殊血而泻，虚者因皮薄肉少不宜用针施补，故以饮药代之，这是治疗原则。奇经八脉中本篇只提跷脉、督脉、任脉，且跷脉又有男女之别。大概脱文所至，抑或当时对奇经八脉的认识亦仅止于此。李时珍在《本草纲目》篇末有"奇经八脉考"，以《灵枢》为源，阐述了此八脉之各自起始，及其所发之病候，可谓发《灵枢》之未发，补《灵枢》之缺漏。

　　篇中夹有"五脏常内阅于七窍"的经文，已移于《五阅五使三十七》篇。

　　黄帝曰：愿闻脉度。

　　岐伯答曰：手之六阳，从手至头，长五尺，五六三丈。手之六阴，从手至胸中，三尺五寸，三六一丈八尺，五六三尺，合二丈一尺。足之六阳，从足上至头，八尺，六八四丈八尺。足之六阴，从足至胸中，六尺五寸，六六三丈六尺，五六三尺，合三丈九尺。跷脉[1]从足至目，七尺五寸，二七一丈四尺，二五一尺，合一丈五尺。督脉任脉各四尺五寸，二四八尺，二五一尺，合九尺。凡都合一十六丈二尺，此气之大经隧也。经脉为里，支而横者为络，络之别者为孙，盛而血者疾诛之，盛者泻之，虚者饮药以补之。[2]

　　黄帝曰：跷脉安起安止？何气荣也[3]？

　　岐伯答曰：跷脉者，少阴之别，起于然骨之后，上内踝之上，直上循阴股入阴，上循胸里入缺盆，上出人迎之前，入頄属目内眦，合于太阳、阳跷而上行，气并相还则为濡目[4]，气不荣则目合[5]。

　　黄帝曰：气独行五脏，不荣六腑，何也？

岐伯答曰：气之不得无行也，如水之流，如日月之行不休，故阴脉荣其脏，阳脉荣其腑，如环之无端，莫知其纪，终而复始。其流溢之气，内溉脏腑，外濡腠理。

黄帝曰：跷脉有阴阳，何脉当其数？

岐伯答曰：男子数其阳，女子数其阴，当数者为经，其不当数者为络也[6]。

注释

1. 跷脉：奇经八脉之一。有阳跷、阴跷之分。《难经·二十八难》曰："阳跷脉者，起于跟中，循外踝上行，入风池。"

2. 以下有"五脏常内阅于上七窍……不得尽期而死也。"上半部分归入《五阅五使第三十七》篇，下半部有关"关格"的内容移入到《口问第二十八》篇最后。

3. 何气荣也：原文为"何气荣水？"，《针灸甲乙经》谓"何气荣也？"丹波元简认为按照《针灸甲乙经》改为"也"便于解释。故本文亦照此而改。

4. 合于太阳、阳跷而上行，气并相还则为濡目：在目内眦与足太阳膀胱经、阳跷脉相合后上行，气相并返入而濡润双目。

5. 气不荣则目合：原文是"气不荣则目不合"，此说似当商议。例如倦怠的目闭、重症肌无力的上眼皮下垂，均为气虚不荣所致，还有人死气绝则瞑目。故将"目不合"改为"目合"。

6. 男子数其阳……其不当数者为络也：男子属阳，故阳跷脉为经；阴跷为络。女子属阴，故阴跷脉为经，阳跷脉为络。以此类推，阴维脉、阳维脉亦当如此。

营卫生会第十八

南宋本『灵枢经』校勘注释

提示

　　本篇论述营气、卫气的生成与会合,故名"营卫生会"篇。营卫同源而异出。营行脉中,循循不息。卫行脉外,日出而升,日中而隆,日入而归,并且其运行可以逆顺。营卫于夜半大会。篇中"上注于肺脉,乃化而为血,以奉生身,莫贵于此,故独得行于经隧,命曰营气。"这是说明血与清气交换后才能成为真正的营气,这认识在当时非常先进,非常科学。篇中还着重介绍了三焦的部位与功能。

　　黄帝问于岐伯曰:人焉受气?阴阳焉会[1]?何气为营?何气为卫?营安从生?卫于焉会?老壮不同气,阴阳异位,愿闻其会。

　　岐伯答曰:人受气于谷,谷入于胃,以传与肺[2],五脏六腑,皆以受气,其清者为营,浊者为卫,营在脉中,卫在脉外,营周不休,五十而复大会[3]。阴阳相贯,如环无端。卫气行于阴二十五度,行于阳二十五度,分为昼夜,故气至阳而起,至阴而止。故曰:日中而阳陇为重阳[4],夜半而阴陇为重阴。故太阴主内,太阳主外,各行二十五度,分为昼夜。夜半为阴陇,夜半后而为阴衰,平旦阴尽而阳受气矣。日中为阳陇,日西而阳衰,日入阳尽而阴受气矣。夜半而大会,万民皆卧,命曰合阴,平旦阴尽而阳受气,如是无已,与天地同纪[5]。

　　黄帝曰:老人之不夜瞑者,何气使然?少壮之人不昼瞑者,何气使然?

　　岐伯答曰:壮者之气血盛,其肌肉滑,气道通,营卫之行,不失其常,故昼精而夜瞑[6]。老者之气血衰,其肌肉枯,气道涩,五脏之气相抟,其营气衰少而卫气内伐,故昼不精,夜不瞑[7]。

　　黄帝曰:愿闻营卫之所行,皆何道从来?

　　岐伯答曰:营出于中焦,卫出于下焦。

黄帝曰：愿闻三焦之所出。

岐伯答曰：上焦出于胃上口，并咽以上贯膈而布胸中，走腋，循太阴之分而行，还至阳明，上至舌，下足阳明，常与营俱行于阳二十五度，行于阴亦二十五度一周也，故五十度而复大会于手太阴矣。

黄帝曰：人有热，饮食下胃[8]，其气未定，汗则出，或出于面，或出于背，或出于身半，其不循卫气之道而出何也？

岐伯曰：此外伤于风，内开腠理，毛蒸理泄，卫气走之，固不得循其道，此气慓悍滑疾，见开而出，故不得从其道，故命曰漏泄[9]。

黄帝曰：愿闻中焦之所出。

岐伯答曰：中焦亦并胃中，出上焦之后，此所受气者，泌糟粕，蒸津液，化其精微，上注于肺脉，乃化而为血，以奉生身，莫贵于此，故独得行于经隧，命曰营气[10]。

黄帝曰：夫血之与气，异名同类，何谓也？

岐伯答曰：营卫者精气也，血者神气也，故血之与气，异名同类焉。故夺血者无汗，夺汗者无血[11]，故人生有两死而无两生[12]。

黄帝曰：愿闻下焦之所出。

岐伯答曰：下焦者，别回肠，注于膀胱而渗入焉。故水谷者，常并居于胃中，成糟粕，而俱下于大肠，而成下焦，渗而俱下，济泌别汁[13]，循下焦而渗入膀胱焉。

黄帝曰：人饮酒，酒亦入胃，谷未熟而小便独先下何也？

岐伯答曰：酒者熟谷之液也，其气悍以清，故后谷而入，先谷而液出焉。

黄帝曰：善。余闻上焦如雾，中焦如沤，下焦如渎，此之谓也[14]。

注释

1. 人焉受气？阴阳焉会：焉，哪里，疑问代词。人在哪里接受气？阴阳又在哪里相会合？

2. 以传与肺：即"饮食于胃，游溢精气，上输于脾。脾气散精，上归于肺"的缩写。

3. 五十而复大会：即卫气一整天行五十度后再与营气相会合。

4. 日中而阳陇为重阳：陇，即隆。中午阳气最旺盛的时候为重阳。

5. 与天地同纪：与自然界的规律是相同的。

6. 昼精而夜瞑：白天精神饱满，夜里闭目睡觉。

7. 老者之气血衰……夜不瞑：由于五脏之气相搏，营气衰少、卫气内伐。加上老者气血衰少，所以白天精神不足，晚上睡眠质量差。

8. 热饮食下胃：指吃下去的热饮与温热的食物。

9. 漏泄：古病名。指吃热食后随即出汗，大都出于头面部，俗称"蒸笼头"。有些与情绪紧张有关。笔者在临床上发现鼻孔大的人，一旦热食放得离鼻子近时，容易导致"漏泄"；有额窦炎的患者在炎症发作时也有这种现象。

10. 上注于肺脉……命曰营气：中医认为"中焦受气取汁，变化而赤，是谓血。"这里是"上注于肺脉，乃化而为血"，这血是排出了二氧化碳吸进新鲜氧气的氧合血红蛋白的血，所以莫贵于此。故称它为有营养的气。当时就有这样先进的认识，可惜后来"止步不前"。

11. 夺血者无汗，夺汗者无血：夺，耗损。阴血已耗伤，就不能再用发汗法让其出汗；已发汗，不能再耗伤其血。因为"汗血同源"，这样会让患者既伤血，又夺津，使元气大伤。

12. 故人生有两死而无两生：第一个"生"，是指活着。如果在古代，患者大出血时医生再强行发汗，那必然会致水和电解质紊乱，故患者就会危及生命。同样，患者大汗淋漓硬是给其放血治疗，那患者还有危险吗！所以血与津是人体中宝贵的物质，随时则保护好。

13. 济泌别汁：济泌，是古代酿酒的称谓，故与"分清别浊"意思相同。西医学认为，消化后的食物营养必须经过水解后才能吸收。水解即在小肠内完成，通过小肠上皮细胞的顶端膜进入细胞，再由细胞基底侧膜转移出细胞，到达细胞间液，然后进入血液和淋巴。另一条是经细胞旁将小肠腔内的营养物质通过和上皮细胞的紧密连接，进入细胞间隙，然后再转运到血液和淋巴系统中，由其他组织合成各种人体必需的物质供应到全身。由此可见中医"脾"的功能其实是由"小肠"来完成的。小便是整个三焦密切配合的产物，小肠仅起了部分作用。小肠与大肠间只出不进的"阑门"（回盲瓣），属七冲门之一，见于《难经》。当时如果没有解剖，是不可能有此发现的。

14. 上焦如雾……此之谓也：上焦心肺，"上注于肺脉，乃化而为血"，这是人体内氧合血红蛋白的来源，故若雾露之溉，覆盖全身；中焦如沤（水解）肥，蒸津液，化精气，泌糟粕；下焦如渎，排屎、排尿，治理环境。说的就是这些（此之谓也）。尚须补充一点的是，清代吴鞠通在其所著的《温病条辨·杂说》上有："治上焦如羽，非轻不举；治中焦如衡，非平不安；治下焦如权，非重不沉"之说，用于临床上治疗温病及外感病有指导价值。

四时气第十九

　　黄帝问于岐伯曰:夫四时之气,各不同形;百病之起,皆有所生,灸刺之道,何者为宝[1]?

　　岐伯答曰:四时之气,各有所在。灸别之道[2],得气穴为定。故春取经血脉分肉之间,甚者深刺之,间者浅刺之。夏取盛经孙络,取分间绝皮肤。秋取经腧,邪在腑,取之合。冬取井荥,必深以留之。

　　[3]帝曰:春取络脉分肉[4]何也?

　　岐伯曰:春者木始治,肝气始生,肝气急,其风疾,经脉常深,其气少,不能深入,故取络脉分肉间。

　　帝曰:夏取盛经分腠[5]何也?

　　岐伯曰:夏者火始治,心气始长,脉瘦气弱,阳气留溢,热熏分腠,内至于经。故取盛经分腠。绝肤[6]而病去者,邪居浅也。所谓盛经者,阳脉也。

　　帝曰:秋取经俞[7]何也?

　　岐伯曰:秋者金始治,肺将收杀,金将胜火,阳气在合[8],阴气初胜,湿气及体[9],阴气未盛,未能深入,故取俞以写阴邪。取合以虚阳邪。阳气始衰,故取于合。

　　帝曰:冬取井荥何也?

　　岐伯曰:冬者水始治,肾方闭,阳气衰少,阴气坚盛,巨阳伏沉,阳脉乃去[10],故取井以下阴逆,取荥以实阳气[11]。故曰冬取井荥,春不鼽衄，此之谓也。

是故春气在经脉[12]，夏气在孙络，长夏气在肌肉，秋气在皮肤，冬气在骨髓中。

帝曰：余愿闻其故。

岐伯曰：春者天气始开，地气始泄[13]，冻解冰释，水行经通，故人气在脉。夏者经满气溢，入孙络受血，皮肤充实。长夏者经络皆盛，内溢肌中。秋者天气始收，腠理闭塞，皮肤引急。冬者盖藏，血气在中，内著骨髓，通于五脏。是故邪气者常随四时之气血而入客也，至其变化，不可为度[14]，然必从其经气辟除其邪。除其邪则乱气不生。

帝曰：逆四时而生乱气奈何？

岐伯曰：春刺络脉，血气外溢，令人少气。春刺肌肉，血气环逆，令人上气。春刺筋骨，血气内著，令人腹胀。夏刺经脉，血气乃竭，令人解㑊[15]。夏刺肌肉，血气内却，令人善恐。夏刺筋骨，血气上逆，令人善怒。秋刺经脉，血气上逆，令人善忘。秋刺络脉，气不外行，令人卧不欲动。秋刺筋骨，血气内散，令人寒慄。冬刺经脉，血气皆脱，令人目不明。冬刺络脉，内气外泄，留为大痹。冬刺肌肉，阳气竭绝，令人善忘。凡此四时刺者，大逆之病，不可不从也[16]，反之则生气乱相淫病焉。故刺不知四时之经，病之所生，以从为逆，正气内乱与精薄。必审九候，正气不乱，精气不转[17]。

温疟汗不出，为五十九痏。风痓肤胀，为五十七痏，取皮肤之血者，尽取之。飧泄，补三阴之上，补阴陵泉，皆久留之，热行乃止。转筋于阳治其阳，转筋于阴治其阴，皆卒刺之。徒[18]痏，先取环谷下三寸，以铍针针之，已刺而筩[19]之，而内之，入而复之，以尽其痏。必坚，束缓则烦悗，束急则安静[20]。间日一刺之，痏尽乃止。饮闭药[21]，方刺之时徒饮之，方饮无食，方食无饮[22]，无食他食，百三十五日。著痹不去，久寒不已，卒取其三里骨为干[23]。肠中不便[24]，取三里，盛泻之，虚补之。疠风[25]者，素刺其肿上[26]，已刺，以锐针针其处，按出其恶气，肿尽乃止。常食方食，无食他食[27]。

腹中雷鸣[28]，气上冲胸，喘不能久立，邪在大肠，刺肓之原、巨虚上廉、三里。小腹控睾、引腰脊，上冲心，邪在小肠者，连睾系，属于脊，贯肝肺，络心系。气盛则厥逆，上冲肠胃，熏肝，散于肓[29]，结于脐。故取之肓原以散之，刺太阴以予之，取厥阴以下之，取巨虚下廉以去之，按其所过之经以调之[30]。善呕,呕有苦,长太息,心中憺憺,恐人将捕之,邪在胆,逆在胃,胆液泄则口苦,胃气逆则呕苦,故曰呕胆。取三里以下胃气逆,则刺少阳血络以闭胆逆,却调其虚实以去其邪[31]。饮食不下,膈塞不通,邪在胃脘,在上脘则刺抑而下之,在下脘则散而去之[32]。小腹痛肿,不得小便,邪在三焦约[33],取之太阳大络,视其络脉与厥阴小络结而血者[34],肿上及胃脘,取三里[35]。睹其色,察其以,知其散复者,视其目色,以知病之存亡也。一其形,听其动静者,持气口人迎以视其脉,坚且盛且滑者病日进,脉软者病将下[36]。诸经实者[37]病三日已。气口候阴,人迎候阳也。[38]

 注 释

1. 宝:原文为"定"。《针灸甲乙经》为"宝",故改为"宝",指宝贵的、重要的东西。

2. 灸别之道:指艾灸、针刺以及其他的方法。这要根据病情和所取的穴位而定。

3. 以下至"春不鼽衄,此之谓也。"摘自《素问·水热穴论篇第六十一》。由于正是解释此篇第一段,便摘录于此。

4. 分肉:肌肉。古人称肌肉外层(皮下脂肪)为白肉,内层(肌肉组织)为赤肉。分肉即在赤、白肉之间。

5. 分腠:分肉与腠理等组织,即下文的"阳气留溢,热熏分腠,内至于经"。

6. 绝肤:针刺到皮肤底部后即刻出针。

7. 经俞:指五输穴中的经穴和输穴。

8. 金将胜火,阳气在合:长夏在立秋与处暑这段时间,天气转凉,湿能胜火。秋属金,行肃杀之令。此时,秋雨(湿)必定能胜夏令之火。秋湿的时间也正是脾旺的时候。合是指阳气在慢慢地关闭。

9. 湿气及体:长夏为湿令,五行属土。及体,触及身体。

10. 阳脉乃去:冬令水冰地裂,肾气闭藏,巨阳沉伏,所以阳脉也深藏了。

11. 取井以下阴逆,取荥以实阳气:由于阴寒之气强盛于外,太阳之气伏沉,所以取井穴以泻阴逆之气,取荥穴以壮实沉伏之阳气。上下

南宋本「灵枢经」校勘注释

是对仗句，"下""实"均是使动用法。

12. 此句以下至"精气不转"摘自《素问·四时刺逆从论篇第六十四》。

13. 泄：作散发时两字常叠用"泄泄"。《诗经·魏风·十亩之间曰》："十亩之外分，桑者泄泄兮。"春回大地，一派生机。

14. 不可为度：无法预测或估计。

15. 解㑊(yì)：病证名。指肢体困倦、筋骨懈怠、肌肉无力等症状。

16. 大逆之病，不可不从也：逆四时之病，必须根据四时刺的原则去治疗，使其恢复正常。反之就会出错。

17. 正气不乱，精气不转："不(pī)"与"丕"相通，大。历来把"转"作为转动解释，此处解释为把分散的东西捏住成团。此句指正气不乱，精气就不会丢失，这样就可聚成一个大团。

18. 徒：在此作"只"。指只是水肿。

19. 筩(tǒng)：筒的异体字。《九针论第七十八》篇曰："二曰员针，取法于絮针，筩其身而卵其锋，长一寸六分，主治分间气。"筩者，中空也，因锋圆而用铍针开刀。

20. 必坚……安静：《针灸甲乙经》谓"徒水，先取环谷下三寸，以排针刺之而藏之，引而内之，入而复出，以尽其水，必坚束之。束缓则烦闷，束急则安静。"依此看来，针刺出水后，必定需用布条捆绑束紧原来水肿之处，以防复肿。故文中的"来"已改为"束"。

21. 饮闭药：服通闭之药，即泻下或逐水之药。

22. 方饮无食，方食无饮：刚服泻下药不能马上进食，刚进食不可服泻下药。

23. 三里骨为干："三里"或为衍文。骨为干，即从痹着处的骨上去治疗。干，求取也。杨琼注"干，求也。"

24. 肠中不便：即是腹胀、腹痛、肠鸣、腹泻，或无矢气排出，或便秘。

25. 疠风：即麻风。因传染性，患者必须隔离。

26. 素刺其肿上：素，《针灸甲乙经》为"索"，即求之。笔者认为针灸治疗麻风病没效果。

27. 常食方食，无食他食：平常所吃的食物可以吃，除此以外的食物不可以吃。

28. 腹中雷鸣：原文为"腹中常鸣"，今按《针灸甲乙经》改为"雷"。形容"响"的程度。

29. 肓：据《九针十二原第一》篇所载"膏之原，出于鸠尾，鸠尾一。肓之原，出于脖胦，脖胦一。"脖胦即任脉之下，属气海也。

30. 刺太阴……以去之：予之，即补足太阴脾经。下之，即泻足厥阴肝经。以去之，针刺下巨虚以祛其邪。

31. 善呕……去其邪：善呕，呕有苦，肝木克土，故称"邪在胆，逆在胃"，取三里以补胃土；刺手少阳胆经之血络。闭，止。故用"平息"代"止"。却，在此作"再"。即再调节虚实以祛邪。木克土，病在胃而不在胆，苦的是胃液，不是胆汁。方药"左金丸"专治此证。

32. 在上脘……而去之：抑，压制下去。散，使其松散。

33. 邪在三焦约：丹波元简认为三焦指膀胱。上文列六腑之病，而没有提及膀胱，知此三焦即指的是膀胱。约，因受约束而无法排尿，与脾约之"约"意思相同。

34. 取之太阳……血者：此为治法。即当取足太阳膀胱经大络、络脉，以及足厥阴肝经络脉上有结节者，刺其出血。

35. 肿上及胃脘，取三里：肿势上及胃脘而取三里穴。只在护土而防水漫，笔者认为仅是权宜之法，无一定的效果。

36. 脉软者病将下：病退而正气渐复。脉软是病去征兆。软，平顺。

37. 诸经实者：正气充沛的征象。

38. 气口候阴，人迎候阳：气口即寸、关、尺，属手太阴肺经。人迎，即颈动脉，中医把其归于足阳明胃经。

南宋本『灵枢经』校勘注释

五邪第二十

提示

　　本篇所述是五脏因受邪所出现的症状及其治法。中医素有"五脏不受邪"的说法,这大概是脏之外候有病而责之于脏。从本篇中的五邪来看,确实是该脏的经脉受外邪侵入而病,或与其相合的某个腑的病证等。总之,求因治病是准则。

　　邪[1]在肺,则病皮肤痛,寒热,上气喘,汗出,咳动肩背。取之膺中[2]外腧,背三节五脏(一本作五顀又五节)之傍[3],以手疾按之快然,乃刺之。取之缺盆中以越之[4]。

　　邪在肝,则两胁中痛,寒中,恶血在内,行善掣[5],节时脚肿[6],取之行间以引胁下,补三里以温胃中,取血脉以散恶血,取耳间青脉,以去其掣。

　　邪在脾胃,则病肌肉痛。阳气有余,阴气不足,则热中善饥[7];阳气不足,阴气有余,则寒中肠鸣腹痛。阴阳俱有余,若俱不足,则有寒有热。皆调于三里[8]。

　　邪在肾,则病骨痛阴痹。阴痹者,按之而不得,腹胀腰痛,大便难[9],肩背颈项痛,时眩[10]。取之涌泉、昆仑,视有血者尽取之。

　　邪在心,则病心痛喜悲,时眩仆,视有余不足而调之其输[11]也。

注 释

　　1. 邪:此指入侵的风、寒、湿等外邪。

　　2. 膺中:体表部位名。胸前两旁高处,即上部肋骨与胸骨柄相连接处。

　　3. 背三节五脏(一本作五顀又五节)之傍:《针灸甲乙经》谓"背三顀之傍"。此指肺俞。顀(chuí)即椎。

4. 取之缺盆以越之：缺盆穴在锁骨上窝。越，使动用法，即使病邪外出消散。

5. 行善瘛：行走时经常受到限制，一只腿脚或拖沓或迟缓。

6. 节时脚肿：足厥阴肝经自足大趾上行内踝。节指内踝。此句指内踝经常肿胀，或与节令有关。每逢二十四节气时发病，大多是旧伤宿疾，其中以春分、秋分、夏至、冬至尤甚。

7. 热中善饥：热中似乎是烧心感，善饥是经常感到饥饿，是十二指肠球部溃疡的典型症状。饮一溲二的消渴病亦属热中善饥。

8. 阳气不足……皆调于三里：上述症状即如今的肠易激惹综合征（IBS），针刺足三里、上巨虚、下巨虚，或穴位注射都有较好的临床效果。

9. 大便难：老年性便秘大多属于液枯肠燥。从"肾为胃关"去认识，肾燥为多见，故临床上常用玄参、苁蓉、火麻仁、瓜蒌仁等。因服某种降压药后引起的便秘，需换降压药。

10. 时眩：上实下虚会眩晕。这与上额窦炎引起的局部水肿，目胞肿有关。头部鼻眼处有浮肿时，亦会发生眩晕；上气不足能出现气虚眩晕。而这些眩晕均可导致跌倒。若起床时太快，或头部运动稍剧烈而引起的突然眩晕、恶心、呕吐，甚至倒地，与前庭功能紊乱有关，与颈椎病有关。因眩而倒地，称为眩仆。

11. 视有余不足而调之其输：心俞在背部第5胸椎棘突下旁开1.5寸，属足太阳膀胱经。盛则泻之，虚则补之。

寒热病第二十一

提示

　　本篇论述各种原因引起的寒热及其治法。可作为了解古代医者如何治疗寒热病，但以此为据而治疗如今的寒热之病并不合适，因为时代变了，医疗技术更先进了，认识也更科学了。

　　皮寒热者，不可附席[1]，毛发焦，鼻槁腊[2]，不得汗。取三阳之络，以补手太阴。肌寒热者，肌痛，毛发焦而唇槁腊，不得汗。取三阳于下以去其血者[3]，补足太阴以出其汗[4]。骨寒热者，病无所安，汗注不休。齿未槁，取其少阴于阴股之络；齿已槁，死不治。骨厥亦然。骨痹，举节不用而痛，汗注烦心。取三阴（一本作三阳）之经，补之。身有所伤血出多，及中风寒，若有所堕坠，四支懈惰不收，名曰体惰。取其小腹脐下三结交。三结交者，阳明、太阴也，脐下三寸关元也[5]。厥痹者，厥气上及腹，取阴阳之络，视主病也，泻阳补阴经也。

　　颈侧之动脉人迎。人迎，足阳明也，在婴筋[6]之前。婴筋之后，手阳明也，名曰扶突[7]。次脉[8]，足少阳脉也，名曰天牖[9]。次脉，足太阳也，名曰天柱[10]。腋下动脉，臂太阴也，名曰天府[11]。阳逆[12]头痛，胸满不得息，取之人迎。暴瘖气梗[13]，取扶突与舌本出血。暴聋气蒙[14]，耳目不明，取天牖。暴挛痫眩，足不任身，取天柱。暴瘅内逆，肝肺相搏，血溢鼻口[15]，取天府。此为天牖五部[16]。

　　臂阳明有入頄遍齿者，名曰大迎[17]，下齿龋取之。臂恶寒补之，不恶寒泻之。足太阳有入頄遍齿者，名曰角孙[18]，上齿龋取之，在鼻与頄前。方病之时其脉盛，盛则泻之，虚则补之。一曰取之出鼻外[19]。足阳明有挟鼻入于面者，名曰悬颅[20]，属口，对入系目本[21]，视有过者取之，损有余，益不足，反者益甚。足太阳有通项入于脑者，正属目本，名曰眼系，头目苦痛取之，在项中两筋间[22]，入脑乃别。阴跷、阳跷，阴阳相交，阳入阴,阴出阳,交于目锐眦。阴气盛则瞋目,阴气盛则瞑目。热厥取足太阴、少阳,皆留之;寒厥取足阳明、少阳于足,皆留之。舌纵涎下,烦悗,取足少阴。振寒洒洒,鼓颔²³,不得汗出,腹胀烦悗,取手太阴。刺虚者,刺其去也;刺实者,刺其来也。春取络脉,夏取分腠,秋取气口,冬取经输,凡此四时,各以时为齐。络脉治皮肤,分腠治肌肉,气口治筋脉,经输治骨髓、五脏。身有五部:伏兔一;腓二,腓者腨也;背三,五脏之腧四;项五。此五部有痈疽者死²⁴。病始于臂者,先取手阳明、太阴而汗出;病始头首者,先取项太阳而汗出;病始足胫者,先取足阳明而汗出。臂太阴可汗出,足阳明可汗出。故取阴而汗出甚者,止之于阳;取阳而汗出甚者,止之于阴。凡刺之害,中而不去则精泄,不中而去则致气;精泄则病甚而恇,致气则生为痈疽²⁵也。

 ## 注 释

1. 不可附席:附,依附、贴着。席即席子。指不能贴席而卧。

2. 鼻槁腊(蜡):指鼻腔非常干燥,鼻腔分泌物如干蜡。

3. 取三阳于下以去其血者:三阳为足太阳膀胱经,刺膀胱经络脉以出血。

4. 补足太阴以出其汗:即取足太阴脾经穴位,用补法让患者出汗。

5. 三结交者,阳明,太阴也,脐下三寸关元也:此句似后人作的注释附于其中。

6. 缨(yīng)筋:古人戴帽的帽带在颈部之束缚处。

7. 扶突:经穴名,别名水穴。位于颈外侧,喉结旁开3寸,胸锁乳突肌后缘处。或在人迎后1.5寸处取穴。属手阳明大肠经。

8. 次脉:第二为次,如次子。在此可作在扶突穴旁边的穴位。

9. 天牖:即天容穴。牖(yǒu),古时将屋内天窗或窗均称为牖。天容穴在颈侧,下颌骨后方,胸锁乳突肌后缘凹陷处。根据《本输第二》篇,此属手少阳三焦经,本条谓足少阳似有误。

10. 天柱:经穴名。位于项部,斜方肌外缘的后发际凹陷中,约当后发际正中旁开1.3寸处。直刺0.5～1寸。属足太阳膀胱经。鼻梁亦称天柱。

11. 天府:经穴名。位于上臂内侧,平腋前纹头下3寸,当肱二头肌桡侧缘。属手太阴肺经。

12. 阳逆：原文为"阳迎"。在古文中"逆"与"迎"时常互为通用。

13. 暴瘖气梗：原文"梗"作"鞭"。暴瘖，突然失音或嘶哑。梗，阻塞。气梗指呼吸困难。

14. 暴聋气蒙：由于耳内有气阻塞而影响听觉。

15. 暴瘅内逆，肝肺相搏，血溢鼻口：瘅（dān），热邪。指热邪外入，助肝火克伐肺金（木火刑金），故血液从口鼻而出。

16. 天牖五部：指在颈部依次排列的五个穴位，即人迎、扶突、天牖（客）、天柱、天府。

17. 臂阳明有入頄遍齿者，名曰大迎：臂阳明即手阳明。入頄（颧）遍齿龈者及大迎穴均属足阳明胃经的循行路线，故有"齿龈属胃"之说。

18. 角孙：经穴名。位于头侧部，耳尖正上方发际处，折耳廓取穴。属手少阳三焦经。

19. 一曰取之出鼻外：指鼻孔上端两边的迎香穴。

20. 悬颅：穴位名。位于鬓发中，当头维穴与典鬓穴连线的中点。属足少阳胆经，又是与手少阳、手阳明三经的相会点。

21. 目本：指眼球深部。

22. 在项中两筋间：此指风府穴。

23. 鼓颌：寒战时面部上下颌所出现的不自主动作。俗称"牙齿相打"。

24. 此五部有痈疽者死：此五处容易患蜂窝组织炎。在当时死亡率颇高，故曰"死"。

25. 致气则生为痈疽：这是针害所导致的后果。

癫狂第二十二

提示

　　本篇所论述的癫痫与狂证,在当时均为不治之证。治疗的原则是"实则泻之,虚则补之"。减轻症状、控制发作,或有可能。"治癫者常与之居",是描述当时医者认真负责的医疗态度。仔细观察寻找其应当治疗的地方,以针刺放血法治之。用瓠壶置其血的描述,这是治疗期间的一个过程而已。放血疗法抑或是当时治疗癫痫及狂证的临床经验总结。就当时医者的医德而言,值得今天的医者学习。

　　本篇历来是一篇难以读通、读懂,并难解释得清楚的篇章。笔者只能尽心尽责。需要说明的一点,狂,单是狂,有发作期或休止期;癫发作时往往可并有狂的症状,或许出于此,故篇名为癫狂。篇末内容移至《厥病第二十四》篇中。

　　[1]癫疾始生,先不乐,头重痛,视举[2]目赤,其作极已,而烦心,候之于颜[3],取手太阳、阳明、太阴,血变而止[4]。癫疾始作而引口啼呼喘悸者,候之手阳明、太阳,左强者攻其右[5],右强者攻其左,血变而止。癫疾始作先反僵,因而脊痛,候之足太阳、阳明、太阴、手太阳,血变而止。治癫疾者,常与之居,察其所当取之处[6]。病至,视之有过者泻之,置其血于瓠壶[7]之中,至其发时,血独动矣[8],不动,灸穷骨二十壮[9]。穷骨者,骶骨也。骨癫疾者,顑齿[10]诸腧分肉皆满[11],而骨居[12],汗出烦悗。呕多沃沫,气下泄,不治。筋癫疾者,身倦挛急脉大[13],刺项大经之大杼[14]脉。呕多沃沫,气下泄[15],不治。脉癫疾者,暴仆,四肢之脉皆胀而纵[16]。脉满,尽刺之出血;不满,灸之挟项太阳[17],灸带脉于腰相去三寸,诸分肉本输。呕多沃沫,气下泄,不治。癫疾者,疾发如狂者,死不治。

　　狂始生,先自悲也,喜忘善怒善恐者,得之忧饥[18],治之取手太阴、阳明,血变而止,及取足太阴、阳明。狂始发,少卧不饥,自高贤也,自辩智也,自尊贵也,善骂詈,日夜不休[19],治之取手阳明、太阳、太阴、舌下少阴,视之盛者,皆取之,不盛,释之也[20]。狂言、惊、善笑、好歌乐、妄行不休者,得之大恐,治之取手阳明、太阳、太阴。狂,目妄见、耳妄闻、善呼者,少气之所生也,治之取手太阳、太阴、阳明、足太阴、头、两颛。狂者多食,善见鬼神,善笑而不发于外者,得之有所大喜,治之取足太阴、太阳、阳明,后取手太阴、太阳、阳明。狂而新发,未应如此者,先取曲泉左右动脉,及盛者见血[21],有顷已[22],不已,以法取之,灸骨骶二十壮。[23]

注释

1. 本篇开头有"目眦外决于面者,为锐眦;在内近鼻者为内眦;上为外眦,下为内眦。"因与此篇原旨不合,故删去。此留以存档。

2. 视举:向上为举。视举即两眼上翻,亦称戴眼。

3. 候之于颜:在额头部、双眼及面部表情上仔细察看。

4. 血变而止:笔者认为是一种放血疗法。出血就不用再刺了。

5. 左强者攻其右:左半身僵硬、抽搐,在其右半身寻找治疗点,刺出血即可。

6. 治癫疾者,常与之居,察其当取之处:医者与患者居住于一处,是为了寻找发病时当刺的血脉。

7. 置其血于瓠壶之中:瓠(hú),葫芦科植物,当其成熟中空后,对剖可作勺水的工具。在此是作盛血的器皿用,相当于如今的医疗器械"腰盘"。

8. 血独动矣:血,是名词作动词的使动用法,也就是将搏动或怒张的经脉用放血疗法使其出血。

9. 不动,灸穷骨二十壮:没有发现"独动"的地方,是虚证,灸骶骨二十壮。此处为长强穴。

10. 颛齿:颛(kǎn)即颔。即鬊骨之上,两太阳穴之间这个部位。齿,在此指牙关紧闭。

11. 诸腧分肉皆满:指这些部位因邪气壅闭,所以胀满。此即"有过者"。

12. 骨居:《针灸甲乙经》作"骨倨"。倨,直而弯曲。在此指身体强直,关节弯曲。

13. 身倦挛急脉大：笔者根据《针灸甲乙经》在"大"的前面加"脉"一字。

14. 杼：当作"椎"为妥。

15. 呕多沃沫，气下泄：口吐唾沫，大小便失禁。

16. 纵：作"纵纵"解，即急剧的。

17. 脉癫疾者……灸之挟项太阳：此句与前文"至其发时，血独动矣，不动，灸穷骨二十壮"相通。惟所灸之处不同。

18. 喜忘善怒善恐者，得之忧饥：善怒，原文为"苦怒"，从《针灸甲乙经》改。"忧饥"与"狂"之间应该没有什么因果关系，所以只能存疑。

19. 狂始发……日夜不休：这排比句把狂证患者的各种姿态描述得淋漓尽致。

20. 释之也：释，释放。据此推理，在治疗狂躁型精神病患者时，古代是采取捆绑手段的。

21. 先取曲泉左右动脉，及盛者见血：即"血变而止"的不同描述。

22. 有顷已：一会儿就平静了。已，是好的意思。即精神病患者仅仅只是停止了这次发作而已。

23. 下面的内容似与厥证有关，故移至《厥病二十四》篇。

热病第二十三

提示

　　寒热是人的机体与"病邪"抗争时所出现的症状之一。引起发热的原因众多,其所包括的病证也是更仆难数,治法又各不一样。正如张景岳在注释中所指出的:"此下所言热病,即伤寒、时疫也。"笔者认为在当时那个年代,这与古人用针灸治疗癫狂一样,只能"就事论事"地尽人事而治疗。所以正如文中论述的那样,治愈率是极低的。因为当时医者对寒热的认识只处在初级阶段,治疗也只在摸索之中。如今,我们只能把它作为古代中医治病的故事来看,作为教训来吸取,切不能把每句话都作为"宝藏"而加以发掘,更不能贸然应用到今天的临床实践中去。针刺对于病毒性、流行性感冒的治疗作用有没有? 或许有,但有待发掘。

　　[1]热病三日,而气口静、人迎躁者,取之诸阳,五十九刺[2],以泻其热而出其汗,实其阴以补其不足者。身热甚,阴阳皆静者,勿刺也;其可刺者,急取之,不汗出则泄。所谓勿刺者,有死征也[3]。热病七日八日,脉口动喘而短[4](一本作弦)者,急刺之,汗且自出,浅刺手大指间。热病七日八日,脉微小,病者溲血,口中干,一日半而死,脉代者,一日死[5]。热病已得汗出,而脉尚躁,喘且复热,勿刺肤,喘甚者死。热病七日八日,脉不躁,躁不散数[6],后三日中有汗;三日不汗,四日死。未曾汗者,勿腠刺之。

　　热病先肤痛窒鼻充面[7],取之皮,以第一针,五十九[8],苛轸鼻[9],索皮于肺,不得索之火[10],火者心也。热病先身涩,烦而热,烦闷[11],干唇口嗌,取之皮,以第一针,五十九,肤胀口干,寒汗出,索脉于心,不得索之水,水者肾也。热病嗌干多饮,善惊,卧不能起,取之肤肉,以第七针[12],五十九,目眦青,索肉于脾,不得索之木,木者肝也。热病面青脑痛,手足躁,取之筋间,以第四针,于四逆[13],筋躄目浸[14],索筋于肝,不得索之金,金者肺也。热病数惊,瘛疭而狂,取之脉,以第四针,急泻有余者[15],癫疾毛发去[16],索血于心,不得索之水,水者肾也。热病身重骨痛,耳聋而好瞑,取之骨,以第四针,五十九刺,骨病不食,啮齿[17]耳青,索骨于肾,不得索之土,土者脾也。热病不知所痛,耳聋不能自收[18],口干,阳热甚,阴颇有寒者,热在髓,死不可治。热病头痛颞颥目瘛脉痛[19],善衄,厥热病也,取之以第三针,视有余不足。[20]热病体重,肠中热,取之以第四针,于其腧及下诸指间,索气于胃络,得气也。热病挟脐急痛,胸胁满,取之涌泉与阴陵泉,取以第四针,针嗌[21]里。热病而汗且出,及脉顺可汗者,取之鱼际、太渊、大都、太白,泻之则热去,补之则汗出,汗出太甚,取内踝上横脉以止之。热病已得汗而脉尚躁盛,此阴脉之极也,死;其得汗而脉静者,生。热病者脉尚盛躁而不得汗者,此阳脉之极也,死;脉盛躁得汗而静者,生[22]。

热病不可刺者有九:一曰,汗不出,大颧发赤哕者死;二曰,泄而腹满甚者死;三曰,目不明,热不已者死;四曰,老人婴儿,热而腹满者死;五曰,汗不出,呕下血者死;六曰,舌本烂,热不已者死;七曰,咳而衄,汗不出,出不至足者死;八曰,髓热者死;九曰,热而痉者死。腰折,瘛疭,齿噤齘也。凡此九者,不可刺也。

[23]所谓五十九刺者,两手外内侧各三,凡十二痏;五指间各一,凡八痏,足亦如是;头入发一寸傍三分各三,凡六痏;更入发三寸边五,凡十痏;耳前后口下者各一,项中一,凡六痏;巅上一,囟会一,发际一,廉泉一,风池二,天柱二。

气满胸中喘息,取足太阴大趾之端,去爪甲如薤叶[24],寒则留之,热则疾之,气下乃止。心疝暴痛,取足太阴、厥阴,尽刺去其血络。喉痹舌卷,口中干,烦心心痛,臂内廉痛,不可及头[25]。取手小指次指爪甲下,去端如韭叶。目中赤痛,从内眦始,取之阴跷。风痉身反折,先取足太阳及腘中及血络出血;中有寒,取三里。癃,取之阴跷及三毛上及血络出血[26]。男子如蛊,女子如怚[27],身体腰脊如解,不欲饮食,先取涌泉见血,视跗上盛者[28],尽见血也。

 注 释

1. 篇首有"偏枯,身偏不用而痛……后取其阴,浮而取之。"与寒热病无关,移于《周痹第二十七》篇中。

2. 五十九刺:即刺两手指、头部、项、舌下等五十九个穴位。见本篇末经文。

3. 所谓勿刺者,有死征也:勿刺,即不能刺、不可刺,因为有死征。此或是后人注释混入篇中。

4. 脉口动喘而短:喘,《针灸甲乙经》作气喘的症状,非指脉。由于把喘作为症状,可把"短"改为"眩"。笔者认为"脉口动喘"的"喘",应指脉喘急而短促,速率极快。

5. 脉代者,一日死:脉代是心律失常时所出现的逸搏症状。在古代是病重的标志。

6. 躁不散数:躁,急躁,指脉数。散,在此指不受规律的约束,即节律不匀。

7. 窒鼻充面:窒,塞住。窒鼻,即鼻塞不通。充面,鼻腔上部两旁面部浮肿。

8. 取之皮,以第一针,五十九:《九针论第七十八》篇所言"一曰镵针者,取法于巾针,去末寸半,卒锐之,长一寸六分,主热在头身也。"五十九即用镵针刺皮于五十九穴。

9. 苛轸鼻:苛,痒。轸,同疹。即鼻上瘙痒有疱疹。相当于鼻唇处出现的热疮。

10. 索皮于肺,不得索之火:索在此是求取、讨取的意思,故可理解为是扶植被克者;削弱强盛者。以下凡有"索……于"与"不得索之"者,意思相同。

11. 热病先身涩,烦而热,烦闷:原文为"倚而热,烦悗"。《针灸甲乙经》"倚"作"烦","悗"作"闷",故照《针灸甲乙经》改。"涩"是"淰"之误。淰(niǎn),汗出貌。

12. 第七针:原文是"以第六针",第六针为员利针。《九针论第七十八》篇言:"七曰毫针,长一寸六分,主寒热痛痹在络者也。"故将"六"改为"七"。

13. 目眦青……以第四针于四逆:肝主目,目青或赤(《针灸甲乙经》作"赤")均为肝病。肝主筋,故取之筋间。眦指眼角。青指巩膜(眼白)青。四逆原指四肢逆冷,在此作四肢的五输穴。

14. 筋躄目浸:筋躄(bì),伤筋导致的瘸腿。目浸似与右心衰竭导致的球结膜水肿有关。《黄帝内经》用"目似脱"来形容,此处"目浸"是指眼球似浸在水中。

15. 瘛疭而狂……急泻有余者：指热病出现抽搐、惊恐、说胡话者，视其脉有余者，用锋针刺其出血。

16. 癫疾毛发去：心主血，毛发为血之华。癫疾虽与肾有关，但从"毛发去"上推究，心火太旺，肾水已亏。当向心血求取，泻心火以救肾水。

17. 啮(niè)齿：牙关紧闭。后文有"啮噤龂"是咬牙切齿。

18. 热病不知所痛，耳聋不能自收：不知所痛，即浑身疼痛而不知究竟痛在何处。耳聋不能听到外来的声音，即对外界的刺激毫无反应。

19. 颞颥(rú)目瘛脉痛：眼眶的外后方及双目抽掣、疼痛。

20. 此处原有"寒热痔"三字。凡注释者均认为是衍文，故删去。

21. 嗌：咽喉。

22. 脉盛躁得汗而静者，生：热病得汗，脉逐渐平静，是邪去而正气来复，故曰生。

南宋本『灵枢经』校勘注释

23. 关于五十九刺穴位之说《灵枢》与《素问》有所不同，故引发历代注释者的各自看法。成无己注释《伤寒论》时把两者合并而说，让读者自己参考，不失为好办法。本段注释疑为后人所添加，故附于篇末。笔者认为或许其中有些与放血疗法相关，或许有些是他们的一己之见，故立此存照。

24. 去爪甲如薤叶：相距爪甲后端如薤叶宽的间距。有人认为如一粒大米许。

25. 不可及头：即手臂不能上举摸到头部。似较严重的肩周炎。

26. 风痉身反折……取之阴蹻及三毛上及血络出血：风痉，病名。指风伤太阳经脉，复遇寒湿所致的痉证。其状口噤不开，腰脊强直如发癫痫。针刺宜先取足太阳经及委中和血络出血；里寒者取足三里。癃即小便滴沥不畅，且排尿时疼痛，宜针刺阴蹻脉及足大趾三毛血络出血。阴蹻脉起于足大趾内侧而上行，三毛亦称丛毛与聚毛，生于足大趾背面爪甲后皮肤上，寻找血络，刺其出血。

27. 男子如蛊，女子如怚(jū)：蛊，为人体内的寄生虫。蛊毒，是用人为的毒药或有毒的虫类在人不自知时药以其人。"怚"在《针灸甲乙经》作"阻"。历代注释不一，有说是郁病；有说是阻，即"女子不月"；有人认为是妊娠恶阻。笔者倾向于"二阳之病发心脾，有不得隐曲，女子不月，其传为风消，其传为息贲者，死不治"（《素问·阴阳别论篇第七》）。故"怚"作"郁症"解为妥。是否是如今的"抑郁症"，说不清楚。

28. 跗上盛者，尽见血也：足背上有充盈或怒张的血脉。

厥病第二十四

提示

　　厥，指气逆而一时不通，因厥出现的症状就是厥证。这里泛指突然昏倒，不省人事，但大多数能逐渐苏醒的一种证候，如癔症性昏厥、低血糖休克等。手足逆冷也属厥证，雷诺氏证是典型的"手厥"。鼻子不好的人平常是手脚冰凉，是阳气不达所致，有"夏手如冰"的感觉，这只是一种现象，不能称之为厥证。在原发性头痛患者中鼻炎所引起的偏头痛占75%以上，除此之外，颅脑疾患、青光眼、高血压、贫血、尿毒症等所引起的头痛，必须严加判断并作出明确诊断，及时救治，以免延误病情而危及患者生命。

　　厥心痛除了"心肌梗死"外，其他大多是消化系统所出现的病证，必须审因论治。至于本篇中"厥心痛，卧若徒居，心痛间，动作痛益甚……"其实是一种把生理现象误认为是"病"，笔者在临床上时常能遇到。

　　"耳聋无闻……病注下血，取曲泉"这一段归于《杂病第二十六》篇中，其余段落仍留在本篇内。《癫狂第二十二》篇末、《杂病第二十六》篇前有关"厥"的内容移至本篇末（文中画线部分）。

　　厥头痛[1]，面若肿起而烦心，取之足阳明、太阴。厥头痛，头脉痛，心悲善泣，视头动脉反盛者[2]，刺尽去血，后调足厥阴。厥头痛，贞贞头重而痛[3]，泻头上五行，行五，先取手少阴，后取足少阴[4]。厥头痛，意善忘[5]，按之不得，取头面左右动脉，后取足太阴。厥头痛，项先痛，腰脊为应，先取天柱，后取足太阳[6]。厥头痛，头痛甚，耳前后脉涌[7]有热（一本云有动脉），泻出其血，后取足少阳。真头痛[8]，头痛甚，脑尽痛，手足寒至节，死不治。头痛不可取于腧者，有所击堕，恶血在于内，若肉伤，痛未已，可则刺，不可远取也[9]。头痛不可刺者，大痹[10]为恶，日作者，可令少愈，不可已。头半寒痛[11]，先取手少阳、阳明，后取足少阳、阳明。

厥心痛，与背相控，善瘛[12]，如从后触其心，伛偻者，肾心痛也，先取京骨、昆仑，发狂[13]不已，取然谷。厥心痛，腹胀胸满，心尤痛甚，胃心痛[14]也，取之大都、太白。厥心痛，痛如以锥针刺其心[15]，心痛甚者，脾心痛也，取之然谷、太溪。厥心痛，色苍苍如死状，终日不得太息[16]，肝心痛也，取之行间、太冲。厥心痛，卧若徒居，心痛间[17]，动作痛益甚，色不变，肺心痛也，取之鱼际、太渊。真心痛[18]，手足清至节，心痛甚，旦发夕死，夕发旦死。心痛不可刺者，中有盛聚，不可取于腧[19]。肠中有虫瘕及蛟蛕，皆不可取以小针。心肠痛，憹[20]作痛肿聚，往来上下行，痛有休止，腹热喜渴涎出者，是蛟蛕也，以手聚按而坚持之，无令得移，以大针刺之，久持之，虫不动，乃出针也。[21]

风痹淫泺，病不可已者，足如履冰，时如入汤中，股胫淫泺，烦心头痛，时呕时悗，眩已汗出，久则目眩，悲以喜恐，短气不乐，不出三年死也[22]。

[23]风逆暴四肢肿，身漯漯，唏然时寒，饥则烦，饱则善变，取手太阴表里、足少阴、阳明之经，肉清取荥，骨清取井、经也。厥逆为病也，足暴清，胸若将裂，肠若将以刀切之，烦而不能食，脉大小皆涩，暖取足少阴，清取足阳明，清则补之，温则泻之。厥逆腹胀满，肠鸣，胸满不得息，取之下胸二胁咳而动手者，与背腧以手按之立快者是也。内闭不得溲[24]，刺足少阴、太阳与骶上以长针。气逆[25]则取其太阴、阳明、厥阴，甚取少阴、阳明动者之经也。少气，身漯漯[26]也，言吸吸也，骨酸体重，懈惰不能动，补足少阴。短气，息短不属，动作气索[27]，补足少阴，去血络也。

厥挟脊而痛者至顶，头沉沉然，目䀮䀮然[28]，腰脊强，取足太阳腘中血络[29]。厥胸满面肿，唇漯漯然，暴言难，甚则不能言，取足阳明[30]。厥气走喉而不能言，手足清，大便不利，取足少阴[31]。厥而腹向向然，多寒气，腹中榖榖，便溲难，取足太阴[32]。

注 释

1. 厥头痛：此指因风、寒、暑、湿、气滞、七情等原因所引起的头痛或偏头痛。可针刺印堂、太阳、风池、列缺等穴。亦可在患者的肩颈部肺经、大肠经、膀胱经、督脉经处刮痧，会减轻头痛，或暂时解除。这仅治其标,故还会复发。

2. 视头动脉反盛者:反盛,即动盛。或为太阳穴处之动脉,可刺其出血,民间有此放血疗法,因足厥阴肝经"连目系,上出额,与督脉会于巅……",故亦可针刺印堂与百会穴。

3. 贞贞头重而痛:关于"贞贞",由于《针灸甲乙经》作"员员",《素问·刺热篇第三十二》亦作"员员",故历代注释者均认为"贞贞"是"员员"之误,作"周转"解释。贞贞,坚深,引申为顽固性。笔者认为《灵枢经》早于《针灸甲乙经》《素问》,故以"贞贞"为准。

4. 泻头上五行……后取足少阴:此即前一篇五十九俞之穴,用以散诸阳之热,泻南方之火。后取足厥阴者,泻肝阳。

5. 意善忘:此是否为近事遗忘症。若是,即老年痴呆症的先兆。

6. 厥头痛……后取足太阳:此似属颈椎病。

7. 涌:可作血脉怒张,应在此处以针刺其出血。耳之前后为足少阳胆经处,亦可取胆经之穴。

8. 真头痛:《难经·六十难》曰"手三阳之脉受风寒,伏留而不去者,则名厥头痛。入连在脑者,名真头痛。"真头痛多为颅内疾患,若因出血或水肿,颅内压必然升高,除剧烈头痛外,还伴有呕吐、抽搐、偏瘫、昏迷等凶险症状。

9. 头痛不可取于腧者……不可远取也:头部外伤而出现的疼痛,先以冰块迅速外敷以止血,防止内出血量加大。若有外伤,应以外伤处置。若属陈旧性外伤引起的头痛,则可刺。即腧穴亦可取,以疏通其经络。

10. 大痹:此指因风、寒、湿杂至而引起的痹证,因为内因、外因均可引起头痛发作。笔者认为与患者的鼻炎有关,也与三叉神经痛有关。治疗只能缓解,不能根治。故称其"不可已"。

11. 头半寒痛:即偏头冷痛。发作时疼痛难以忍受,临床上似三叉神经引起的偏头痛,当然也包括鼻炎引起的头痛。

12. 厥心痛,与背相控,善瘈:此证与十二指肠溃疡引起的疼痛较为相似,前心连及后背,抽搐而作。

13. 发狂:形容疼痛剧烈的样子。十二指肠球部溃疡发作时,因得食则舒,得热则缓,得按则减。"未饥先食,未凉先暖"是预防疼痛发作的好方法。

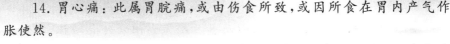

14. 胃心痛：此属胃脘痛，或由伤食所致，或因所食在胃内产气作胀使然。

15. 痛如以锥针刺其心：此不能排除胃溃疡引起的可能，尤其在进食中出现痛如钻心，应及时作胃镜检查。

16. 色苍苍如死状，终日不得太息：《千金方》和《外台秘要》均作"死灰状"，即脸色灰暗。不得太息，即呼吸短而促。此可能为肝脏的实质性病变，预后不佳。

17. 卧若徒居，心痛间：卧床（居）或者行走（徒）则疼痛减轻。间，作有差别解说，即一会儿重，一会儿轻，一会儿消失。但是，当坐着或俯身或躬着或作下蹐动作时，则症状加剧。临床上见到剑突长而腹壁脂肪厚的人，当剑突撑着脂肪时，即有撑痛或不舒服的感觉。但因为这"撑痛"让其忧心忡忡，到外求医，寻找"病根"，即使服药也无济于事。这是古人对今人的提示。

18. 真心痛：即急性心肌梗死。若能装支架或立即进行心脏搭桥手术，或能延年益寿。

19. 中有盛聚，不可取于腧：盛聚者，腑实证。如急性胃扩张、急性胰腺炎、完全性或不完全性肠梗阻等，针灸治疗或会延误病机。

20. 忱：是"脓"之误。"忱"在此应作"脓"解释。蛔虫性肠梗阻会出现腹痛腹胀，腹部会扣及蛔虫团。古人误认为肠痈在作脓。

21. 此处原有"恚腹忱痛，形中上者"八字，《针灸甲乙经》上没有，注释者大都认为属错简，故删去。此后尚有"耳聋无闻"等有关耳聋、耳鸣的论述，移入《杂病第二十六》篇中。

22. 风痹淫泺……不出三年死也：淫字从"水滴芦灰"上理解，可引伸为"进行"，或者是浸润。泺（pō），作湖泊解。一会儿足如履冰，一会儿又如入热汤，而且延伸到小腿以上。加上头痛呕吐、胸闷、头眩、汗出、悲欢交加、短气等，这是什么病，无法判断，只能对症治疗。

23. 此段从《癫狂第二十二》篇移此。

24. 内闭不得溲：即癃闭，针刺或有疗效，但当务之急应立即插导尿管导尿。

25. 气逆：指气不顺，胃气上逆、胆逆、肝气横逆、肺失肃降、肾不纳气等皆在此范围。

26. 溧溧：当是"累（léi）累"之误。累与羸音相同。羸羸，瘦弱、疲愈貌。这样才能与后文相合。

27. 动作气索：即做任何动作时都要向身体内求取力气。气虚之证。

28. 厥挟脊而痛者至顶，头沉沉然，目脘脘然：挟脊而痛至头顶，头昏沉而不能举，双目模糊不清。此是轻度中暑，即江浙一带所说的"痧痕"。或许与上额窦炎有关。

29. 腰脊强，取足太阳腘中血络：这是"腰背委中求"的治则。腘中，即委中。

30. 厥胸满面肿……取足阳明：厥，在此作突然解。这是过敏突然出现在头面部的反应。唇漯漯，形容唇突然肿起，说话困难，甚至不能说话。口唇属脾胃，故取足阳明经。

31. 厥气走喉而不能言……取足少阴：这似乎是癔症。

32. 厥而腹向向然……取足太阴：向，即响。谷（gǔ），谷的繁体字。谷谷指鸟的鸣叫声，在此可引申为肠鸣音。便溲难，是指大小便艰涩不畅。

病本第二十五

提示

　　"治病必求其本"，首先必须探求病的主因，再求治之标本先后，故称为病本篇。然而一病之发有先有后，有标有本。先治标还是先治本取决于病的本身和医生的自裁。所以病本篇应为病之标本篇。《素问·标本病传论篇第六十五》（文中画线部分）与本篇所述的是同一个话题，但内容上略有差异，若把两者相合在一起，似乎更完整，合并后篇名仍从本篇。

　　黄帝问曰：病有标本，刺有逆从，奈何？

　　岐伯对曰：凡刺之方，必别阴阳，前后相应，逆从得施，标本相移[1]。故曰：有其在标而求之于标，有其在本而求之于本[2]，有其在本而求之于标，有其在标而求之于本[3]。故治有取标而得者，有取本而得者，有逆取而得者，有从取而得者。故知逆与从，正行无间。知标本者，万举万当。不知标本，是谓妄行。

　　夫阴阳逆从，标本之为道也，小而大，言一而知百病之害，少而多，浅而博，可以言一而知百也。以浅而知深，察近而知远[4]。言标与本，易而勿及，治反为逆，治得为从[5]。[6]

　　先病而后逆者，治其本。先逆而后生病者，治其本[7]。先寒而后生病者，治其本。先病而后生寒者，治其本。先热而后生病者，治其本[8]。先泄而后生他病者，治其本。必且调之，乃治其他病[9]。先病而后中满者，治其标[10]。先病后泄者，治其本。先中满而后烦心者，治其本[11]。有客气，有同气[12]。大小便不利，治其标[13]；大小便利，治其本。病发而有余[14]，本而标之，先治其本，后治其标；病发而不足，标而本之，先治其标，后治其本[15]。

　　谨详察间甚，以意调之，间者并行，甚为独行[16]。先小大便不利而后生他病者,治其本也¹⁷。

注释

1. 凡刺之方……标本相移：凡是治疗的方法,必须先区别先病(本)与后病(标),再根据症状和病情决定治标治本的先后,标与本是会随着疾病的变化而转换的。

2. 有其在标而求之于标,有其在本而求之于本：治病需根据病的先(本)后(标)、轻重、缓(本)急(标)来决定孰先孰后。总之,治病必求于本,抓住"病因"之本,逐个击退。

3. 有其在本而求之于标,有其在标而求之于本：标证紧急且会影响原本之病的,必须治其标；本病重而且还在加重的,一定要先治其本,待本病去后再治其标。治标、治本、逆治、从治,必须由医者综合患者的情况权衡利弊后作出决断。如果治疗措施正确,患者会逐渐康复；治疗失去先后程序,患者就会加重病情。

4. 以浅而知深,察近而知远：这要求医生有相当丰富的医学知识和临床经验去判断疾病的浅深和部位。

5. 治反为逆,治得为从：得其正确治法的称为从,反之为逆。

6. 以上内容摘自《素问·标本病传论篇第六十五》开篇。

7. 先病而后逆者……治其本：病而逆和因逆而病,两者虽均为逆,前者因病而发,固当先治其病。后者因逆而致病,逆为病因,故治逆为顺,病易已。

8. 先寒而后生病者……治其本：先寒而后生它病的,先寒为本,故治其本。先病而后出现寒的,寒为标,还是治其本。先热而后生它病的,先热为本,故治其本。

9. 先泄而后生他病者……乃治其他病：不论何种原因引起的泄泻,一定会给身体带来伤害,所以必先止泻,而且还要调理脾胃以充实其后天之源,再治其他病。

10. 先病而后中满者,治其标：中满,指脘腹胀满。先病继而脘腹胀满,影响进食,先当除中满,再治原病。

11. 先中满而后烦心者,治其本：烦心乃因中满而起。中焦脾胃为后天之本,后天失健,正气因之而虚,故当先治中满。

12. 有客气,有同气:六淫之气不与六经之气相合的为客气,与六经之气相合者为同气。

13. 大小便不利,治其标:小便不利的癃闭、大便不通的腑实证,都是急证,所以当"急则治其标"。

14. 病发而有余:导致疾病所发生的邪气比较强大,故当治本而先祛其邪,再治其标。

15. 病发而不足……后治其本:病发而正气不足,但邪气并不强盛,先治其标,后治其本。

16. 谨详察间甚……甚为独行:谨慎详细地观察疾病的标本,两病都较轻的,可以一同治疗;其中病重的,先单独治此病。

17. 先大小便不利而后生他病者,先治其本也:再次强调小便不通,急须先通小便,因为有关患者的生命。同样,阳明腑实证所出现的痞、满、燥、实,以及神昏谵语、寻衣摸床时,也必须急下存阴,救危厄于一举。

杂病第二十六

提示

　　无类可并,为之杂。杂病有杂病之症、杂病之因、杂病之治,亦有杂病之论。归于一篇,便于临诊对照治疗。其中民间的简易治法,用之确能立效。将《厥病第二十四》篇、《癫狂第二十二》篇、《四时气第十九》篇及《九针十二原第一》篇、《本输第二》篇中有关内容移于本篇(文中画线部分)。

　　嗌干,口中热如胶,取足少阴[1]。

　　膝中痛,取犊鼻,以员利针,发而间之[2]。针大如氂,刺膝无疑。

　　喉痹不能言,取足阳明;能言,取手阳明[3]。[4]

　　齿痛,不恶清饮[5],取足阳明;恶清饮,取手阳明。

　　聋而不痛者,取足少阳;聋而痛者,取手阳明[6]。

　　衄而不止衃,血流,取足太阳;衃血,取手太阳,不已,刺腕骨下,不已,刺腘中出血[7]。

　　腰痛,痛上寒,取足太阳阳明;痛上热,取足厥阴;不可以俯仰,取足少阳;中热而喘,取足少阴、腘中血络[8]。

　　喜怒而不欲食,言益小,刺足太阴;怒而多言,刺足少阳[9]。

　　颇痛,刺手阳明与颇之盛脉出血。颇痛,刺足阳明曲周动脉见血,立已;不已,按人迎于经,立已[10]。

　　项痛不可俯仰,刺足太阳;不可以顾,刺手太阳也[11]。

　　小腹满大,上走胃,至心,淅淅身时寒热,小便不利,取足厥阴[12]。

　　腹满,大便不利,腹大,亦上走胸嗌,喘息喝喝然,取足少阴。腹满食不化,腹向向然,不能大便,取足太阴[13]。腹痛,刺脐左右动脉,已刺按之,立已;不已,刺气街,已刺按之,立已[14]。

　　心痛引腰脊,欲呕,取足少阴[15]。心痛,腹胀啬啬然,大便不利,取足太阴[16]。心痛引背不得息[17],刺足少阴;不已,取手少阳。心痛引小腹满,上下无常处,便溲难,刺足厥阴。心痛,但短气不足以息,刺手太阴。心痛,当九节刺之,按已刺按之,立已;不已,上下求之,得之立已[18]。

气逆上,刺膺中陷者,与下胸动脉[19]。

痿厥为四末束悗,乃疾解之,日二,不仁者十日而知,无休,病已止[20]。

哕,以草刺鼻,嚏,嚏而已;无息而疾迎引之,立已;大惊之,亦可已[21]。

耳聋无闻,取耳中。耳鸣,取耳前动脉。耳痛不可者,耳中有脓[22],若有干耵聍[23],耳无闻也。耳聋,取小指次指爪甲上与肉交者,先取手,后取足。耳鸣,取手中指爪甲上,左取右,右取左,先取手,后取足[24]。足髀不可举,侧而取之,在枢合中,以员利针,大针不可刺[25]。病注下血[26],取曲泉。

腹中常鸣,气上冲胸,喘不能久立,邪在大肠,刺肓之原、巨虚上廉、三里[27]。胀取三阳,飧泄取三阴[28]。[29]

小腹控睾、引腰脊,上冲心,邪在小肠者,连睾系,属于脊,贯肝肺,络心系。气盛则厥逆,上冲肠胃,熏肝,散于肓,结于脐。故取之肓原以散之,刺太阴以予之,取厥阴以下之,取巨虚下廉以去之[30],按其所过之经以调之。

善呕,呕有苦,长太息,心中憺憺,恐人将捕之,邪在胆,逆在胃,胆液泄则口苦,胃气逆则呕苦,故曰呕胆。取三里以下[31]胃气逆,则刺少阳血络以闭胆逆[32],却调其虚实以去其邪。

饮食不下,膈塞不通,邪在胃脘,在上脘则刺抑而下之,在下脘则散而去之。

小腹痛肿,不得小便,邪在三焦约,取之太阳大络,视其络脉与厥阴小络结而血者,肿上及胃脘,取三里[33]。

转筋者,立而取之,可令遂已。痿厥者,张而刺之,可令立快也[34]。

注释

1. 嗌干,口中热如胶,取足少阴:咽喉干痛,口中热且有黏痰,肾火旺而肾阴不足。取足少阴肾经,滋补肾水,以灭肾火。此症似与上颌窦炎有关，其炎症分泌物下流至咽喉部故干痛，口中热，有黏痰，色黄，并可伴有口苦或口臭。本篇开首关于"厥"的内容已至《厥病第二十四》篇末。

2. 发而间之：间，在此作空隙解。即向犊鼻穴的空隙中针刺。员利针细如氂，不会造成什么伤害。间，在此也作症状会减轻，但针无妨。

3. 喉痹不能言……取手阳明：喉痹，在此泛指咽喉部急性或慢性疾患。不能言，即失音或暴哑，或与急性咽炎或喉炎引起的声带水肿有关。能言，即慢性咽喉炎，病虽小，但属疑难杂证，治疗也只能缓解症状，不能根治。

4. 此处原有"疟不渴，间日而作，取足阳明；渴而日作，取手阳明。"由于已不合时宜，故删去。保存在注释中，以备查考。

5. 清饮：指凉水。也可泛指冷物或寒性食物。

6. 聋而不痛者……取手阳明：突发性耳聋（暴聋），若正确地治疗能恢复听力。聋而痛与内耳道及中耳炎有关，单凭针刺治疗消除炎症的可能性很小。痛与不痛是治疗上采取补泻的区别所在。手阳明当改为"足少阳"。

7. 衄而不止衃……刺腘中出血：衄，指鼻出血，故又称鼻衄。衃(pēi)，指流出之血成紫黑色的瘀血。腘中，即委中穴，处于膝部后方屈膝时凹陷区中央，属足太阳膀胱经。

8. 腰痛……腘中血络：《素问·刺腰痛篇第四十一》上有与此颇相同的内容。摘录于下："腰痛上寒，不可顾，刺足阳明；上热刺足太阴。中热而喘，刺足少阴。大便难，刺足少阴；少腹满，刺足厥阴。如折，不可以俛仰，不可举，刺足太阴。引脊内廉，刺足少阴。腰痛引少腹控䏚，不可以仰，刺腰尻交者，两踝胛上，以月生死为痏数（初一至十五为月生）。发针立已左取右，右取左。"

9. 喜怒而不欲食……刺足少阳：指情绪影响了食欲，说话也没有了精神，似如今的"抑郁症"。怒而多言，似情绪一时失控所致。化解了即会正常。

10. 顑痛，刺足阳明……立已：从后文上移而来。按人迎之法，可以一试。

11. 项痛……手太阳也：项痛会连及脊背，与足太阳膀胱经有关。不可顾与肩颈有关，当治手太阳大肠经脉。"头项寻列缺"指的即是此。

12. 小腹满大……取足厥阴：此似肝功能代谢失常后所出现的症

状,腹大如鼓,上脘及心,面苍、形寒等症状会日益加重。

13. 腹满……取足太阴:此腹满,除了大便不解,还因腹水逐渐增多,横膈上抬而导致呼吸急促,即"喝喝然",进少出多的频数呼吸。这在当时没有供氧的情况下,已属不治之列。治疗,亦尽人事而已。腹满食不化,仅是"伤食"而已(包括某食物因含有抑胃蛋白酶原因子所引起的胃肠功能紊乱)。所以,针刺中脘、天枢、关原、足三里及上下巨虚等也能收到较好的效果。

14. 腹痛……立已:从后文上移而来。

15. 心痛引腰脊,欲呕,取足少阴:心痛乃俗称的心口痛,属胃痛的范围。腰脊属背。此外还属于胃脘痛范围,原因在于"欲呕"非肾邪上逆,而是中宫虚寒,当治足阳明胃经。

16. 心痛……取足太阴:心痛即是胃痛。啬(sè)啬,形容大便少而吝啬不畅,并不是脾寒之故。肠有湿滞亦可有此症状,重在清利润下,不能健脾温肾,更不可盲目攻下通便。

17. 心痛引背不得息:前胸痛引后背。疼痛如不甚厉害,在排除心梗的情况下,此症似与慢喉痹有关。在笔者几十年的临床观察中,慢喉痹除了咽喉不适外,确有胸闷、一侧或两侧胸痛,亦有累及一侧或双侧背部。慢喉痹会引起肠易激惹综合征。

18. 心痛,当九节刺之……立已:此条《针灸甲乙经》无,似后人所加⸺马莳云:"此痛从背第九节以刺之,乃督脉仍循心之脏也,直灸按之,按已而刺,刺后按之,其痛立已。"这些话似乎其在临床上应用过。留此供参考。

19. 气上逆……动脉:气上逆而从咽喉出者,有肺气上逆和肾不纳气之喘,有胃气上逆的呕吐和哕,有木克土的泛酸呕吐,必须分因论治。

20. 瘈厥……病已止:瘈厥,癫痫发作时似乎既有部分肢体强直的厥,又有软绵无力之瘈的一种症候,故一面捆绑其手足,一面针刺治疗,让患者恢复苏醒,解除症状。丹波元简在《灵枢识》上有一段话颇有趣味,抄录如下:"朱永年云:悗,闷也。为四末悗者。束缚其手足,使满闷而疾解之,导之其气之通达也。夫按之束之,皆导引之法,犹尺蠖(qú)(一种多足类的软体小昆虫)之欲信(伸)而先屈也。半身以上为阳,半身以下为阴。昼已(结束)。前为阳,昼已后为阴。日二者,使上下阴阳之气,表章而交通也。不仁者,荣血不行也。卜(估计)日者,阴数之周也。简(丹波元简)往往亲睹痿疾,以布束缚四肢,经久复故者。尺蠖之喻殆妙(尺蠖的比喻简直妙极了)"。笔者认为捆绑法或许对治痿厥有用,可作参考。痿厥重在厥,束缚只是权宜,非根治之法。下肢静脉回流受阻,也有"痿厥"的现象,穿特制的长筒压力袜,是捆绑疗法的延伸。

21. 哕……亦可已:哕,呃逆,是因膈肌痉挛所致。由于迎面冷风,或饮食过快、食物的冷热不均等因素刺激了舌厌神经并传导给膈神经,膈神经兴奋而引起呃逆。打喷嚏时必须关闭声门,肺部憋气,胸腔扩大,张大嘴巴,随着声浪一腔所憋之气从鼻腔而出。在憋气的过程中,阻断了舌厌神经与膈神经之间的联系,膈神经不再兴奋,呃逆就戛然而止。故无息(憋气)后长呼一口气也行。出其不意地给呃逆者一个大惊吓,或许是转移了目标,也能阻断舌厌神经与膈神经的联系。生活小常识,蕴含着科学大道理。当然,如果肝肿瘤刺激膈神经,或者喉头、食管肿瘤通过舌下神经而引起的膈神经兴奋所导致的呃逆,即便喷嚏连连,呃逆依然无法让其停止。

22. 耳聋无闻……耳中有脓:耳中,指听宫穴。耳前动脉,指耳门穴。耳中有脓取关冲穴。此属中耳炎,单靠针刺的作用,一般来说很难奏效。

23. 耵(dīng)聍(níng):又名耵耳,俗称耳垢。是由耳孔泌出液体与进入耳中的尘垢结成。大量耵聍栓塞会影响听力。

24. 耳鸣:先取手厥阴心包经的中冲穴后,再取足厥阴肝经的大敦穴。此法见效不会太大。

25. 足髀不可举……不可刺:似与髋关节有关。此处为环跳穴,一般均用三寸长针。不可用大针,而用员利针。若病只存肌腱处因不可深入,怕伤及肌腱,按摩是个好方法。

26. 病注下血:此血从何而出? 因何原因? 必先找病因,而后治之,切不可盲从。

27. 腹中常鸣……三里:此证治用足三里、上巨虚、下巨虚即可。本条从《四时气第十九》篇移此。

28. 胀取三阳,飧泄取三阴:胀为腹胀或气胀,以胃、胆、膀胱三阳经治之。飧泄为完谷不化的泄泻,与胃肠功能紊乱有关,治在脾、肝(木克土)、肾(肾为胃关)三阴经。临床上以足三里、上巨虚、下巨虚治疗,疗效颇佳。在此三穴上用维生素 B_{12} 作穴位注射（隔日轮换，每穴注射 1 毫升），对结肠过敏引起的泄泻效果很好。此条从《九针十二原第一》篇移此。

29. 以下至"肿上及胃脘，取三里"皆从《四时气第十九》篇末移此。

30. 小腹控睾……取巨虚下廉以去之：控即"引"。此即沈亮宸所注的小肠疝气。邪盛则上冲心肺，熏于肝胃，引于腰脊。取肓原以散脐腹之结；刺手太阴肺以补肺经之虚；取足厥阴肝经以泻肝经之实；取巨虚下廉以祛邪。这综合治理的方法，理论上分析得合情合理。

31. 心中憺憺……取三里以下：憺(dàn)，通怛(dá)，忧伤不安貌。下作使动用法，即祛其胆逆。足三里是胆经合穴。

32. 胆逆：属胆囊炎、胆石症的可能性为多。是否属胆汁返流性胃液，结合临床进一步考证。

33. 小腹痛肿……取三里：小腹肿是膀胱充盈后的症状，急当使三焦解约而水便立出，导尿是急则治标。

34. 转筋者……可令立快也：腓肠肌痉挛，站着针刺，疗果很好，痿厥患者，必须躺着，张开四肢治疗，见效快。此句从《本输第二》篇移此。

周痹第二十七

提示

周痹因体虚,风、寒、湿邪侵入血脉、肌肉之中所致。《素问》虽有痹论专篇,但没有周痹。周痹一证之名正自此篇而出。由于周痹发作时会随着经脉而上下左右移动,所以古称谓"历节疯",亦与如今所说的游走性关节炎颇为相似。周痹抑或是行痹吗?只能存疑。

《热病第二十三》篇首部分内容移于本篇末(文中画线部分)。

黄帝问于岐伯曰:周痹之在身也,上下移徙随脉[1],其上下左右相应,间不容空[2],愿闻此痛,在血脉之中邪?将在分肉之间乎?何以致是[3]?其痛之移也,间不及下针,其慉痛之时,不及定治,而痛已止矣,何道使然?愿闻其故[4]。

岐伯答曰:此众痹也,非周痹也[5]。

黄帝曰:愿闻众痹[6]。

岐伯对曰:此各在其处,更发更止,更居更起,以右应左,以左应右,非能周也,更发更休也。

黄帝曰:善。刺之奈何?

岐伯对曰:刺此者,痛虽已止,必刺其处,勿令复起。

帝曰:善。愿闻周痹何如?

岐伯对曰:周痹者,在于血脉之中,随脉以上,随脉以下,不能左右,各当其所。

黄帝曰:刺之奈何?

岐伯对曰:痛从上下者,先刺其下以遏之,后刺其上以脱之;痛从下上者,先刺其上以遏[7]之,后刺其下以脱之[8]。

黄帝曰:善。此痛安生?何因而有名?

岐伯对曰:风寒湿气,客于外分肉之间,迫切而为沫[9],沫得寒则聚,聚则排分肉而分裂也,分裂则痛,痛则神归之[10],神归之则热,热则痛解,痛解则厥[11],厥则他痹发,发则如是。

帝曰:善。余已得其意矣。

此内不在脏,而外未发于皮,独居分肉之间,真气不能周[12],故命曰周痹。故刺痹者,必先切循其下之六经,视其虚实,及大络之血结而不通,及虚而脉陷空者而调之,熨而通之,其瘝坚,转引而行之[13]。

黄帝曰:善。余已得其意矣,亦得其意也。九者,经巽之理,十二经脉阴阳之病也。

偏枯,身偏不用而痛,言不变,志不乱,病在分腠之间,巨针取之,益其不足,损其有余,乃可复也。痱[14]之为病也,身无痛者,四肢不收,智乱不甚,其言微知,可治,甚则不能言,不可治也。病先起于阳,后入于阴者,先取其阳,后取其阴,浮而取之[15]。

 注 释

1. 上下移徙随脉:徙,即迁。指疼痛沿着经脉周游性发作。

2. 间不容空:即指疼痛发作时,刚要下针疼痛便移动了位置。

3. 愿闻此痛……何以致是:将,疑问副词,作抑或、还是。愿意听听这疼痛在血脉中间还是在分肉之间?为什么会出现这种情况呢?

4. 其㿑痛之时……愿闻其故:㿑(wǎn)痛,即心痛疼痛。何道使然,是什么原因造成了这样的情况。

5. 此众痹也,非周痹也:这是众痹,不是周痹。与上文似有脱节。

6. 众痹:指风、寒、湿三气杂至合而为痹的行痹、寒痹与着痹。但行痹是什么,古人没有明确定论。周痹的病名、症状、治法均出自本篇。

7. 遏:《针灸甲乙经》作"通",本篇注作"遏"。后人注释都以"过"解,即让邪气通过分肉间外出的治标方法。遏,抑止,制止,即不让它再"周行"。

8. 以脱之:脱者,拔其本也。治本之法。

9. 迫切而为沫:指风、寒、湿进入分肉,紧急逼迫,使其成为阻碍经脉运行的致病因子。

10. 神归之:此"神"指正气或热气回到了那里,以解除病痛。

11. 痛解则厥:此痛虽解,脉气依然不通而厥逆,故其下或其上才会发病。

12. 真气不能周：此"周"是亲和与调和的意思。这是周痹的另一种解释，即体内之神气无法调和这种游走的病态。

13. 其瘛坚，转引而行之：瘛，病名，局部肌肉痉挛，以小腿为常见，故亦称转筋。坚，坚硬，是对局部肌肉紧张的描述。转引而行之，指用针刺治疗解除痉挛后便可行走了。

14. 痱：又同"废"，是一种中风后遗症。一般称其风痱，类似偏枯。本段内容是阐述偏枯与痱的区别。

15. 浮而取之：除了浅刺外，推拿手法亦不能太重。

口问第二十八

提示

　　本篇以黄帝问、岐伯答的解惑答疑形式解释人体的各种生理现象或反应,也包括了某些病因所出现的体征、症状等。其中"上气不足,脑为之不满,耳为之苦鸣,目为眩;中气中足,溲便为之变"至今在中医治病中还有相当大的临床指导价值。因篇名谓"口问",所以《大惑论第八十》篇中凡与本篇"问答"相类似的有关内容也一并收录其中(文中画线部分)。另外,《脉度第十七》篇中有关"关格"内容也移于此(文中画线部分)。《素问·解精微论篇第八十一》中有些生理、病理现象的解释与本篇有相关之处,可供参考借鉴,没有归入本篇之中。

　　黄帝闲居,辟[1]左右而问于岐伯曰:余已闻九针之经,论阴阳逆顺六经已毕,愿得口问[2]?

　　岐伯避席再拜曰:善乎哉问也,此先师之所口传也。

　　黄帝曰:愿闻口传。

　　岐伯答曰:夫百病之始生也,皆生于风雨寒暑,阴阳喜怒,饮食居处,大惊卒恐。则血气分离,阴阳破败,经络厥绝[3],脉道不通,阴阳相逆,卫气稽留,经脉虚空,血气不次[4],乃失其常。论不在经者,请道其方[5]。

　　黄帝曰:人之欠者,何气使然[6]?

　　岐伯答曰:卫气昼日行于阳,夜半则行于阴。阴者主夜,夜者卧。阳者主上,阴者主下。故阴气积于下,阳气未尽,阳引而上,阴引而下,阴阳相引,故数欠。阳气尽,阴气盛,则目瞑;阴气尽而阳气盛,则寤[7]矣。

　　黄帝曰:人之哕者,何气使然?

岐伯曰：谷入于胃，胃气上注于肺。今有故寒气与新谷气，俱还入于胃，新故相乱，真邪相攻[8]，气并相逆，复出于胃，故为哕。

黄帝曰：人之唏[9]者，何气使然？

岐伯曰：此阴气盛而阳气虚，阴气疾而阳气徐，阴气盛而阳气绝[10]，故为唏。

黄帝曰：人之振寒[11]者，何气使然？

岐伯曰：寒气客于皮肤，阴气盛，阳气虚，故为振寒寒慄。补诸阳。

黄帝曰：人之噫[12]者，何气使然？

岐伯曰：寒气客于胃，厥气[13]从下上散，复出于胃，故为噫。

黄帝曰：人之嚏[14]者，何气使然？

岐伯曰：阳气和利，满于心[15]，出于鼻，故为嚏。

黄帝曰：人之軃[16]者，何气使然？

岐伯曰：胃不实则诸脉虚，诸脉虚则筋脉懈惰[17]，筋脉懈惰则行阴用力[18]，气不能复，故为軃。因其所在，补分肉间。

黄帝曰：人之哀而泣涕出者，何气使然？

岐伯曰：心者，五藏六腑之主也；目者，宗脉之所聚也，上液之道也；口鼻者，气之门户也。故悲哀愁忧则心动，心动则五脏六腑皆摇，摇则宗脉感，宗脉感则液道开，液道开故泣涕出焉。液者，所以灌精濡空窍者也，故上液之道开则泣，泣不止则液竭，液竭则精不灌，精不灌则目无所见矣，故命曰夺精[19]。

黄帝曰：人之太息[20]者，何气使然？

岐伯曰：忧思则心系急，心系急则气道约，约则不利，故太息以伸出之[21]。

黄帝曰：人之涎下[22]者，何气使然？

岐伯曰：饮食者皆入于胃，胃中有热则虫动，虫动则胃缓，胃缓则廉泉开，故涎下。

黄帝曰：人之耳中鸣者，何气使然？

岐伯曰：耳者宗脉之所聚也，故胃中空则宗脉虚，虚则下溜，脉有所竭[23]者，故耳鸣。

黄帝曰：人之自啮舌[24]者，何气使然？

岐伯曰：此厥逆走上，脉气辈[25]至也。少阴气至则啮舌，少阳气至则啮颊，阳明气至则啮唇矣。

凡此十二邪者，皆奇邪之走空窍者也。故邪之所在，皆为不足[26]。故上气不足，脑为之不满，耳为之苦鸣，头为之苦倾，目为之眩；中气不足，溲便为之变，肠为之苦鸣；下气不足，则乃为痿厥心悗[27]。

黄帝曰：治之奈何？

岐伯曰：肾主为欠，取足少阴。肺主为哕，取手太阴、足少阴。唏者，阴与阳绝，补足太阳，泻足少阴。振寒者，补诸阳。噫者，补足太阴、阳明。嚏者，补足太阳、眉本。𣧏，因其所在，补分肉间。泣出，补天柱经侠颈，侠颈者，头中分也。太息，补手少阴、心主、足少阳留之。涎下，补足少阴。耳鸣，补客主人，手大指爪甲上与肉交者。自啮舌，视主病者则补之。目眩头倾，补足外踝下留之。痿厥心悗，刺足大趾间上二寸留之，一曰足外踝下留之。[28]

[29]黄帝曰：人之善忘[30]者，何气使然？

岐伯曰：上气不足，下气有余，胃肠实而心肺虚，虚则营卫留于下，久之不以时上，故善忘也。

黄帝曰：人之善饥而不嗜食[31]者，何气使然？

岐伯曰：精气并于脾，热气留于胃，胃热则消谷，消谷故善饥。胃气逆上，则胃脘塞，故不嗜食也。

黄帝曰：病而不得卧[32]者，何气使然？

岐伯曰：卫气不得入于阴，常留于阳。留于阳者阳气满，阳气满则阳跷[33]盛，不得入于阴则阴气虚，故目不瞑矣。

黄帝曰：病目而不得视[34]者，何气使然？

岐伯曰：卫气留于阴，不得行于阳。留于阴则阴气盛，阴气盛则阴跷满，不得入于阳则阳气虚，故目闭也。

黄帝曰：人之多卧[35]者，何气使然？

岐伯曰：此人肠胃大而皮肤湿，而分肉不解[36]焉。肠胃大则卫气留久，皮肤湿则分肉不解，其行迟。夫卫气者，昼日常行于阳，夜行于阴，故阳气尽则卧，阴气尽则寤。故肠胃大，则卫气行留久；皮肤湿，分肉不解，则行迟。留于阴也久，其气不清，则欲瞑，故多卧矣。其肠胃小，皮肤滑以缓，分肉解利，卫气之留于阳也久，故少瞑[37]焉。

黄帝曰：其非常经[38]也，卒然多卧，何气使然？

岐伯曰：邪气留于上焦，上焦闭而不通，已食若饮汤[39]，卫气留久于阴而不行，故卒然多卧焉。

黄帝曰：善。治此诸邪奈何？

岐伯曰：先其脏腑，诛其小过，后调其气，盛者泻之，虚者补之，必先明知其形志之苦乐，定乃取之。[40]

[41]黄帝曰：何谓关格？

岐伯曰：故邪在腑则阳脉不和，阳脉不和则气留之，气留之则阳气盛矣。阳气太盛则阴不利，阴脉不利则血留之，血留之则阴气盛矣。阴气太盛，则阳气不能荣也，故曰关。阳气太盛，则阴气弗能荣也，故曰格。阴阳俱盛，不得相荣，故曰关格。关格者，不得尽期而死也。

注释

1. 辟：国君称为辟。《尔雅·释诂》曰："辟，君也。"辟，作动词用，尚有除去的意思。在此作除去，即黄帝让左右的人回避。

2. 口问：指老师所口传的知识。

3. 厥绝：不通为厥，阻隔为绝。

4. 血气不次：血气运行的秩序不正常。

5. 论不在经者，请道其方：此可理解为，请你说说经书上没有的理论知识。

6. 人之欠者，何气使然：欠，又称呵欠、哈欠。自觉困乏而展臂伸腰呼气，经常发生在困乏或欲睡觉之前。何气使然，疑问句，是什么原因导致了这样（以下同类型者均可作此解释）。

7. 窹：醒也。此后删去了"泻足少阴，补足太阳"一句。因困倦所出现的生理现象，不需治疗。抑或后人增注，以下相似者均删去了。

8. 真邪相攻：指胃气和进入胃中之"寒气"不能融洽所致。

9. 唏（xī）：哀叹。《方言》第一："唏，痛也，凡哀而不泣曰唏。"

10. 此阴气盛……而阳气绝：疾，快。徐，缓或慢。绝，隔绝而不能交接。

11. 振寒：指发冷时全身颤动。也作寒栗。但从"寒气客于皮肤"论，此只是初遇冷时的寒栗感觉，并不指病加重时所出现的寒战、高热。

12. 噫：嗳气。

13. 厥：代词，那个。在此指寒气。

14. 嚏：打喷嚏，遇冷而嚏，或触粉尘、刺激性气体而喷嚏连连。过敏性鼻炎常见。

15. 满于心：阳气平和顺利，满溢心胸，必上达于肺，鼻为息道，故出于鼻为喷嚏。俗有"久病见嚏是好兆；久病见呃为凶兆"之说。

16. 弹(duǒ)：病证名。指肢体筋脉懈惰，动弹不灵活。又称手足弹曳，可见于中风、偏瘫、重症肌无力等。

17. 懈惰：懈怠。引申为无法动弹，与"弹"相同。

18. 行阴用力：此四字笔者认为是衍文。张志聪认为"阳明主宗筋"。宗筋乃男性生殖器。那女子患弹又如何解释？

19. 夺精：指精气严重耗损。

20. 太息：叹气。

21. 心系急则气道约，约则不利，故太息以伸出之：环束为约，紧缩而变窄也为约。心系急则气道不畅，故耸肩张胸，以叹气来舒展胸中之气。

22. 涎下：口液自下，一般多在睡中自口流出。张景岳认为小儿与肠中有蛔虫相关。又说："目之多泪，鼻之多涕，亦皆因热，而上液之道开也。有谓肺热甚则鼻涕出者。"临床所见有些上额窦炎患者，其炎性分泌物顺鼻腔流入口内，睡中也会流涎，色或淡黄或清绿，且臭而口苦。晨起喉间有痰，或白而厚浊，或黄，均为湿热引起。

23. 竭：在此作一时无法供应。临床上多见晕厥、低血糖休克、一时性脑供血不足等。

24. 自啮舌：自咬其舌。此似癫痫发作时的症状。

25. 辈：若按《说文解字·车部》解释"若车发百辆为辈"。以此引申似乎比成倍还要壮大。故此气厥逆走上，则血涌气腾，并非佳兆。

26. 凡此十二邪……皆为不足：《针灸甲乙经》在此载有《大惑论第八十》篇中的"善忘"与"善饥"，故为十四。奇邪，即不同于寻常的病证。

27. 上气不足……乃为痿厥心悗：上气不足指的是脑供血不足所出现的这些证候；中气不足所导致的无力排便的便秘和劳累后的排便次数增多，以及压力性尿失禁、尿潴留、前列腺增生所出现的尿线短、滴沥不净；女性老妇的反复性尿路感染、乳糜尿等，都属于"溲便为之变"，当以补益中气为先。下气不足则下肢萎软无力，不能行走而导致的烦心、懊恼，治在调补肝肾。

28. 此段经文所说，并非准则，仅供参考。

29. 以下经文至"定乃取之"摘自《大惑论第八十》篇后半篇。

30. 善忘：记忆力减退，但不影响肠胃功能。即使老年痴呆初期，反倒旧事不忘，近事不可记忆，但饮食、溲便如常。

31. 人善饥而不嗜食：即中医所说的"脾强胃弱"，湿滞于胃，故不欲食，当给予芳香醒胃之药。

32. 不得卧：即失眠。此与个人情绪、心理有关，与某些降压药物的不良反应也有关。

33. 阳跷：奇经八脉之一，起于足跟，至于目内眦。本脉发生病变，会出现是失眠、目痛、流泪或两眼干涩。

34. 病目而不得视：指由于目疾所致的失明。其原因众多，如角膜病、白内障以及眼内疾病等。眼科是五官之一，但医院的眼科独立于鼻、喉、耳科之外，足见其重要性。

35. 人之多卧：此种大多是过分肥胖的人，与胃肠大而皮肤湿所导致的卫气运行迟缓有关。

36. 分肉不解：解，在此作通达。指分肉松弛而欠通达。

37. 少瞑：睡不着觉，或睡后易醒。原因众多，与心事重重、打呼噜停息、饱食即睡、做恶梦、睡眠恐惧症、某些降压药的不良反应等有关。

38. 非常经：经气不按正常的经脉路线运行，正气反而成了致病的原因。

39. 已食若饮汤：已经吃了饭，再喝一大碗汤，把胃撑得很大。由于胃内迷走神相当丰富，一旦迷走神经兴奋，容易诱发睡意。若小孩睡前饱食，睡中会出现哭闹、惊叫，甚至夜游。男性若晚饭饱食后即睡，由于迷走神经亢奋过度，有可能会导致心脏骤停。故孙思邈和李东垣都有过告诫："饱食后不可即卧。"临床上也观察到饭后喝一大碗汤有诱发肠易激综合征发作的可能。

40. 必先明知其形志之苦乐，定乃取之：首先要掌握患者的形体情志、生活状况等各方面的情况，再根据其症状来决定治疗的措施和方法。

41. 以下内容《脉度第十七》篇中移此。"黄帝曰""岐伯曰"均由笔者加上去的。这里是这段经文的最佳落脚点。中医所说的关格证候，类似食管肿瘤等。

师传第二十九

提示

　　治病必当以顺。入国问俗,入家问讳为顺;问病治病,在错综复杂、反复发作的病情中,抓住真正的原因,也是顺;先治标还是先治本,也是顺;让患者忌口,使症状消失,病愈会快一点,也是顺;防止食复、劳复、房劳复,也是顺。故张景岳说:"顺之为用,是医家之肯綮(治病的关键)。言不顺则道不行,志不顺则功不成。""告之以其败,语之以其善,导之以其所便",是医者仁心的关怀和患者必须做到的三个方面,亦是医者医德的体现。本篇后半篇接连有几个"黄帝曰:善。"嫌其繁和并无实际意义而删去了。

　　黄帝曰:余闻先师,有所心藏,弗著于方。余愿闻而藏之,则而行之,上以治民,下以治身,使百姓无病,上下和亲,德泽下流,子孙无忧[1],传于后世,无有终时,可得闻乎?

　　岐伯曰:远乎哉问也。夫治民与自治,治彼与治此,治小与治大,治国与治家,未有逆而能治之也,夫惟顺而已矣。顺者,非独阴阳脉论气之逆顺也,百姓人民皆欲顺[2]其志也。

　　黄帝曰:顺之奈何?

　　岐伯曰:入国问俗,入家问讳,上堂问礼[3],临病人问所便[4]。

　　黄帝曰:便病人奈何?

　　岐伯曰:夫中热消瘅则便寒[5],寒中之属则便热。胃中热,则消谷,令人悬心善饥[6],脐以上皮热;肠中热,则出黄如糜,脐以下皮寒。胃中寒,则腹胀;肠中寒,则肠鸣飧泄。胃中寒,肠中热,则胀而且泄;胃中热,肠中寒,则疾饥,小腹痛胀[7]。

　　黄帝曰:胃欲寒饮,肠欲热饮,两者相逆,便之奈何[8]?且夫王公大人血食之君,骄恣从欲,轻人,而无能禁之,禁之则逆其志,顺之则加其病,便之奈何⁹？治之何先？

岐伯曰：人之情，莫不恶死而乐生，告之以其败，语之以其善，导之以其便，开之以其苦，虽有无道之人，恶有不听者乎？

黄帝曰：治之奈何？

岐伯曰：春夏先治其标，后治其本；秋冬先治其本，后治其标。

黄帝曰：便其相逆者奈何？

岐伯曰：便此者，食饮衣服，亦欲适寒温，寒无凄怆，暑无出汗。食饮者，热无灼灼，寒无沧沧。寒温中适，故气将持¹⁰。乃不致邪僻也。

黄帝曰：本脏以身形支节䐃肉，候五脏六腑之小大焉。今夫王公大人、临朝即位之君而问焉，谁可扪循¹¹之而后答乎？

岐伯曰：身形支节者，脏腑之盖，非面部之阅也¹²。

黄帝曰：五脏之气，阅于面者，余已知之矣，以肢节知而阅之奈何？

岐伯曰：五脏六腑者，肺为之盖，巨肩陷咽，候见其外¹³。五脏六腑，心为之主，缺盆为之道，骷骨¹⁴有余，以候𩨅骬。

肝者主为将，使之候外，欲知坚固，视目小大¹⁵。脾者主为卫，使之迎粮，视唇舌好恶，以知吉凶¹⁶。肾者主为外，使之远听，视耳好恶，以知其性¹⁷。

黄帝曰：善。愿闻六腑之候。

岐伯曰：六腑者，胃为之海，广骸、大颈、张胸，五谷乃容¹⁸；鼻隧以长，以候大肠；唇厚、人中长，以候小肠；目下果大，其胆乃横¹⁹；鼻孔在外，膀胱漏泄；鼻柱中央起，三焦乃约²⁰。此所以候六腑者也。上下三等，脏安且良矣。

注释

1. 闻而藏之……子孙无忧：您把藏在心里的宝贵知识说出来，我听到后牢记在心里，并把它作为原则来贯彻执行，上可治国，下可治民。经验一旦整理出来，国家就不会出乱子，百姓就不会生疾病，并把这样的恩德子子孙孙地流传下去，让他们没有后顾之忧。

2. 顺：顺畅，通利。把卷曲舒展为顺畅，这必须要有足够的学识、经验和变通的方法，才能达到预期的目的。

3. 入国问俗，入家问忌，上堂问礼：到一个国家首先要知道这个国家的风俗习惯,入人家之前要知道此家有什么忌讳,上堂屋时必须向主人致礼。

4. 临病人问所便:笔者认为此"便"指的是患者的"不便",即哪些情况影响了他原来的方便,让顺畅变为了不便。把不便变为便,必须治其逆,治逆而使之为顺。所以"便"在此也可理解为寒者热之、热者寒之、郁者舒之、闭者通之等顺治之法。

5. 中热消瘅,则便寒:中热即热中。消瘅者,众消的总名,肝心肾三经阴虚而生内热。那么治疗上必须用清凉之药,如地黄饮之类。此处的"便"作动词,适宜用寒药。

6. 则消谷……善饥:指食入易消,自觉易饥的症状。多由中焦热盛所致。《经脉第十》篇中有"气盛则身以前皆热,甚有余于胃,则消谷善饥,溺色黄。"如糖尿病与甲状腺功能亢进等疾病。十二指肠球炎或溃疡也有消谷善饥的现象,多发于两餐之间、半夜或清晨,那是中宫虚寒,以黄芪建中汤加减治之。

7. 脐以上皮热……小腹痛胀:此处所罗列的症状除急性肠炎外,均为肠易激惹综合征发作时所出现的症状。因此审因论治、对症而治的效果比单一的对"症"治疗效果好。

8. 胃欲寒饮……便之奈何:这里喻指的是忌口,所以这里的"便"指患者的饮食不能任凭患者的"便"。忌口是治疗时必须严格遵守的关键。

9. 且夫王公大人血食之君……便之奈何:不管是什么人,都要遵照医嘱。要晓之理、动之情,反复强调忌口的重要性。这是作为一个医者必须要担负的责任。

10. 寒无凄怆……故气将持:凄怆,亦作凄沧,即寒冷,在此指因衣衫单薄而受寒。灼灼,指炙热而灼伤,在此指太烫的食物。沧沧,指寒凉之物。故气将持,指正气得到扶持而持久。唐代柳公度曰:"不以气海熟生物,暖冷物;亦不以元气佐喜怒耳"的养生得到张景岳的肯定,认为他"善养脾胃之道,所以便能致寿。"

11. 谁可扪循:有谁可以随便地顺着他们的身体一一地摸过去呢?这里反证了望诊与问诊的重要性。

12. 脏腑之盖,非面部之阅也:内脏被外面的躯壳遮盖着,不能从面部上完全看透彻。

13. 巨肩陷咽,候见其外:双肩宽阔,咽喉深陷,那是肺气足身体好的外候。

14. 骺(guā)骨:骺指骨端。骺骨是胸骨的剑突,古称髑骬。

15. 肝者主为将……视目小大:肝为将军之官,从目的大小、深邃、目光的威严便能知道肝的刚毅。

16. 脾者主为卫……以知吉凶:卫是古代王室九畿之一,专供粮食进贡,故为之"迎粮"。唇舌好即胃口好。因为人以食为天,以胃气为本,所以可以从胃口以测其吉凶。

17. 肾者主为外……以知其性:肾主耳,能够远听。根据听力的好坏来判断肾气的足与不足。这仅仅是一个方面而已。

18. 六腑者……五谷乃容:广骸指骨骼大,脖子粗,胸阔,胃也大,是水谷之海。

19. 鼻隧以长……其胆乃横:这是从经络去判断的。目下果者,大多指眼袋,与胆关系不大,似与睡眠欠佳和鼻炎有关,与睡觉不用枕头或枕头低平有关。

20. 鼻孔在外……三焦乃约:鼻孔外张与漏泄有关,与膀胱无关。鼻骨高耸,三焦才能约束。此处有待观察、考证。

决气第三十

提示

决，区分、区别。决气，是把人体内的精、气、津、液、血、脉六种物质逐一区分，并加以解释。气是由先天真元之气和后天水谷之精气与鼻吸入的清气组成，是人体维持生命的根本物质。

黄帝曰：余闻人有精、气、津、液、血、脉，余意以为一气耳，今乃辨为六名，余不知其所以然¹。

岐伯曰：两神相搏，合而成形，常先身生²，是谓精。

何谓气？

岐伯曰：上焦开发，宣五谷味，熏肤，充身泽毛，若雾露之溉，是谓气³。

何谓津？

岐伯曰：腠理发泄，汗出溱溱，是谓津⁴。

何谓液？

岐伯曰：谷入气满，淖泽注于骨，骨属屈伸，泄泽⁵，补益脑髓，皮肤润泽，是谓液。

何谓血？

岐伯曰：中焦受气取汁，变化而赤，是谓血⁶。

何谓脉？

岐伯曰：壅遏营气⁷，令无所避，是谓脉。

黄帝曰：六气者，有余不足，气之多少，脑髓之虚实，血脉之清浊，何以知之⁸？

岐伯曰：精脱者，耳聋；气脱者，目不明；津脱者，腠理开，汗大泄；液脱者，骨属屈伸不利，色夭，脑髓消，胫酸，耳数鸣；血脱者，色白，夭然不泽，其脉空虚，此其候也⁹。

黄帝曰：六气者，贵贱何如¹⁰？

岐伯曰：六气者，各有部主¹¹也，其贵贱善恶，可为常主¹²，然五谷与胃为大海也。

注释

1. 不知其所以然：不知道这样称呼的原因是什么？

2. 两神相搏，合而成形，常先身生：女子排卵一般一次只有一个，但也有例外。成千上万个精子争先恐后地奋力向前，首先攻破卵子外膜进入其内的精子称为得神。所以拼搏是精子之间的争斗。搏又有捕捉的意思，是相互之间的融合，故称两神相搏，合而成受精卵后便生长发育，渐成胎儿。

3. 气：此气即慓悍、滑利、薰身、温分肉、泽皮毛之卫气。

4. 津：在此指汗。阳加于阴为之汗，故大汗淋漓不止，不但会伤津、耗气，亦伤阴血。中医中小便亦称为津，尿崩症是与抗利尿激素不足有关，它与中医伤津、耗气、伤阴血关系不大。小便之"津"不能正常排出，反而是件坏事。

5. 泄泽：液的排泄、润泽，另外的功能是补益脑髓和润泽皮肤。液是黏稠润滑的液体，也是俗称的"滋膏"，很有可能它是一种体内的胶原蛋白。

6. 中焦受气取汁，变化而赤，是谓血：古人的这个结论虽比较简单，但"变化"两字蕴含着无穷无尽的内涵。所以，笔者认为中焦除了包括脾胃，也包括属于消化系统的小肠与肝脏，以及虽属下焦又是先天之本的肾，和其所主的骨骼都参与其中。

7. 壅遏营气：张景岳把"壅遏"作堤防解释。潘氏言："壅遏犹言擁迫，使入隧道（脉），而无别道可避也。"

8. 何以知之：凭什么知道的。

9. 精脱者……此其候也：上述几种现象如果单独出现，则可单独解释。若同时出现，便是低血糖休克、晕厥或脑供血不足等发病时出现的症状。

10. 贵贱何如：哪个重要？哪个次要？

11. 各有部主：各自有管辖它们的部门。

12. 贵贱善恶，可为常主：春夏则木火为贵，秋冬则金水为贵。若失时者为贱。六气正常者为善，太过与不及为恶。

肠胃第三十一

提示

　　本篇论述一般人自唇至回肠各个部位的长短、宽窄及容量等。从《难经·四十四难》"七冲门"中有贲门、阑门和魄门的称谓，本篇却没有论述。丹波元简认为本篇与后面的《平人绝谷第三十二》篇应为一篇，不知被何人一拆为二。

　　《难经·四十二难》记载："胃大一尺五寸，径五寸，长二尺六寸。横屈受水谷三斗五升。"与本篇所说相同。从这点上去分析，当时确有过人体的解剖和记录。据《汉书》记录，公元 19 年左右，王莽捕获党徒王孙庆后，"使太医、尚方与巧屠共刳剥之，并令人记录结果。"此记载或留于王室藏书室，或转载流传于医家之手。

　　黄帝问于伯高曰：余愿闻六腑传谷者，肠胃之小、大、长、短，受谷之多少奈何？

　　伯高曰：请尽言之，谷所从出入、浅深、远近、长短之度[1]。唇至齿长九分，口广[2]二寸半。齿以后至会厌，长[3]三寸半，大容五合[4]。舌重十两，长七寸，广二寸半。咽门重十两，广一寸半，至胃上长一尺六寸，胃纡曲屈，伸之，长二尺六寸，大一尺五寸，径五寸，大容三斗五升[5]。小肠后附脊[6]，左环回周迭积，其注于回肠[7]者，外附于脐上。回运环十六曲，大二寸半，径[8]八分分之少半，长三丈二尺。回肠当脐，左环回周叶积[9]而下，回运环反十六曲，大四寸，径一寸寸之少半，长二丈一尺。广肠传脊[10]，以受回肠，左环叶脊，上下辟[11]，大八寸，径二寸寸之大半，长二尺八寸。肠胃所入至所出，长六丈四寸四分，回曲环反，三十二曲也。

注　释

　　1. 度：以一定计量标准划分的单位，如长度、宽度、深度、高度等。

2. 广：阔；宽。

3. 长：深。

4. 大容五合：它的大小可以容纳约半斤的东西。一合为一两。十合为一升。十升为一斗。五斗为一斛。十斗为一石（担），即50公斤。

5. 胃纡屈曲……大容三斗五升：纡，即屈曲。两词叠用，来描述胃自贲门到幽门，胃大弯与胃小弯之间的屈曲形状。将它们伸之，大之，内可容纳三斗五升的食物。

6. 附脊：附，靠近。脊虽是脊柱，但此处应指后腹壁。

7. 回肠：相当于解剖学上的回肠和结肠的上段。

8. 径：直径。

9. 叶积：像衣服和裙子上的褶叠。

10. 传脊：环附于腹脊。

11. 上下辟：辟，同襞，指其上下有如同衣服或裙子上的褶裥。

平人绝谷第三十二

提示

本篇从正常成年人胃肠之大小、每天所能受纳水谷之多少，来换算一旦停止进水、进食，只能存活七天的原因。如果只食谷而不进水，那么存活的时间可能还会缩短。故本篇只论食，不论饮。

黄帝曰：愿闻人之不食，七日而死何也？

伯高曰：臣请言其故。胃大一尺五寸，径五寸，长二尺六寸，横屈受水谷三斗五升。其中之谷常留二斗，水一斗五升而满。上焦泄气，出其精微，慓悍滑疾[1]，下焦下溉诸肠[2]。小肠大二寸半，径八分分之少半，长三丈二尺，受谷二斗四升，水六升三合合之大半。回肠大四寸，径一寸寸之少半，长二丈一尺。受谷一斗，水七升半。广肠大八寸，径二寸寸之大半，长二尺八寸，受谷九升三合八分合之一。肠胃之长，凡五丈八尺四寸，受水谷九斗二升一合合之大半，此肠胃所受水谷之数也。平人则不然，胃满则肠虚，肠满则胃虚[3]，更虚更满，故气得上下，五脏安定，血脉和利，精神乃居[4]，故神者，水谷之精气也。故肠胃之中，当留谷二斗，水一斗五升。故平人日再后，后二升半[5]，一日中五升，七日五七三斗五升，而留水谷尽矣。故平人不食饮七日而死者，水谷精气津液皆尽故也。

注释

1. 慓悍滑疾：此指卫气的性质。

2. 下焦下溉诸肠：此句作如下解释，经过胃内消化后的食物下行，溉之于肠里。焦为中焦，即从中焦而下。诸，作介词"之于"解。

3. 胃满则肠虚，肠满则胃虚：《素问·五脏别论》言"六腑者，传化物而不藏，故实而不能满也。所以然者，水谷入口，则胃实而肠虚；食下，则肠实而胃虚。"这就是如今所说的胃肠动力学。

4. 精神乃居：饱满的精神才能停留在身体内外。

5. 平人日再后，后二升半：后，指排泄大小便。即每天所排泄的大小便量约二升半。

海论第三十三

提示

　　论述四海命名的由来。人之脑称为髓海;冲脉为十二经脉之海,故名血海;膻中者为气海,乃中气所居之地;胃为水谷之海。其中髓海不足所出现的症状,似如今的脑供血不足,如脑梗、腔梗、脑萎缩等病证。

　　黄帝问于岐伯曰:余闻刺法于夫子,夫子之所言,不离于营卫血气。夫十二经脉者,内属于腑脏,外络于肢节,夫子乃合之于四海[1]乎?

　　岐伯答曰:人亦有四海、十二经水。经水[2]者,皆注于海,海有东西南北,命曰四海。

　　黄帝曰:以人应之奈何[3]?

　　岐伯曰:人有髓海,有血海,有气海,有水谷之海,凡此四者,以应四海之也。

　　黄帝曰:远乎哉,夫子之合人天地四海也,愿闻应之奈何[4]?

　　岐伯答曰:必先明知阴阳表里荥输[5]所在,四海定矣。

　　黄帝曰:定之奈何[6]?

　　岐伯曰:胃者水谷之海,其输上在气街,下至三里[7]。冲脉者为十二经之海,其输上在于大杼,下出于巨虚之上下廉[8]。膻中者为气之海,其输上在于柱骨之上下,前在于人迎[9]。脑为髓之海,其输上在于其盖,下在风府[10]。

　　黄帝曰:凡此四海者,何利何害?何生何败[11]?

　　岐伯曰:得顺者生,得逆者败;知调者利,不知调者害。

　　黄帝曰:四海之逆顺奈何?

　　岐伯曰:气海有余者,气满胸中,悗息面赤[12];气海不足,则气少不足以言。血海有余,则常想其身大,怫然不知其所病[13];血海不足,亦常想其身小,狭[14]然不知其所病。水谷之海有余,则腹满;水谷之海不足,则饥不受谷食[15]。髓海有余,则轻劲多力,自过其度[16];髓海不足,则脑转耳鸣,胫酸眩冒,目无所见,懈怠安卧[17]。

黄帝曰:余已闻逆顺,调之奈何?

岐伯曰:审守其输而调其虚实,无犯其害,顺者得复,逆者必败。

黄帝曰:善。

注 释

1. 四海:古代中国称自居于中原,海外即外国。四海即东、南、西、北四海。

2. 经水:在此指经脉。

3. 以人应之奈何:应,相应。人体怎么与四海对应地配对呢?

4. 愿闻应之奈何:我想听听四海是怎么样与人体相互联系起来的。

5. 荥输:每条经脉十二原中的荥穴与输穴。即"五脏有六腑,六腑有十二原,十二原出四关,四关主治五脏。"

6. 定之奈何:怎么样来定位它。

7. 胃者水谷之海……下至三里:人受气于水谷。水谷入口,藏于肠胃,以养五脏。胃气运行,上至在气街(即气冲穴,脐下 5 寸旁开 2 寸处),下至足三里。饥饿导致的胫酸,即胃气不足的征兆。

8. 冲脉者为十二经之海……上下廉:冲脉起于胞中是古人的认识。它即是腹主动脉,应贴于后腹壁。中医认为其前行者并足少阴肾经挟脐上行,至胸中而散;其后行者上循背里为经络之海;其上行者,出于颃颡(咽上腭与鼻相通的部位,是足厥阴肝经循行处),下行者出于足。其输上在足太阳大杼穴,下在足阳明经的上巨虚、下巨虚穴。

9. 膻中者为气之海……人迎:胸中,肺之所居。诸气者,皆属于肺,是谓真气,亦曰宗气。宗气积于胸中,出于息道,贯心脉,而司呼吸。故膻中为之气海。颃颡之后,即柱骨之上下,谓督脉之哑门,大椎也。一在颃颡之前,此即足阳明的人迎穴。

10. 脑为髓海……风府:张景岳注:"凡骨之有髓,脑为最大,故诸髓皆属于脑。脑为髓之海,那是脑盖骨也"。督脉之囟为风府,也是督

133

脉穴。这些都是髓海上下前后的输穴。张志聪说督脉的百会穴是督脉相应天道的环转覆盖，所以说它是盖，如天穹盖地一般。

11. 何利何害，何生何败：它们对人体有什么益处或弊端，怎样才能生生不息？怎样会伤害身体？

12. 气满胸中，悗息面赤：悗，在此作无心貌。《庄子·大师宗》言："悗乎忘其言也。"此引申为整个胸腔充满正气，好像把心也遮盖了，而且面色红润。

13. 血海有余……怫然不知其所病：常想，并非主观想象，而是身大竟然超出了自己的意料。怫（bó），通勃，在此作"愪"（见《辞海》2010年第1版第495页），可作"激昂"解释，即意气风发，不觉得自己有什么病。这比怫作"悖"（违背）、"积郁不畅""艴（fú）然"（恼怒貌）等的注释似乎既合情合理，也使原文更通顺。

14. 狭：轻意，小看，不重视，不以为然。

15. 饥不受谷食：即知饥不欲食。中医认为乃脾强胃弱，应以芳香开胃药治之。

16. 自过其度：此乃褒义词。指对自己身体的情况作出了过高的估计。

17. 脑转耳鸣……懈怠安卧：即头眩、耳鸣、失聪、视力明显减退（老年性白内障），全身无力，长期卧床。究其原因似气不足，但更与胃欠纳谷、脾失健运有关。

五乱第三十四

提示

五乱即气乱于心、气乱于肺、气乱于肠胃、气乱于臂胫及气乱于头。其原因是清气和浊气相互干扰所致。道,指治法,在此指针对致乱的原因,通过正确的治疗能使"乱"平复为正常。

黄帝曰:经脉十二者,别为五行,分为四时,何失而乱?何得而治?

岐伯曰:五行有序,四时有分,相顺则治,相逆则乱[1]。

黄帝曰:何谓相顺?

岐伯曰:经脉十二者,以应十二月。十二月者,分为四时。四时者,春夏秋冬,其气各异,营卫相随,阴阳已和,清浊不相干,如是则顺之而治。

黄帝曰:何谓逆而乱?

岐伯曰:清气在阴,浊气在阳,营气顺脉,卫气逆行,清浊相干[2],乱于胸中,是谓大悗[3]。故气乱于心,则烦心密嘿,俯首静伏[4];乱于肺,则俯仰喘喝,接手以呼[5];乱于肠胃,则为霍乱[6]。乱于臂胫,则为四厥[7];乱于头,则为厥逆,头重眩仆[8]。

黄帝曰:五乱者,刺之有道乎?

岐伯曰:有道以来,有道以去,审知其道,是谓身宝[9]。

黄帝曰:善。愿闻其道。

岐伯曰:气[10]在于心者,取之手少阴、心主之输。气在于肺者,取之手太阴荥、足少阴输。气在于肠胃者,取之足太阴、阳明;不下者[11],取之三里。气在于头者,取之天柱、大杼;不知[12],取足太阳荥输。气在于臂足,取之先去血脉[13],后取其阳明、少阳之荥输。

黄帝曰:补泻奈何?

岐伯曰:徐入徐出,谓之导气,补泻无形,谓之同精[14],是非有余不足也,乱气之相逆也[15]。

黄帝曰:允乎哉道,明乎哉论[16],请著之玉版,命曰治乱也。

1. 五行有序……相失则乱:五行有排列的次序,四季分为春夏秋冬。符合规律的治疗就能成功,错失时间的治疗反而会出差错。

2. 卫气逆行,清浊相干:由于过分饱食,胃不能完全化物,清者未能上输于脾。清浊在胃内相互干扰,导致胃气不能正常工作后,卫气便会逆行。

3. 大悗:悗,在此作鞔(mán),绷紧貌;又可作懑(mèn)解,即腹中闷胀。《吕氏春秋·重己》曰:"味众珍则胃充,胃充则大鞔。"此即胃过分扩张引起的闷胀。也即是"饮食自倍,肠胃乃伤。"饱食即睡,有可能会引起迷走神经亢奋。

4. 烦心密嘿,俯首静伏:密,隐秘之处。嘿(mò),同"默"。由于心烦、郁闷而想找个清静的地方安静一下。

5. 俯仰喘喝,接手以呼:喝,指喝进的液体和气体,在此指张口吸气。似气喘发作时的状态。接手以呼,《针灸甲乙经》作"按手以呼"。无论接手或按手,均为气喘发作时一俯一仰,张口抬肩,手按于胸的一刻难受样子。

6. 霍乱:霍,迅速,疾快;乱,不正常。此指肠胃突然紊乱所出现的吐泻。虽与传染病的"霍乱"不同,但从广义上讲那个时代霍乱也应包括在其中。

7. 四厥:特指四肢末端厥冷。

8. 厥逆,头重眩仆:厥逆,指晕厥和昏厥。头重眩仆,是指头沉重而昏,时欲摔倒。

9. 有道以来……是为身宝:是什么原因导致了疾病的发生,就用什么方法祛除它。这些都是医者经验积累下来的宝贵财富。

10. 气:在此指乱气或病气。以下四"气"均同此。

11. 不下者:指乱气没有除去。下,作动词用。

12. 不知:指治疗没有效果。

13. 取之先去血脉:即治疗时首先寻找臂与足上充盈的血络,在手

南宋本『灵枢经』校勘注释

取手,在足取足,用放血疗法治之。

14. 补泻无形,是谓同精:补泻的手法虽然无法看清,但同样都是以保养精气为目的。

15. 是非有余不足也,乱气之相逆也:是否是有余与不足,都与气的运行正常与不正常有关。

16. 允乎哉道,明乎哉论:允,《尔雅·释诂》载"允,信也。"此句为倒装句,即"道,信也;论述,明白清楚也。"

胀论第三十五

提示

　　胀除了有五脏胀与六腑胀之外,尚有脉胀和肤胀之分。治胀者必须知病之顺逆,用针确当,该泻则泻,须补必补,使病去而神复。知道病之顺逆、用针相宜、补泻得法之三合者,才是良医。隋·杨上善《黄帝内经太素·卷二十九·胀论》与本篇基本相同,篇中个别字句根据其原文作了修正。

　　黄帝曰:脉之应于寸口,如何而胀?

　　岐伯曰:其脉大坚以涩者,胀也[1]。

　　黄帝曰:何以知脏腑之胀也?

　　岐伯曰:阴为脏,阳为腑[2]。

　　黄帝曰:夫气之令人胀也,在于血脉之中耶,脏腑之内乎?

　　岐伯曰:二(　云二字)者皆存焉,然非胀之舍[3]也。

　　黄帝曰:愿闻胀之舍。

　　岐伯曰:夫胀者,皆在于脏腑之外,排脏腑而郭胸胁,胀皮肤,故命曰胀[4]。

　　黄帝曰:脏腑之在胸胁腹里之内也,若匣匮之藏禁器[5]也,各有次舍,异名而同处,一域之中,其气各异,愿闻其故。

　　[6]岐伯曰:夫胸腹,脏腑之郭[7]也。膻中,心主之宫城也。胃者,太仓也。咽喉小肠者,传送也。胃之五窍者,闾里门户也[8]。廉泉玉英者,津液之道也[9]。故五脏六腑者,各有畔界,其病各有形状。营气循脉,卫气逆[10]脉胀,卫气并脉循分为肤胀[11]。三里而泻,近者一下,远者三下,无问虚实,功在疾泻[12]。

　　黄帝曰:愿闻胀形。

　　[13]岐伯曰:夫心胀者,烦心短气,卧不安。肺胀者,虚满而喘咳。肝

胀者，胁下满而痛引小腹。脾胀者，善哕[14]，四肢烦悗，体重不能胜衣[15]，卧不安。肾胀者，腹满引背央央然[16]，腰髀痛。六腑胀：胃胀者，腹满，胃脘痛，鼻闻焦臭[17]，妨于食，大便难。大肠胀者，肠鸣而痛濯濯[18]，冬日重感于寒，则飧泄不化。小肠胀者，少腹膜胀，引腰而痛[19]。膀胱胀者，少腹满而气癃[20]。三焦胀者，气满于皮肤中，轻轻然而不坚[21]。胆胀者，胁下痛胀，口中苦，善太息[22]。

凡此诸胀者，其道[23]在一，明知逆顺，针数不失。泻虚补实，神去其室[24]，致邪失正，真不可定，粗之所败，谓之夭命。补虚泻实，神归其室，久塞其空[25]，谓之良工。

黄帝曰：胀者焉生？何因而有？

岐伯曰：卫气之在身也，常然并脉循分肉，行有逆顺，阴阳相随，乃得天和，五脏更始，四时循序，五谷乃化。然后厥气[26]在下，营卫留止，寒气逆上，真邪相攻，两气相搏，乃合为胀也。

黄帝曰：善。何以解惑？

岐伯曰：合之于真，三合而得[27]。

帝曰：善。

[28]黄帝问于岐伯曰：胀论言无问虚实，工在疾泻，近者一下，远者三下。今有其三而不下者，其过焉在？

岐伯对曰：此言陷于肉、肓而中气穴者也。不中气穴，则气内闭；针不陷肓，则气不行[29]；上越中肉，则卫气相乱，阴阳相逐。其于胀也，当泻不泻，气故不下，三而不下，必更其道，气下乃止[30]，不下复始[31]，可以万全，乌有殆者乎[32]。其于胀也，必审其诊[33]，当泻则泻，当补则补，如鼓应桴，恶有不下者乎[34]。

注释

1. 其脉大坚以涩者，胀也：脉大者，邪气有余也；脉坚紧者，邪气不散也；脉涩者，气血涩滞也。上述几种都会引起胀。

2. 阴为脏，阳为腑：脉涩而坚紧者为阴脉，其胀在五脏。脉大而坚紧者为阳脉，其胀在六腑。

3. 三者皆存，然非胀之舍：《针灸甲乙经》将"二"写成"三"。因后文亦为"三"，故注释者认可"三"者的多（脉大者、脉坚紧者、脉涩者）。

舍,停留、居住的地方。

4. 夫胀者,皆在脏腑之外……故名曰胀:此胀在脏腑的外面,挤压脏腑,使胸或腹腔扩大,皮肤肿胀。此似胸水、腹水、全身性或局部性水肿、气胸等。

5. 脏腑之在胸胁腹里之内也,若匣匮之藏禁器:匣匮,即盒子,柜子。禁器指私秘的贵重物品。这句话是古人认为内脏如匣匮不会受邪。其实如今的肝肿大、胆囊结石、肾积水、肺部积液、脑水肿等都在匣匮之中。

6. 此处原文有"黄帝曰:未解其意,再问"。隋·杨上善的《黄帝内经太素·胀论》无此句。故推断为错简而删去。

7. 郭:同"廓",即轮廓。

8. 胃之五窍,闾里门户也:窍,虽为孔穴,也可代指门,如窍门。闾,古代二十五家为一闾。胃之五窍,即指自胃脘下至小肠、大肠皆属于"胃",故称其"闾里门户"的街坊邻居。

9. 廉泉、玉英者,津液之道也:廉泉、玉英(即玉堂穴之别名),属任脉经,此处为腮腺之舌下腺分泌处,故称其津源之道。

10. 递:顺次为递;传送为递。而此"递"是指围绕。即绕于经脉而使其变窄。营行脉中,卫行脉外。当卫气在脉外的某个部位围绕着经脉,那么便会引起经脉不畅通而导致脉胀。所以,"递"用在这里是正确的,也与医理相合。原文儿"道"。

11. 卫气并脉循分为肤胀:卫气合并经脉循行于分肉腠理之间而导致肤胀。

12. 三里而泻……功在疾泻:杨上善的《黄帝内经太素·胀论》上无此说法。

13. 本篇前半篇说"夫胀者,皆在于脏腑之外……"。此段却论五脏六腑之胀,似乎前后有点矛盾。此说反证了该书非一人之作,非一朝一代之作,此段应是简垢编绝及后人的画蛇添足。

14. 善哕:胃气上递使然,与脾胀关系不大。

15. 体重不能胜衣:身体沉重得连穿衣也觉得加重了负担。属虚证。

16. 央央然:作怏怏然或鞅鞅然。指郁郁不乐。

17. 鼻闻焦臭:臭,秽浊的气味。即闻到饭食不香,反有股秽浊的气味而厌食。笔者曾在临床上遇见过一名因白塞氏综合征引起的肺动脉高压患者成为"蓝嘴唇"一族。一次门诊上患者告诉笔者,一旦见饭或闻到饭味,鼻中即有臭味。那是胃气败绝之兆。在好心人的帮助下,坚持了三四年,34岁去世。笔者行医50多年,虽仅见1例,可见古人不诳骗于后人。

18. 濯(zhuó)濯:洗涤声。此形容肠鸣时,似肠子被水漂洗时所发出的响声。

19. 引腰而痛:胃肠功能紊乱所致的横结肠充气而引起的腰痛。若此"腰痛控少腹",在右,累及结肠肝区;在左,累及结肠脾区与降结肠,也会引起疼痛。

20. 气癃:中气不足或其他原因引起气化不及州都(膀胱)的排尿困难或癃闭。

21. 轻轻然而不坚:有作"空空然而不坚",或"殼殼然而不坚"。即中空,按之可凹下。

22. 善太息:善作好,引申为经常。太息即叹息。肝胆,木也,时欲伸展。太息与肝郁有关。

23. 道:方法或关键所在之处。

24. 神去其室:由于补泻方法的选择错误,使正常的精气反而离开了精室。

25. 神归其室,久塞其空:使精气神回归。外不使经脉、皮肤、腠理疏空;内让脏腑神气充足。

26. 厥气:在此指不按正常运行之气。

27. 合之于真,三合而得:合之于真,才能解惑。三合是指卫气合于血脉者,在经脉;合于脏者,在阴分;合于腑者,在阳分。

28. 此段应为后人添加。本篇名为胀论,又提胀论是其一;第二,补述的"三而不下"的错误,原因在哪里呢?没说明白。

29. 陷于肉肓而中气穴者也……则气不行:针不中气穴则气闭。针不进入于腹腔腠理之间,则气不行。

30. 三而不下,必更其道,气下乃止:三次采用泻法而没有达到治疗目的,必须更换治法,直至气下为止。

31. 不下复始:如果气依然不下,重新再来。

32. 可以万全,乌有殆者乎:万全,即绝对安全,哪里会有什么危险呢。乌，疑问副词。殆，危险。

33. 必审其诊：审，详知、明析。诊，原文为"胗"。丹波元简认为作"诊"，即作诊。查《黄帝内经太素·胀论》亦为"诊"，即诊断。

34. 如鼓应桴(fú)，恶有不下者乎：桴，敲鼓的棒槌。恶，疑问代词。好比桴鼓相应一样，怎么会不下呢？形容治疗方法得当，疾病就会痊愈。

五津液别第三十六

提示

　　本篇原名《五癃津液别第三十六》。历来对其篇名的注释者各有其说。丹波元简疑文字错讹。从体内向外排出的是汗与津；一般清澈如水样或寒天伴有水气的为溺与气（当然也包括冷天口中哈出的雾气）；心悲或喜泣而出的泪；胃缓气逆所流出的口水；流而不行者的液；"五谷之津液和合而成的膏者与内渗入于骨空，补益脑髓，而下流于阴股"的膏。这些构成了本篇所述的五种"津液"，并区别了它们之间在生成、正常排出和出现不正常的原因与导致的后果等。笔者认为，鉴于"癃"在本篇中无任何论述，故当删去。"别"，在此作辨别、区分解。

　　黄帝问于岐伯曰：水谷入于口，输于肠胃，其液别为五，天寒衣薄则为溺与气[1]，天热衣厚则为汗，悲哀气并则为泣，中热胃缓则为唾。邪气内逆，则气为之闭塞而不行，不行则为水胀。余知其然也，不知其何由生[2]，愿闻其道？

　　岐伯曰：水谷皆入于口，其味有五，各注其海，津液各走其道。故三焦出气，以温肌肉，充皮肤，为其津[3]；其流而不行者，为液[4]。天暑衣厚则腠理开，故汗出；寒留于分肉之间，聚沫则为痛[5]。天寒则腠理闭，气湿不行[6]，水下留于膀胱，则为溺与气[7]。五脏六腑，心为之主，耳为之听，目为之候[8]，肺为之相，肝为之将，脾为之卫[9]，肾为之主外[10]。心悲气并则心系急，心系急则肺举，肺举则液上溢[11]。故五脏六腑之津液尽上渗于目[12]。夫心系与肺，不能常举，乍上乍下，故咳而泣出矣[13]。故五脏六腑之津液，尽上渗于目，心悲气并则心系急，心系急则肺举，肺举则液上溢。夫心系与肺，不能常举，乍上乍下，故咳而泣出矣。中热则胃中消谷，消谷则虫上下作，肠胃充郭故胃缓，胃缓则气逆，故唾出[14]。五谷之津液和合而为膏者,内渗入于骨空,补益脑髓,而下流于阴股[15]。阴阳不和,则使液溢而下流于阴,髓液皆减而下[16],下过度则虚,虚故腰背痛而胫酸。阴阳气道不通,四海闭塞,三焦不泻,津液不化,水谷并行肠胃之中,别于回肠,留于下焦,不得渗膀胱,则下焦胀,水溢则为水胀[17],此津液五别之逆顺也[18]。

 注 释

1. 天寒衣薄则为溺为气:天寒衣薄则汗出少,为保持体内水分的相对平衡,排尿就相对增多。由于寒冷,小便排出时一部分化成水蒸气。气的另一种形式是天气冷时口中哈出和鼻孔中呼出的气也会凝聚成能看得见的雾气。

2. 不知其何由生:不知道它们是从什么地方生成的。

3. 三焦出气……为其津:此气指卫气。皮肤上湿润者是津,汗出于外者亦是津。

4. 其流而不行者,为液:《针灸甲乙经》把"流"写成"留"。张志聪认为"流者,淖泽于骨,补益脑髓,灌精而濡空窍者也"。流动性较小,质地较浓稠,注入于骨节、脏腑、脑、髓等起濡养作用的,为液。

5. 寒留于分肉之间,聚沫则为痛:汗泄不畅,或不经常清洁皮肤,汗腺孔令堵塞,一旦感染便成疖、痈。在没有卫生设备,冬天基本上不洗澡的年代,患疮、痈、疔、疖者非常多。

6. 气湿不行:"湿"应为"涩",即卫气流行不畅快。

7. 则为溺与气:溺,小便。小便不但多,如果是冷天,排尿时常常会伴有水蒸气。对于这种物理现象,生于四百多年前的丹波元简居然一点也不明白,还自问自说:"气,未详何气?"

8. 目为之候:候的本意是守望、侦察,而这里指用眼睛。

9. 脾为之卫:卫,属古代九畿(jī)之一。九畿是先秦时的一种行政区域。以王畿为中心,自内而外,每五百里为一畿,共有候、甸、男、采、卫、夷、镇、藩等九畿,为各级诸侯的领地及外属所居之地。卫(卫之外即夷,夷是外属),似乎是屯垦戍边之处专向皇室提供粮食的地方。这与脾向全身输送营养的概念相同。此解释似比"脾主肌肉而护养脏腑"更为合适。

南宋本『灵枢经』校勘注释

10. 肾为之主外：《师传第二十九》篇载"肾者主为外，使之远听"。

11. 心系急则肺举，肺举则液上溢：心悲则肺叶上举，津液上溢于目。肺能通调水道，灌之以目为泪；下输膀胱为尿。这是中医的说法。现代医学关于号啕大哭时的泪液来自哪里？尚在探索中。

12. 故五脏六腑之津液尽上渗于目：为上下文通顺，此句从"肾为之主外"后移此。《素问·解精微论篇第八十一》把涕泪同称，这泪水当然多了。

13. 夫心系与肺……故咳而泣出矣：乍上乍下似乎是一种挤压。咳，啼哭时因涕泪而导致的咳嗽。

14. 中热则胃中消谷……故唾出：中热则消谷善饥。如果是成年人应考虑给他查血糖。唾液腺分泌过多是糖尿病的一个临床症状。额窦炎患者由于炎证导致的上焦湿热也会流黄涎。至于婴幼儿的流涎是一种生理现象。

15. 五谷之津液和合而为膏者……而下流于阴股：液体黏稠者称软膏。膏，除了填充骨髓、脑之外，其流于阴股者当是精液。

16. 阴阳不和……髓液皆减而下：阴阳不和在此指男性的性生活过度频繁，过多的液溢流于阴（指女性），导致髓液皆减，肾亏疲惫。肾阴不足累及肾阳亏虚。

17. 阴阳气道不通……水溢则为水胀：此处所述，非指癃证（前列脉肥大导致的排尿困难），而指水胀。此水胀与肾虚亏而致不能主水有着极其密切的关系。

18. 此津液五别之逆顺也：这是五种津液即汗、液、泪、涎、膏的区别，以及它们正常状态与失常而导致的病态。

五阅五使第三十七

提示

　　本篇原文缺失颇多,笔者将《脉度第十七》篇中的衍文补于"岐伯曰:以候五脏"之后(文中画线部分),不但与原文相融合,也与题目相吻合。把《本输第二》篇错杂其中的"肺合大肠"这一段放在最后,似乎也没有不合适的感觉(文中画线部分)。人体有五脏,藏之于内,现之于外者,色也。故观察五脏在面部所显示的信息,能知五脏的情况,这就是五阅五使篇的宗旨。

　　黄帝问于岐伯曰:余闻刺¹有五官五阅,以观五气。五气者,五脏之使也,五时之副也。愿闻其五使当安出²?

　　岐伯曰:五官者,五脏之阅³也。

　　黄帝曰:愿闻其所出,令可为常⁴。

　　岐伯曰:脉出于气口,色见于明堂,五色更出⁵,以应五时,各如其常,经气入脏,必当治里⁶。

　　帝曰:善。五色独决于明堂乎?

　　岐伯曰:五官已辨,阙庭必张⁷,乃立明堂。明堂广大,蕃蔽见外⁸,方壁高基,引垂居外⁹,五色乃治,平博广大,寿中百岁¹⁰。见此者,刺之必已,如是之人者,血气有余,肌肉坚致,故可苦已针¹¹。

　　黄帝曰:愿闻五官。

　　岐伯曰:鼻者,肺之官也;目者,肝之官也;口唇者,脾之官也;舌者,心之官也;耳者,肾之官也。

　　黄帝曰:以官何候¹²?

　　岐伯曰:以候五脏。五脏常内阅于上七窍也,故肺气通于鼻,肺和则鼻能知臭香矣。故肺病者,喘息鼻胀。肝气通于目,肝和则目能辨五色矣。肝病者,眦青。脾气通于口,脾和则口能知五谷矣。脾病者,唇黄。**心气通于舌,心和则舌能知五味矣**。心病者,舌卷短,颧赤。**肾气通于耳,肾和则耳能闻五音矣**。肾病者,颧与颜黑。**五脏不和则七窍不通,六腑不和则留为痈**。[13]

黄帝曰:五脉安出,五色安见,其常色殆者如何?

岐伯曰:五官不辨,阙庭不张,小其明堂,蕃蔽不见,又埤其墙,墙下无基,垂角去外[14],如是者,虽平常殆,况加疾哉[15]。

黄帝曰:五色之见于明堂,以观五脏之气,左右高下,各有形乎?

岐伯曰:腑脏之在中也,各以次舍[16],左右上下,各如其度也。

[17]肺合大肠,大肠者,传道之腑。心合小肠,小肠者,受盛之腑。肝合胆,胆者,中精之腑。脾合胃,胃者,五谷之腑。肾合膀胱,膀胱者,津液之腑也。少阴属肾,肾上连肺,故将两脏[18]。三焦者,中渎之腑[19]也,水道出焉,属膀胱,是孤之腑[20]也。是六腑之所与合者。

注释

1. 刺:在此指《刺法》,是"书",还"篇",没有指明。杨上善的《黄帝内经太素·九针之二》中确有《刺法》一篇,但开首空缺一百零一个字,而后文所述内容与《顺逆肥瘦第三十八》篇中的"刺法"基本相似。

2. 五气者……愿闻其五使当安出:面部之五色是五脏的使者,应与春、夏、长夏、秋、冬五时相称。愿意听听五使是从哪里出来的?

3. 五官者,五脏之阅:此似倒装句。即阅五官之色,知五脏之盛衰。

4. 令可为常:五色出现时,什么样才是正常的?

5. 脉出于气口……五色更出:脉从寸口而出,颜色现于鼻,五色更替而出。

6. 经气入脏,必当治里:色应其时,乃属正常。非常之色见于外,则病入脏,故必当治里。

7. 阙庭必张:阙,眉间。庭者,首面。张,在此引申为大或宽阔。

8. 明堂广大,蕃蔽见外:明堂者鼻也,应端直而大。颊侧谓蕃,耳门为蔽。

9. 方壁高基,引垂居外:耳四周之壁方正,地角之基又高,耳垂大而外向。

10. 寿中百岁：中,动词,即中奖之中。意为寿当在百年之上。

11. 可苦已针：指忍受得了针刺和强刺激引起的痛苦就用针刺来治疗。

12. 以官何候：候,在此有占验的意思。即以此部位的色泽来推测相应内脏的病变。

13. 本段凡画线者均摘自《脉度第十七》篇。

14. 此处所述是厥庭必张、明堂广大、蕃蔽见外、方壁高基、引垂居外的对立面,是体质不足与虚弱的表现。

15. 虽平常殆,况加疾哉：即使是平常人尚且有危险,何况有病在身的人了。

16. 各以次舍：各自按照次序居住在那里。

17. 此段从《本输第二》篇移植于此。

18. 故将两脏：肾上连肺,肺有左右两叶,所以肾也有左右两肾统率。这与肺主出气、肾主纳气更具有形象化。将,在此作语气助词,无义。

19. 中渎之腑："渎"与"窦"相通。渎,洞,穴或小沟渠、水道。窦是人体上组织的一种称谓,如窦房结、肝窦、副鼻窦、上额窦等。"窦道"是人体组织与体表之间相沟通的不正常管道。不管是窦,还是中渎之腑的三焦,都是人体内的排水系统。

20. 孤之腑："孤"并非是孤独或孤立的意思。《书·周官》言:"少师、少傅、少保曰三孤。"《孔传》:"孤,特也,有卑于公,尊于卿。特置此三者。"故"孤之腑"是指负责某一方面主要工作的官员(一方之长),处于相对重要的地位。

逆顺肥瘦第三十八

提示

本篇主要所述是由于人各有形,瘦弱、肥胖、壮实、骨坚、皮白、肉脆、肤黑、皮厚、颃长及婴儿等。所以针刺时必须区别对待。篇中移入了《根结第五》篇的部分内容(文中画线部分)。

黄帝问于岐伯曰:余闻针道于夫子,众多毕悉[1]矣,夫子之道应若失,而据未有坚然者也[2],夫子之问学熟乎,将审察于物而心生之乎[3]?

岐伯曰:圣人之为道者,上合于天,下合于地,中合于人事,必有明法,以起度数,法式检押[4],乃后可传焉。故匠人不能释尺寸而意短长,废绳墨而起平木也[5],工人不能置规而为圆,去矩而为方[6]。知用此者,固自然之物,易用之教,逆顺之常也。

黄帝曰:愿闻自然奈何?

岐伯曰:临深决水,不用功力,而水可竭也。循掘决冲[7],而经可通也。此言气之滑涩,血之清浊,行之逆顺[8]也。

黄帝曰:愿闻人之白黑肥瘦小长,各有数乎?

岐伯曰:年质壮大,血气充盈,肤革坚固,因加以邪,刺此者,深而留之,此肥人也。广肩腋项,肉薄厚皮而黑色,唇临临然,其血黑以浊,其气涩以迟,其为人也,贪于取与。刺此者,深而留之,多益其数[9]也。

黄帝曰:刺瘦人奈何?

岐伯曰:瘦人者,皮薄色少,肉廉廉然[10],薄唇轻言,其血清气滑,易脱于气,易损于血,刺此者,浅而疾之[11]。

黄帝曰:刺常人奈何?

岐伯曰:视其白黑,各为调之,其端正敦厚者,其血气和调,刺此者,无失常数也。

黄帝曰:刺壮士真骨[12]者奈何?

岐伯曰：刺壮士真骨，坚肉缓节监监然[13]，此人重则气涩血浊，刺此者，深而留之，多益其数；劲则气滑血清，刺此者，浅而疾之。

黄帝曰：刺婴儿奈何？

岐伯曰：婴儿者，其肉脆血少气弱，刺此者，以毫针，浅刺而疾发针，日再可也[14]。

黄帝曰：临深决水奈何？

岐伯曰：血清气浊[15]，疾泻之，则气竭焉。

黄帝曰：循掘决冲奈何？

岐伯曰：血浊气涩，疾泻之，则经可通也。

黄帝曰：逆顺五体者，言人骨节之小大，肉之坚脆，皮之厚薄，血之清浊，气之滑涩，脉之长短，血之多少，经络之数，余已知之矣，此皆布衣匹夫之士也。夫王公大人，血食之君，身体柔脆，肌肉软弱，血气慓悍滑利，其刺之徐疾浅深多少，可得同之乎？

岐伯答曰：膏粱菽藿之味，何可同也。气滑则出疾，其气涩则出迟，气悍则针小而入浅，气涩则针大而入深，深则欲留，浅则欲疾[16]。以此观之，刺布衣者深以留之，刺大人者微以徐之，此皆因气慓悍滑利也。

黄帝曰：形气之逆顺奈何？

岐伯曰：形气不足，病气有余，是邪胜也，急泻之。形气有余，病气不足，急补之。形气不足，病气不足，此阴阳气俱不足也，不可刺之，刺之则重[17]不足，重不足则阴阳俱竭，血气皆尽，五脏空虚，筋骨髓枯，老者绝灭，壮者不复矣。形气有余，病气有余，此谓阴阳俱有余也，急泻其邪，调其虚实。故曰有余者泻之，不足者补之，此之谓也。故曰刺不知逆顺，真邪相搏。满而补之，则阴阳四溢，肠胃充郭，肝肺内䐜[18]，阴阳相错。虚而泻之，则经脉空虚，血气竭枯，肠胃㑊辟[19]，皮肤薄著，毛腠夭燋[20]，予之死期。故曰用针之要，在于知调阴与阳，调阴与阳，精气乃光，合形与气，使神内藏。故曰上工平气，中工乱脉，下工绝气危生[21]。故曰下工不可不慎也。必审五脏变化之病，五脉之应，经络之实虚，皮之柔粗，而后取之也。[22]

黄帝曰：脉行之逆顺奈何？

岐伯曰：手之三阴，从脏走手；手之三阳，从手走头。足之三阳，从头走足；足之三阴，从足走腹。

黄帝曰：少阴之脉独下行何也？

岐伯曰：不然。夫冲脉者,五脏六腑之海也,五脏六腑皆禀焉。其上者,出于颃颡,渗诸²³阳,灌诸精;其下者,注少阴之大络,出于气街,循阴股内廉,入腘中,伏行骭骨内,下至内踝之后属而别;其下者,并于少阴之经,渗三阴;其前者,伏行出跗属,下循跗入大趾间,渗诸络而温肌肉。故别络结则跗上不动,不动则厥,厥则寒矣。

黄帝曰：何以明之?

岐伯曰：以言导之,切而验之,其非必动,然后乃可明逆顺之行也。

黄帝曰：窘乎哉! 圣人之为道也,明于日月,微于毫厘,其非夫子,孰能道之也。

注 释

1. 众多毕悉：非常地全面、丰富、详细,几乎包罗了一切。

2. 夫子之道应若失,而据未有坚然者也：先生的这些学术如果失去了,那么就很难持续下去了。

3. 夫子之问学熟乎,将审察于物而心生之乎：先生的临床经验丰富而且熟练,难道是对一事一物详细审察而总结出来的吗? 问学在此并非单指学问,而指对患者的询问极其周详。

4. 必有明法,以起度数,法式检押：一定有明确的法则、尺寸及规范的制作工艺。

5. 故匠人不能释尺寸而意短长,废绳墨而起平木也：所以工匠不能丢弃尺子去随意估计长短,不使用墨斗而使木材成水平状。

6. 工人不能置规而为圆,去矩而为方：工匠不能不用圆规就做成圆形,不用矩尺就做成方形。

7. 循掘决冲：掘,即窟。窟,洞也。此与上两句相连,即有因势利导的意思。

8. 行之逆顺："逆"在此无义,只作修饰用。即行之顺利。

9. 多益其数：多增加几个针刺的穴位。

10. 肉廉廉然：在此作一副清瘦的样子。

11. 浅而疾之：浅刺,出针迅速。

12. 壮士真骨：壮士,强壮肥硕之人。骨坚强为之真骨。

13. 监监然：相貌端正,站立稳重的人。

14. 日再可也：隔一日再针治。

15. 血清气浊：与下文"血浊气涩"是对仗句，所以本句当为"血清气滑"。

16. 气滑则出疾……浅则欲疾：气滑，针浅而疾出。气涩，针需大，入必深，需留针。

17. 重：在此作重复或反复解，是针害之一。

18. 䐜(chēn)：肿胀或胀满。

19. 偏僻：因为贫困乏食，营养极其不良，致使肠道内缺少内容物，肠子干瘪，像折叠起的衣服一样。

20. 皮肤薄著，毛腠夭憔：憔，原文为"膲"。应指皮肤干瘦而枯燥，毛发短少而枯憔。故经文改成"憔"。

21. 下工绝气危生：不高明的医师在针治时由于断绝了患者的正气而危及生命。

22. 以上从"黄帝曰：逆顺五体者……而后取之也"摘自《根结第五》篇。

23. 诸：介词，之于(下一个"诸"字同此义)。

血络论第三十九

提示

  本篇主要论述血络,但篇中有关血络的内容不多,故将《经脉第十》篇中关于血络的内容(文中画线部分)移于此。这两篇相结合,血络论篇似乎更完整。这样,既让血络的定义、形成、所出现的病证以及治疗方法等内容充实了许多,也使针刺血络时可能发生的意外情况,如内出血引起的血肿、血瘀等现象,以及晕针、滞针等及时地采取相应的处理措施的内容连贯且通顺。开篇加"黄帝曰"。原本想把"岐伯"换成"雷公",但相互间的问答顺序又会颠倒,只能保持原状。过去中医小儿科的指诊,名"虎口三关",又称小儿指纹诊,所察看的也是血络,以断吉凶。

  黄帝曰:经脉十二者,伏行分肉之间,深而不见;其常见者,足太阴过于外踝之上,无所隐故也¹。诸脉之浮而常见者,皆络脉也。六经络手阳明少阳之大络,起于五指间,上合肘中²。饮酒者,卫气先行皮肤,先充络脉,络脉先盛,故卫气已平,营气乃满,而经脉大盛³。脉之卒然动者,皆邪气居之,留于本末⁴;不动则热,不坚则陷且空,不与众同,是以知其何脉之动也。

  雷公曰:何以知经脉之与络脉异也?

  黄帝曰:经脉者常不可见也,其虚实也以气口知之,脉之见者皆络脉也⁵。

  雷公曰:细子无以明其然也。

  黄帝曰:诸络脉皆不能经大节之间,必行绝道而出,入复合于皮中,其会皆见于外⁶。故诸刺络脉者,必刺其结上,甚血者虽无结,急取之以泻其邪而出其血,留之发为痹也⁷。凡诊络脉,脉色青则寒且痛,赤则有热。胃中寒,手鱼之络多青矣;胃中有热,鱼际络赤;其暴黑者,留久痹也；其有赤有黑有青者，寒热气也；其青短者，少气也[8]。凡刺寒热者皆多血络，必间日而一取之，血尽而止，乃调其虚实[9]。[10]

黄帝曰：愿闻其奇邪而不在经者[11]。

岐伯曰：血络是也。

黄帝曰：刺血络而仆者[12]，何也？血出而射者[13]，何也？血少黑而浊者[14]，何也？血出清而半为汁者[15]，何也？发针而肿者[16]，何也？血出若多若少而面色苍苍者[17]，何也？发针而面色不变而烦悗者[18]，何也？多出血而不动摇者[19]，何也？愿闻其故。

岐伯曰：脉气盛而血虚者，刺之则脱气，脱气则仆。血气俱盛而阴气多者，其血滑，刺之则射；阳气畜积，久留而不泻者，其血黑以浊，故不能射。新饮而液渗于络，而未合和于血也，故血出而汁别焉；其不新饮者，身中有水，久则为肿。阴气积于阳，其气因于络，故刺之血未出而气先行，故肿。阴阳之气，其新相得而未和合，因而泻之，则阴阳俱脱，表里相离，故脱色而苍苍然。刺之血出多，色不变而烦悗者，刺络而虚经。虚经之属于阴者阴脱，故烦悗。阴阳相得而合为痹者，此为内溢于经，外注于络，如是者，阴阳俱有余，虽多出血而弗能虚也[20]。

黄帝曰：相之奈何[21]？

岐伯曰：血脉者，在腧横居，视之独澄，切之独坚[22]。血脉者，盛坚横以赤，上下无常处，小者如针，大者如筋，则而泻之万全也，故无失数矣，失数而反，各如其度。

黄帝曰：针入而肉著[23]者，何也？

岐伯曰：热气因于针则针热，热则肉著于针，故坚焉。

 注 释

1. 其常见者……无所隐故也：足背动静脉都在浅表，故显见。

2. 六经络……上合肘中：手部及上至肘，也是络脉常见的地方。

3. 饮酒者……而经脉大盛：饮酒之后全身毛细血管扩张，故络脉显见。

4. 脉之卒然动者，皆邪气居之，留于本末：因邪气易留于四肢末稍，故治疗时常取四末的穴位。

5. 经脉者常不可见也……脉之见者皆络脉也：这里强调诊脉的重要性。以气口知之，即凭寸、关、尺来诊断。以，凭。

6. 诸络脉……其会皆见于外：许多络脉不能经过大关节，只能绕道而出行，又全部显露于外。

7. 故诸刺络脉者……留之发为痹也：络脉上的血结不除掉会导致痹证。

8. 凡诊络脉……少气也：从手掌血络的颜色来诊断寒热虚实。手鱼，即处于大拇指三节内侧的鱼际肉。

9. 凡刺寒热者皆多血络……乃调其虚实：因寒热而刺血结者，必须隔日一次，并调整疾病的虚实。

10. 以上摘自《经脉第十》篇。这段最后有"其小而短者少气，甚者泻之则闷，闷甚则仆不得言，闷则急坐之也。"与本篇后文内容相类似，故删之。

11. 愿闻其奇邪而不在经者：让人致病的邪不在经脉，那必然在络脉。因两篇相合，前篇的雷公，此处是岐伯。

12. 刺血络而仆者：即患者见血而倒地，此即晕针。让患者平躺休息一会，便能恢复正常。

13. 血出而射：针刺在患者的动脉上，出针时血立即随针而出。射，在此非指喷射，仅是血随针而涌出，量或少或多。

14. 血少黑而浊者：针刺在患者的静脉上，流出的血呈暗红色，且量不多。

15. 血色清而半为汁者：血夹着组织液随针从针孔流出。

16. 发针而肿者：针刺时导致内出血，所以出针后局部皮下有肿块。

17. 血出若多若少而面色苍苍者：似乎是一种轻微的晕针现象，也应当让患者平躺休息。

18. 多发针而面色不变而烦悗者：此或针刺时由于手法太重而出现的另一种晕针现象。按晕针处理。

19. 不动摇者：即没有任何不良反应。

20. 阳气畜积……虽多出血而弗能虚也：畜，即蓄，累积的意思。这部分内容都是当时人对"针害"的解释。只供参考。

21. 相之奈何：相，动词，作看或观察。即怎么样去观察他？

22. 血脉者……切之独坚：此句从《九针十二原第一》篇移于此。血脉在皮肤里横着，看上去清澈而不动，摸上去很硬。此即本篇称的"奇邪"。

23. 针入而肉著：针被肉裹着而不能捻动。此即滞针，待其此处紧张的肌肉松弛后再出针。

阴阳清浊第四十

提示

　　本篇所述人体内血的清浊，实际上是动脉血和静脉血的区别。受谷者浊，是血液里有了从食物消化后转化成的营养物质和正在组织内进行氧代谢的氧合血红蛋白等。受气者清，此气是从自然界里吸入肺的新鲜氧气，在肺泡壁上（究于畜门）与二氧化碳交换，把废气排出。血液中带氧的血红蛋白成为"清者"，从肺静脉回归左心房进入左心室，再由主动脉注往全身。若心脏室间膈缺损，或法洛四联征，或由于肺源性心脏病等，会导致血的清浊相干，出现乱气。这就是两千多年前中医对人体大小循环的认识。

　　黄帝曰：余闻十二经脉，以应十二经水者，其五色各异，清浊不同，人之血气若一，应[1]之奈何？

　　岐伯曰：人之血气，苟能若一，则天下为一矣，恶有乱者乎[2]。

　　黄帝曰：余问一人，非问天下之众。

　　岐伯曰：夫一人者，亦有乱气，天下之众，亦有乱人，其合为一耳。

　　黄帝曰：愿闻人气之清浊？

　　岐伯曰：受谷者浊，受气者清。清者注阴，浊者注阳。浊而清者，上出于咽；清而浊者，则下行[3]。清浊相干，命曰乱气[4]。

　　黄帝曰：夫阴清而阳浊，浊者有清，清者有浊，清浊别之奈何？

　　岐伯曰：气之大别，清者上注于肺，浊者下走于胃[5]。胃之清气，上出于口；肺之浊气，下注于经，内积于海[6]。

　　黄帝曰：诸阳皆浊，何阳独甚乎[7]？

　　岐伯曰：手太阳独受阳之浊[8]。手太阴独受阴之清[9]，其清者上走空窍，其浊者下行诸经。诸阴皆清，足太阴独受其浊[10]。

黄帝曰：治之奈何？

岐伯曰：清者其气滑，浊者其气涩，此气之常也。故刺阴者，深而留之；刺阳者，浅而疾之；清浊相干者，以数调之也[11]。

注释

1. 应："同声相应"的应和。似可作为在每个人身上的具体"反应"。

2. 人之血气……恶有乱者乎：人的血气运行，怎么能一模一样呢，天下如果都一样的话，怎么会有乱象出现呢？苟、恶，疑问代词。

3. 受谷者浊……则下行：中医认为胃者受谷，肺者受气。谷转化而成的精气，由脾上输于肺，故谓上出于阴。精气与清气相合的"重浊"之气，输送并营养于五脏六腑，这就是下行。而"下行"的另一层意思是胃将谷初步消化后下行至小肠（这是当时中医对小肠认识的一个方面，即"分清泌浊"和"秘济别汁"等）。

4. 清浊相干，命曰乱气："清阳不升，浊阴不降"的情况，称为乱气。此证明古人早已认识到受气之血与没有受气之血的不同。

5. 气之大别……浊者下走于胃：谷气由胃化生的精气通过脾上输至肺，胃经过初步消化后的浊物从胃下行。

6. 胃之清气上出于口……内积于海：由于"饮入于胃，游溢精气，上输于脾"，所以"上出于口"的"口"，应理解为胃之"口"。再由脾上输于肺，肺朝百脉，进行有氧交换后成为食物精华中的浓浊部分（浊气），内积于气海，即上气海之膻中，下气海之丹田。

7. 何阳独甚乎：原文为"何阳浊甚乎"，据《针灸甲乙经》改"浊"为"独"。这似乎比较妥当。

8. 手太阳独受阳之浊：手太阳经小肠居胃之下，受盛之腑，分别清浊。无论"清"还是"浊"，均可解释为"食物精华中的浓郁部分"，这与现代医学中的小肠是人体吸收营养的主要器官的认识是完全相同的。至于"糟粕"归于大肠，中西医的看法是一致的。

9. 手太阴独受阴之清：手太阴肺经，司呼吸，呼出含有二氧化碳的浊气，吸入清新的氧气。这新陈代谢的观点，中西医也是一致的。

10. 足太阴独受其浊：足太阴脾受胃上输的水谷之精气后，有"浊气归心"之说，所以称为"浊"。

11. 故刺阴者……以数调之也：针法。此段是讲针刺时脉气的清浊阴阳及其治法，但与《逆顺肥瘦第三十八》篇的治法有异。似后人所加，不删的原因还在于保存原貌。

阴阳系日月第四十一

提示

　　本篇从天人相应的角度以十二个月、十二个时辰、十二条经脉来决定针刺的时间、部位和禁忌。可以作为参考，但作为定律似乎有些教条。

　　黄帝曰：余闻天为阳，地为阴，日为阳，月为阴，其合之于人奈何？

　　岐伯曰：腰以上为天，腰以下为地，故天为阳，地为阴[1]。故足之十二经脉，以应十二月，月生于水[2]，故在下者为阴；手之十指，以应十日，日主火，故在上者为阳。

　　黄帝曰：合之于脉奈何？

　　岐伯曰：寅者，正月之生阳也，主左足之少阳；未者六月，主右足之少阳。卯者二月，主左足之太阳；午者五月，主右足之太阳。辰者三月，主左足之阳明；巳者四月，主右足之阳明[3]，此两阳合于前，故曰阳明[4]。申者，七月之生阴也[5]，主右足之少阴；丑者十二月，主左足之少阴。酉者八月，主右足之太阴；子者十一月，主左足之太阴[6]。戌者九月，主右足之厥阴；亥者十月，主左足之厥阴。此两阴交尽，故曰厥阴[7]。

　　甲主左手之少阳[8]，己主右手之少阳。乙主左手之太阳，戊主右手之太阳。丙主左手之阳明，丁主右手之阳明。此两火并合，故为阳明[9]。庚主右手之少阴，癸主左手之少阴。辛主右手之太阴，壬主左手之太阴。

　　故足之阴者，阴中之少阳也；足之阴者，阴中之太阴也。手之阳者，阳中之太阳也；手之阴者，阳中之少阴也。腰以上者为阳，腰以下者为阴。其于五脏也，心为阳中之太阳，肺为阴中之少阴，肝为阴中之少阳，脾为阴中之至阴，肾为阴中之太阴。[10]

　　黄帝曰：以治之奈何？

岐伯曰：正月、二月、三月，人气在左，无刺左足之阳[11]；四月、五月、六月，人气在右，无刺右足之阳。七月、八月、九月，人气在右，无刺右足之阴；十月、十一月、十二月，人气在左，无刺左足之阴。

黄帝曰：五行以东方为甲乙木王[12]春，春者苍色，主肝。肝者，足厥阴也。今乃以甲为左手之少阳，不合于数何也[13]？

岐伯曰：此天地之阴阳也，非四时五行之以次行也。且夫阴阳者，有名而无形，故数之可十，离之可百，散之可千[14]，推之可万，此之谓也。

注释

1. 天为阳，地为阴：天为阳者，以天干甲、乙、丙、丁、戊、己、庚、辛、壬、癸相配。地为阴也，以地支子、丑、寅、卯、辰、巳、午、未、申、酉、戌、亥相合。

2. 月生于水：即十二地支属阴，以十二月配十二经水。故曰月生于水。

3. 寅者，正月之生阳也……主右足之阳明：一岁之中上半年为阳。以左右而言，左者为阳。寅，为正月之生阳，故主左足少阳胆经。未为六月，主右足少阳胆经。卯为二月，午为五月，各主左、右足太阳膀胱经。辰为三月，巳为四月，各主左、右足阳明胃经。

4. 此两阳合于前，故曰阳明：由于三月辰、四月巳主左右足阳明胃经，五月午主右足太阳膀胱经，六月未主右足少阳胆经。所以左右两条阳明经合于前。《伤寒论》中大热、大渴、汗大泄的阳明经证，首选的是白虎汤。

5. 申者，七月之生阴也：申为七月，下半年阴气开始生发，故为生阴。

6. 申者，七月之生阴也……主左足之厥阴：申为七月，丑为十二月，各主右、左足少阴肾经。酉为八月，子为十一月，各主右、左足太阴脾经。

7. 此两阴交尽，故曰厥阴：此单指九月、十月左右足厥阴经相互交接完毕，所以称为厥阴。

8. 甲主左手之少阳：此是指甲、乙、丙、丁、戊、己、庚、辛、壬、癸十天干，与五脏六腑十二条经脉的地支相配合。

阴阳系日月第四十一

161

9. 两火并合,故为阳明:丙为火,主左手阳明大肠经。丁亦为火,主右手阳明大肠经。所以称为两火合并的阳明证。阳明经证,症见身大热、汗大出、口大渴、脉洪大四大主症。白虎汤为此而设。阳明腑实证,症见痞、满、燥、实。三承气汤应用加减治之。

10. 此段言五脏各有阴阳。《素问·金匮真言论篇第四》曰:"背为阳,阳中之阳心也。背为阳,阳中之阴肺(肺主气,气为阳)也。腹为阴,阴中之阴肾也。腹为阴,阴中之阳肝也。腹为阴,阴中之至阴脾也。"

11. 人气在左,无刺左足之阳:人气在左,无论左手左足,刺之恐伤其阳气。这仅是古人定的"规矩",至今很少有人遵照执行。

12. 王:即旺。

13. 今乃以甲为左手之少阳,不合于数,何也:张景岳认为"甲为天下之首,故当主左手之少阳,非四时五行之次。"这样的解释还是"不合于数",但其他注释者均缄默,笔者也只能存疑。

14. 数之可十……散之可千:"离""散",均有分开来的意思。此句和《素问·阴阳离合论篇第六》言:"阴阳者,数之可十,推之可百。数之可千,推之可万。万之大,不可胜数,然其要一也"意思相同。也就是说阴阳是个随时可变动的概念,当相比的对象变了,它也随之改变。

病传第四十二

提示

　　本篇从五行相克的理论来阐述疾病的发展与传变,事实上其可能性和可靠性都不大。至于篇中所强调的经验积累源于临床,是要求医生精益求精,对如今所有的中医学者都有着激励作用。

　　本篇由于与《素问·标本病传论篇第六十五》的内容基本相同,所以可认为是本篇所缺漏的部分,一一补上后似乎比原来略显完整。然而这些内容很有可能是后人陆续添加进去的。文中画线部分均是从《素问·标本病传论篇第六十五》移来的。

　　黄帝曰:余受九针于夫子,而私览于诸方¹,或有导引行气、跷摩、灸、熨、刺、焫、饮药之一者²,可独守耶,将尽行之乎³?

　　岐伯曰:诸方者,众人之方也,非一人之所尽行也⁴。

　　黄帝曰:此乃所谓守一勿失,万物毕者也。今余已闻阴阳之要,虚实之理,倾移之过⁵,可治之属,愿闻病之变化,淫传绝败而不可治者⁶,可得闻乎?

　　岐伯曰:要乎哉问。道,昭乎其如日醒,窘乎其如夜瞑⁷,能被而服之,神与俱成,毕将服之,神自得之⁸,生神之理,可著于竹帛,不可传于子孙⁹。

　　黄帝曰:何谓日醒¹⁰?

　　岐伯曰:明于阴阳,如惑之解,如醉之醒。

　　黄帝曰:何谓夜瞑?

　　岐伯曰:瘖乎其无声,漠乎其无形,折毛发理,正气横倾,淫邪泮衍,血脉传溜,大气入脏,腹痛下淫,可以致死,不可以致生¹¹。

　　黄帝曰:大气入脏奈何?

　　岐伯曰:病先发于心,先心痛。一日而之¹²肺,咳。三日而之肝,胁支痛。五日而之脾，闭塞不通，身体痛重。三日不已，死，冬夜半，夏日中。病先发于肺，喘咳。三日而之肝，胁支满痛。一日而之脾，身重体痛。五日而之胃，胀。十日不已，死，冬日入，夏日出。病先发于肝，头目眩，胁支满。三日而之脾，体重身痛。五日而之胃，胀。三日而之肾，腰脊少腹痛，胫酸。三日不已，死，冬日入，夏早食[13]。病先发于脾，身痛体重。一日而之胃，胀。二日而之肾，少腹腰脊痛，胫酸。三日而之膂膀胱，背膂筋痛，小便闭。十日不已，死，冬人定，夏晏食[14]。病先发于胃，胀满。五日而之肾，少腹腰脊痛，胫酸。三日而之膂膀胱，背膂筋痛，小便闭。五日而上之心。二日不已[15]，死，冬夜半，夏日昳[16]。病先发于肾，少腹腰脊痛，胫酸。三日而之膂膀胱，背膂筋痛，小便闭。三日而上之心，三日而之小肠。三日不已，死，冬大晨，夏早晡[17]。病先发于膀胱，小便闭。五日而之肾，少腹胀，腰脊痛，胫酸。一日而之小肠，腹胀。一日而之心，身体痛。二日不已，死，冬鸡鸣，夏下晡[18]。诸病以次相传，如是者，皆有死期，不可刺也；间[19]一脏及二三四脏者，乃可刺也。[20]

注 释

1．私览于诸方：私下里看了许多有关医学方面的书籍。

2．导引行气……饮药之一者·导引行气，指"吐纳"的养生法。蹻摩，即跷引按摩。灸熨，灸法和熨法。刺，针刺。焫（ruò）同"爇"，直接用火在一定距离内烘烤指寒痹部位。饮药，指服中药煮成的汤药及丸、散一类的药。

3．可独守耶，将尽行之乎：独自守着用，还是全部把它使用出去呢？

4．非一人之所尽行也：这不是一个人全部能干得了的事情。

5．倾移之过：倒出为倾，喻指泻法；进入为移（倒入），喻指补法。此句是指错误的治法，会导致过失。

6．淫传绝败而不可治者：病邪肆意地传播扩散，使患者身体败坏、衰竭而不可治了。

7．道，昭乎其如日醒，窘乎其如夜瞑：医道精湛了，治病就像白天一样，心如明镜，掌握得清楚明白。医道不成熟或经验不足，那治病犹如摸黑夜行,误打误撞。

8. 能被而服之……神自得之:这是在启发后人明白实践的重要性。借鉴别人的经验取得成功,那就成为了自己的经验。这经验再经过不断的实践而逐渐完善,那么医技水平会上升到一个更高的境界。神,在此指自己独有的心得体会,也可理解为心领神会。

9. 不可传于子孙:此指不可作为自己的私有财产。其实为医者,只是一个承上启下的传承者。传承才有后继。

10. 日醒:像白天一样,有一个清醒的头脑,时刻告诫自己"医者,仁心"。作为一名医生必须对每一位患者尽心尽责。

11. 可以致死,不可以致生:由于医者的草率和马虎,可能会导致患者死亡。由于自己的医学知识贫乏,又缺乏临床经验,把患者作为试验品去摸索治疗,后果是不堪设想的。

12. 之:作动词,到。

13. 早食:指死亡时间在吃早饭时。

14. 冬人定,夏晏食:人定,指睡觉,大致在下午 5 至 7 时的酉时。晏食,即下午餐。古代我国大部分地区都行一日两餐制。早食在上午。晏食在午后 2 至 3 时。

15. 二日不已:《素问·标本病传论篇第六十五》中为"七日"。本篇为"二日",未改。

16. 日昳:昳(dié),未时,即下午 1 至 3 时。

17. 冬大晨,夏早晡:大晨,即刚天亮时。早晡,亦称早食,在上午 7 至 9 时的辰时。

18. 下晡:晡,申时,即下午 3 至 5 时。

19. 间(jiàn):隔开。

20. 以上有画线者均摘自《素问·标本病传论篇第六十五》以补本篇中的缺漏。

淫邪发梦第四十三

提示

　　此乃中医解梦。日有所思，夜有所梦。这似乎与个人情绪及精神状态、临睡前饱食、白天所遇之事有关。此篇可能是原作者之揣测或从五行相克而随意发挥的想当然，不是临床观察和总结的结果，故不可奉为句句是经典。临床上发现高龄之人，凡舌尖红而舌苔黄腻者，大都夜夜做恶梦，因与"鬼们"打交道，故日夜恐惧不堪。此乃心火旺而痰热内居心包使然，服黄连温胆汤加减，有"一剂知，五剂平"的效果。

　　黄帝曰：愿闻淫邪泮衍[1]奈何？

　　岐伯曰：正邪从外袭内[2]，而未有定舍，及[3]淫于脏，不得定处，与营卫俱行，而与魂魄飞扬，使人卧不得安而喜梦[4]。气淫于腑，则有余于外，不足于内；气淫于脏，则有余于内，不足于外[5]。

　　黄帝曰：有余不足有形乎？

　　岐伯曰：阴气盛则梦涉大水而恐惧，阳气盛则梦大火而燔焫[6]，阴阳俱盛则梦相杀。上盛则梦飞，下盛则梦堕[7]，甚饥则梦取，甚饱则梦予[8]。肝气盛则梦怒，肺气盛则梦恐惧、哭泣、飞扬[9]。短虫多则梦聚，长虫多则梦相击毁伤[10]。心气盛则梦善笑恐畏[11]，脾气盛则梦歌乐、身体重（手足）不举[12]。肾气盛则梦腰脊两解不属[13]。凡此十二盛者，至而泻之立已[14]。

　　厥气[15]客于心，则梦见丘山烟火。客于肺，则梦飞扬，见金铁之奇物。客于肝，则梦山林树木。客于脾，则梦见丘陵大泽，坏屋风雨。客于肾，则梦临渊，没居水中[16]。客于膀胱，则梦游行[17]。客于胃，则梦饮食。客于大肠，则梦田野。客于小肠，则梦聚邑冲衢[18]。客于胆，则梦斗讼自刳[19]。客于阴器，则梦接内[20]。客于项，则梦斩首。客于胫，则梦行走而不能前,及居深地窌苑中[21]。客于股肱,则梦礼节拜起[22]。客于胞殖,则梦溲便[23]。凡此十五不足者,至而补之立已也[24]。

注 释

1. 淫邪泮衍:放荡之邪,像雪融化一样地蔓延开来。

2. 正邪从外袭内:凡阴阳劳逸之感于外,声色嗜欲之动于内。所以凡有过劳于身心者,皆谓之正邪。

3. 及:原文为"反",《针灸甲乙经》为"及",似乎"及"更合适。及,至,到,或进入。

4. 不得定处……使人卧不得安而喜梦:在脏没有定处,便与营卫同行,以致魂魄飞扬使人不能平静地睡觉而乱梦纷扰。

5. 气淫于脏……不足于外:淫,浸润。腑主外脏主内,做梦与身体内外的虚实并无必然的联系。

6. 阴气盛……则梦大火而燔焫:从水属阴、火属阳上去理解易明白。涉大水、见熊熊的烈火,是由阴盛和阳盛引起的。

7. 上盛则梦飞,下盛则梦堕:正邪居于上,则梦上天飞翔;正邪处于下,则梦摔倒。"上盛则梦飞……肺气盛则梦……"亦见于《素问·脉要精微论篇第十七》中疑是一书两拆的错杂。

8. 甚饥则梦取;甚饱则梦予:半夜肚子饿了则做向他人讨食吃的梦;吃得很饱后睡觉会做给人家吃东西的梦。

9. 肝气盛……飞扬:此句中"飞扬"或为后人所加。再者《素问·脉要精微论篇第十七》中亦无"飞扬"两字,故可删之。肝气旺盛易做发怒之梦,肺气盛则做恐惧、哭泣之梦。因为肝主怒,肺主悲。

10. 短虫多则梦聚,长虫多则梦相击毁伤:此句摘自《素问·脉要精微论篇第十七》,以补本篇之缺漏。短虫,指蛲虫、幼小的蛔虫。长虫是指成年蛔虫或鞭虫。聚,围聚在一起。相击毁伤,相互打架斗殴,各有损伤。

11. 心气盛,则梦善笑、恐畏:临床上发现心气盛而梦中哈哈大笑的不多。痰热内蕴而导致的恶梦纷扰,被惊恐吓醒而心有余悸的患者不少。

12. 脾气盛,则梦歌乐、身体重手足不举:原文无"手足",据《针灸

13. 肾气盛，则梦腰脊两解不属：解，髋关节。两解不属，指两髋关节好像不长在自己身上。

14. 凡此十二盛者，至而泻之立已：至，指做梦开始了还是结束了？或者做了上述这些梦后的第二天用针刺来作针对性的泻法，梦便不再做了？难以猜测的是在什么时候治疗效果最好。

15. 厥气：相对于"正气"而设。正气为盛，厥气为虚。

16. 没居水中：此指人的下半身淹没在大水之中。

17. 游行：指在水中移动或行走。

18. 客于大肠……则梦聚邑冲衢：大肠在五脏六腑中最广大，故梦见广阔的田野。邑，县城，大者为都，小者为邑。"冲"与"衢"两字相通，在此均指道路。衢，四通八达的交通要道。梦见很多人相聚在县城的街道上，或在大路上。

19. 斗讼自刳(kū)：争斗，诉讼，自己剖开自己身体的某一部分。

20. 客于阴器，则梦接内：阴器即生殖器。内接指性交。

21. 客于胫……及居深地窌苑中：往往白天玩得太累，晚上便做梦行走在松软的沙滩上和没至小腿的烂泥田里，或在沼泽之中跋涉，行走极其困难。窌，地窖。苑，园林或树木丛。笔者认为还是意译为"沼泽滩"，这便是"日有所思，夜有所梦""日之劳累，夜梦连续"。

22. 礼节拜起：三跪九叩。

23. 梦溲便：睡得太沉，或趴着睡，或虽平卧，但少腹部压有东西，当膀胱充盈到括约肌不能自控，则易遗尿。此多见于小儿。如果小儿能自主大便后，在正常的情况下不会有大便自出的情况。需指出的是小儿遗尿的关键在睡姿上，侧睡是防止青少年遗尿的有效方法之一。

24. 凡此十五不足者，至而补之立已也：按中医"实则泻之，虚则补之"的治疗原则，虽笼统地提出了治疗法则，但是在什么时间治疗，以及如何补泻都没有。故笔者认为临床上亦无法应用。以上内容可以与《素问·脉要精微论篇第十七》有关做梦的内容稍作互参，仅供了解参考而已。

顺气一日分为四时第四十四

提示

　　本篇从春生、夏长、秋收、冬藏的天人合一观点上来解释患者为什么早慧、昼安、夜甚的道理。这与阳气运行的强弱有关，与现代医学中的"昼夜节律"或生物钟有关。篇中关于五输与六输这一段，因与《本输第二》有关联而归于其篇中了。最后一段"黄帝曰：诸原安合……是谓五变也"移到《九针十二原第一》篇中。

　　黄帝曰：夫百病之所始生者，必起于燥湿、寒暑、风雨、阴阳、喜怒、饮食、居处，气合而有形，得脏而有名[1]，余知其然也。夫百病者，多以旦慧昼安，夕加夜甚[2]，何也？

　　岐伯曰：四时之气使然[3]。

　　黄帝曰：愿闻四时之气。

　　岐伯曰：春生夏长，秋收冬藏，是气之常也，人亦应之，以一日分为四时，朝则为春，日中为夏，日入为秋，夜半为冬。朝则人气始生，病气衰，故旦慧；日中人气长，长则胜邪，故安；夕则人气始衰，邪气始生，故加；夜半人气入脏，邪气独居于身，故甚也。[4]

　　黄帝曰：其时有反者何也？

　　岐伯曰：是不应四时之气，脏独主其病者，是必以脏气之所不胜时者甚，以其所胜时起也[5]。

　　黄帝曰：治之奈何？

　　岐伯曰：顺天之时，而病可与期。顺者为工，逆者为粗。[6]

注 释

　　1. 气合而有形，得脏而有名：张景岳认为"气合而有形，脉证可据；得脏而有名，表里可察。"

2. 百病者，多以旦慧昼安，夕加夜甚：旦，清晨。慧，聪慧。许多患者早上时神志清晰，思维正常，白天也比较安详，一到傍晚或夜里病情即会加重，循衣摸床，胡言乱语。这也许与患者体内阳气的升、降、衰减、入阴有关。

3. 四时之气使然：春、夏、秋、冬四季的正气和病气造成了这样的情况。

4. 本段再次强调"旦慧昼安，夕加夜甚"的原因。

5. 以其所胜时起也：不因四时之气所生的病，以五脏间生克关系的时间来决定病的加重或减轻。相生时轻，相克时甚。

6. 以下有"余闻刺有五变……以主五输"已移于《本输第二》篇。其后的"黄帝曰：诸原安合……是谓五变也"移于《九针十二原第一》篇。

外揣第四十五

提示

　　本篇强调"望而知之谓之神"的重要性。但是要真正地掌握这一临床经验，既要从书本上去找，还得靠专业老师的传授，以及自己临床经验的积累，才能达到一定的境界。

　　黄帝曰：余闻九针九篇，余亲授其调[1]，颇得其意。夫九针者，始于一而终于九，然未得其要道也。夫九针者，小之则无内，大之则无外，深不可为下，高不可为盖，恍惚无穷[2]，流溢无极，余知其合于天道人事四时之变也，然余愿杂之毫毛，浑束为一[3]，可乎？

　　岐伯曰：明乎哉问也，非独针道焉，夫治国亦然[4]。

　　黄帝曰：余愿问针道，非国事也。

　　岐伯曰：夫治国者，夫惟道焉，非道，何可小大深浅，杂合而为一乎[5]？

　　黄帝曰：愿卒闻之。

　　岐伯曰：日与月焉，水与镜焉，鼓与响焉。夫日月之明，不失其影，水镜之察，不失其形，鼓响之应，不后其声，动摇则应和，尽得其情[6]。

　　黄帝曰：窘乎哉！昭昭之明不可蔽[7]。其不可蔽，不失阴阳也。合而察之，切而验之，见而得之，若清水明镜之不失其形也[8]。五音不彰，五色不明，五脏波荡[9]，若是则内外相袭，若鼓之应桴，响之应声，影之似形。故远者司外揣内，近者司内揣外[10]，是谓阴阳之极，天地之盖[11]，请藏之灵兰之室，弗敢使泄也[12]。

注释

　　1.余亲授其调：我亲自为它定好了曲调。也可引申为谱好了"乐章"。

2. 小之则无内……恍惚无穷：小到里面看不见东西，大则望不到边际，深见不到底，高看不到顶，博大精深，无穷无尽。

3. 然余愿杂之毫毛，浑束为一：然而我愿意把那细碎的知识，全部统一成为一本书。

4. 非独针道焉，夫治国亦然：不单单是小到针刺的理论和法则，大至治国的方略也都包括在内。

5. 非道……杂合而为一乎：没有至精、至深、至微的学说和理论，怎么能够把小、大、深、浅和错综复杂的情况及解决方法融合在一起呢？

6. 日与月焉……尽得其情：这是比喻理论与实践结合的效果。

7. 窘乎哉！昭昭之明不可蔽：窘，很难；或指一件极其困难的事。"贤人昭昭，使人昭昭"，把明白的道理说得清清楚楚，一点也不遮盖或遗漏，让听的人觉得明白易懂，是件非常困难的事。

8. 若清水明镜之不失其形也：好像用清水或明镜照容貌，一点也不走样。

9. 五音不彰，五色不明，五脏波荡：五音不显扬，五色不清晰，五脏不安定。

10. 远者司外揣内，近者司内揣外：司，在此作视察。揣，揣度，估量。察其外而能知其内；测其内而能知其外。强调了望诊的重要性。

11. 阴阳之极，天地之盖：阴阳学识包罗万象，天地之间的万事万物它都能够说清楚。

12. 请藏之灵兰之室，弗敢使泄也：灵兰之室，一般是指王室藏书之殿，不让它漏失出去。

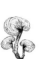

南宋本『灵枢经』校勘注释

五变第四十六

提示

　　此篇以树木受到自然界或人为因素的摧残而出现了五种不同的损害现象来比喻人的腠理不密则病、肉不坚则病、五脏柔弱则病、寒温失常则病、饮食失节则病的五种变化。人的病与不病,既有外因,又有内因。本篇所述的是外因导致了内因而产生疾病,例如由于饥荒,老百姓饥寒交迫,"糠菜半年粮",或啃树皮、吃草根,造成了营养不良,从而导致了消瘅与积聚的发生。

　　百姓在饥寒交迫的煎熬下,必然会诱发怨恨之火,积怨过深或可能导致产生民变的后果。以"变"为名,似乎有着一定的蕴意在内。正如丹波元简在本篇最后的注释中言:"本节诸家并以运气家之言而解之。然运气之说,昉于唐以后,乃不可以彼解此。必别有义之所存。俟考。"

　　"正气存内,邪不可干"的关键是吃饱、吃好;夏则避暑、冬则御寒等,以及有一个和谐的社会和一份乐观的心情。

　　黄帝问于少俞曰:余闻百疾之始期也,必生于风雨寒暑,循毫毛而入腠理,或复还,或留止,或为风肿汗出,或为消瘅,或为寒热,或为留痹,或为积聚,奇邪淫溢,不可胜数,愿闻其故[1]。夫同时得病,或病此,或病彼,意者天之为人生风乎,何其异也[2]?

　　少俞曰:夫天之生风者,非以私百姓也,其行公平正直,犯者得之,避者得无殆,非求人而人自犯之[3]。

　　黄帝曰:一时遇风,同时得病,其病各异,愿闻其故。

　　少俞曰:善乎哉问!请论以比匠人[4]。匠人磨斧斤砺刀,削斩材木[5]。木之阴阳,尚有坚脆,坚者不入,脆者皮弛[6],至其交节,而缺斤斧焉[7]。夫一木之中,坚脆不同,坚者则刚,脆者易伤,况其材木之不同,皮之厚薄,汁之多少,而各异耶[8]。夫木之早花先生叶者,遇春霜烈风,则花落而叶萎[9]。久曝大旱,则脆木薄皮者,枝条汁少而叶萎[10]。久阴淫雨,则薄皮多汁者,皮溃而漉[11]。卒风暴起,则刚脆之木,枝折杌伤[12]。秋霜疾风,则刚脆之木,根摇而叶落[13]。凡此五者,各有所伤,况于人乎[14]。

黄帝曰:以人应木奈何[15]?

少俞答曰:木之所伤也,皆伤其枝,枝之刚脆而坚,未成伤也[16]。人之有常病也,亦因其骨节皮肤腠理之不坚固者,邪之所舍也,故常为病也[17]。

黄帝曰:人之善病风厥漉汗者,何以候之[18]?

少俞曰:肉不坚,腠理疏,则善病风[19]。

黄帝曰:何以候肉之不坚也?

少俞答曰:䐃肉不坚而无分理,理者粗理,粗理而皮不致[20]者,腠理疏。此言其浑然者[21]。

黄帝曰:人之善病消瘅者,何以候之?

少俞答曰:五脏皆柔弱者,善病消瘅[22]。

黄帝曰:何以知五脏之柔弱也?

少俞答曰:夫柔弱者,必有刚强,刚强多怒,柔者易伤也[23]。

黄帝曰:何以候柔弱之与刚强?

少俞答曰:此人薄皮肤而目坚固以深者,长冲直扬,其心刚,刚则多怒,怒则气上逆,胸中畜积,血气逆留,臗皮充肌,血脉不行,转而为热,热则消肌肤,故为消瘅,此言其人暴刚而肌肉弱者也[24]。

黄帝曰:人之善病寒热者,何以候之?

少俞答曰:小骨弱肉者,善病寒热。

黄帝曰:何以候骨之小大,肉之坚脆,色之不一也?

少俞答曰:颧骨者,骨之本也。颧大则骨大,颧小则骨小。皮肤薄而其肉无䐃,其臂懦懦然,其地色殆然,不与其天同色,污然独异,此其候也。然后臂薄者,其髓不满,故善病寒热也[25]。

黄帝曰:何以候人之善病痹者?

少俞答曰:粗理而肉不坚者,善病痹。

黄帝曰:痹之高下有处乎?

少俞答曰:欲知其高下者,各视其部。

黄帝曰：人之善病肠中积聚者，何以候之？

少俞答曰：皮肤薄而不泽，肉不坚而淖泽，如此则肠胃恶，恶则邪气留止，积聚乃伤。脾胃之间，寒温不次，邪气稍至；蓄积留止，大聚乃起[26]。

黄帝曰：余闻病形，已知之矣，愿闻其时。

少俞答曰：先立其年，以知其时，时高则起，时下则殆[27]，虽不陷下，当年有冲通，其病必起[28]，是谓因形而生病，五变之纪也[29]。

注释

1. 百疾之始期也……愿闻其故：外感疾病的初期，必定由于风、寒、暑、湿等六淫循着皮毛侵入腠理。有的退了出来，有的停留在那里，或风肿汗出，或发为消渴热中，或寒热，或留痹，或积聚。邪气肆意横行时是无法数得清的。我想听听其中的原因。

2. 意者天之为人生风乎，何其异也：我认为上天为人们刮的风，为什么这样的不同呢？

3. 其行公平正直……非求人而人自犯之：风行公平正直，冒犯它的人得了病；躲避它的人就没有危险。它不求人去冒犯，而是有人自己去冒犯了它。

4. 请论以比匠人：请让我用匠人作为对象来论述一下。

5. 匠人磨斧斤，砺刀削斩材木：木匠磨斧子或刀，磨得非常锋利去削砍木材。

6. 木之阴阳……脆者皮弛：树木的阴阳造成质地的坚硬松脆之分。坚硬的树很难砍入，松脆的树很快就被砍掉了。

7. 至其交节，而缺斤斧焉：当砍入树的交节之处，其坚硬的程度能使斧子或砍刀出现缺口。缺斤斧焉，使动用法。斤斧，指砍刀、斧子。

8. 夫一木之中……而各异耶：一段木材中也有坚硬和松脆的不同。坚硬的刚强，松脆的容易砍掉。何况木材的质地、树皮的厚薄、树汁的多少都是各不相同的。

9. 夫木之早花先生叶者……则花落而叶萎：先开花再长叶子的树木，如桃、杏、梅、李等，遇到倒春寒和烈风的劲吹就会花落、叶萎，产量也会明显减少，俗称为小年。

175

10. 久曝大旱……枝条汁少而叶萎：长时期地烈日高温、干旱，枝条汁少的树木因此而枯萎。

11. 久阴淫雨……皮溃而漉：由于淫雨绵绵，连日累月，涝灾会使薄皮多汁的树在水里浸泡而枯萎或死掉。漉，在此应作渗出而使之溃烂。

12. 卒风暴起……枝折杌伤：突然刮起暴风，那么刚劲质脆的树木就会折枝和被风吹动而受伤。杌（wù），倾危不安。

13. 秋霜疾风……根摇而叶落：秋天树木上积满了霜、雪，加上强风的狂吹，那么刚劲质脆的树木就会枝折叶落，树根松动。

14. 凡此五者……况于人乎：凡是上述五种情况，各有各伤害的地方，何况遭到伤害的人了。

15. 以人应木奈何：用人相应地与树木来比较怎么样呢？

16. 木之所伤也……未成伤也：树木所伤的只是树枝，但是如果是坚硬的树木未必会受到伤害。脆，在此作修饰用。

17. 人之有常病也……故常为病也：有些人患病，由于他的骨节、皮肤、腠理不够坚固的关系，病邪很容易停留在那里，所以常常会生病。

18. 人之善病风厥漉汗者，何以候之：《素问·评热病论》曰"汗出而身热者，风也；汗出而烦热不解者，厥也。病名曰风厥。"漉汗，汗出不止。上焦有湿热，如鼻窦炎发作时，有些患者头部会汗出漉漉，与漏泄者很相似，严重则因大旱而凤倒。

19. 肉不坚，腠理疎，则善病风：疎（shū），即疏。肌肉不坚，腠理疏松，那风邪就更容易入侵而致病。

20. 䐃肉不坚而无分理……粗理而皮不致：肌肉不坚硬壮实，且条理不分明，即使有条理也是相当地粗糙，以致皮肤不致密，更易遭到外邪的入侵。

21. 腠理疎，此言其浑然者：笔者认为此句似与上文有重复之嫌，可能是后人所添加的读后感。

22. 五脏皆柔弱者，善病消瘅：消瘅一般作消渴病解。在此似乎是营养极度不良而造成的消瘦、浑身无力。

23. 柔弱者……柔者易伤也：这是把树木的刚脆转入到了人。人在饥寒交迫中所出现的两种截然不同的态度。柔者，认命。刚者，"脾胃气衰，元气不足，而心火独盛"（摘自李东垣《饮食劳倦所伤始为热中论》），心火旺则容易起来抗争，就是那棵"缺斤斧焉"的树。

24. 此人薄皮肤而目坚固以深者……此言其人暴刚而肌肉弱者也：因为对极度贫困生活的不满而表现出目光坚定，双眉竖起，怒火中烧，一副要起来反抗的样子。由于势单力薄，身体变得越来越羸弱。

25. 颧骨者……故善病寒热也："皮肤薄而其肉无䐃"是指皮包骨瘦弱者。懦懦然，软绵绵而无力。殆然，如果可作"农民殆则土地荒"解，那么"殆"则是无力劳作的意思。庄稼地里一片狼藉，荒年造成的后果是民不聊生，或听天由命，或揭竿而起。

26. 皮肤薄而不泽……大聚乃起："皮肤薄而不泽，肉不坚而淖泽"是营养不良导致的。因为糠菜树皮之类皆是胃肠厌恶的东西，这些粗纤维往往会导致肠梗阻，也会因蛋白质的严重缺乏引起肝硬化腹水。这些是大聚乃起的真正原因。

27. 先立其年……时下则殆：先看看今年农田里的收成。收成高，人民生活才有起色；收成低，那他们又得过苦日子了。

28. 当年有冲通，其病必起：如果"冲通"可作战争来解释的话，那么即使是个丰收年，那兵荒马乱的时局也会导致人民颠沛流离，食宿无着落，病也因之而起。

29. 是谓因形而生病，五变之纪也：因形体受到伤害而患病，正如前文所说的"凡此五者，各有所伤，况于人乎！"及"以人应木奈何？"前后文相互呼应。本篇既讲病又说明当时的时局，这在中医古籍中并不多见。

本藏第四十七

提示

　　经脉、血气、志意及五脏六腑的功效与作用，既有先天的禀赋，又有后天营养源源不断的补充滋养，才能健康地生活。若先天不足或后天失调，那就不可能有健康的身体。寿命的长短和每个人的身体保养、情绪调节与营养补充都有着密不可分的关系。五脏六腑的大小、高下、端偏等与所出现在生理上的先天性疾患也有关，但有些人是因为性格与情绪上的失控，在一定程度上会因此而导致某些疾病的发生。然而单从大小上论，有些脏器便很难论述，例如肾。

　　黄帝问于岐伯曰：人之血气精神者，所以奉生而周于性命者也[1]。经脉者，所以行血气而营阴阳，濡筋骨，利关节者也[2]。卫气者，所以温分肉，充皮肤，肥腠理，司开合者也[3]。志意者，所以御精神，收魂魄，适寒温，和喜怒者也[4]。是故血和则经脉流行，营复阴阳，筋骨劲强，关节清利矣[5]。卫气和则分肉解利，皮肤调柔，腠理致密[6]矣。志意和则精神专直，魂魄不散，悔怒不起，五脏不受邪矣[7]。寒温和则六腑化谷，风痹不作，经脉通利，肢节得安矣。此人之常平也[8]。五脏者，所以藏精神血气魂魄者也。六腑者，所以化水谷而行津液者也[9]。此人之所以具受于天也，无愚智贤不肖，无以相倚也。然有其独尽天寿，而无邪僻之病，百年不衰，虽犯风雨卒寒大暑，犹有弗能害也[10]；有其不离屏蔽室内，无怵惕之恐，然犹不免于病，何也[11]？愿闻其故。

　　岐伯对曰：窘乎哉问也[12]！五脏者，所以参天地，副阴阳，而连四时，化五节者也[13]。五脏者，固有小大、高下、坚脆、端正、偏倾者；六腑亦有小大、长短、厚薄、结直、缓急。凡此二十五者，各不同，或善或恶，或吉或凶，请言其方。

心小则安，邪弗能伤，易伤以忧；心大则忧不能伤，易伤于邪[14]。心高则满于肺中，悗而善忘，难开以言；心下则脏外，易伤于寒，易恐以言[15]。心坚则脏安守固；心脆则善病消瘅热中[16]。心端正则和利难伤；心偏倾则操持不一，无守司也[17]。

肺小则少饮，不病喘喝；肺大则多饮，善病胸痹、喉痹、逆气。肺高则上气肩息咳[18]；肺下则居贲迫肺，善胁下痛[19]。肺坚则不病咳上气；肺脆则善病消瘅易伤[20]。肺端正则和利难伤；肺偏倾则胸偏痛也[21]。

肝小则脏安，无胁下之病；肝大则逼胃迫咽，迫咽则苦膈中，且胁下痛[22]。肝高则上支贲，切胁悗，为息贲；肝下则逼胃，胁下空，胁下空则易受邪[23]。肝坚则脏安难伤；肝脆则善病消瘅易伤[24]。肝端正则和利难伤；肝偏倾则胁下痛也[25]。

脾小则脏安，难伤于邪也；脾大则善凑眇而痛，不能疾行[26]。脾高则眇引季胁而痛；脾下则下加于大肠，下加于大肠则脏苦受邪[27]。脾坚则脏安难伤；脾脆则善病消瘅易伤。脾端正则和利难伤；脾偏倾则善满善胀也[28]。

肾小则脏安难伤；肾大则善病腰痛，不可以俯仰，易伤以邪[29]。肾高则苦背膂痛，不可以俯仰[30]；肾下则腰尻痛，不可以俯仰，为狐疝[31]。肾坚则不病腰背痛；肾脆则善病消瘅易伤[32]。肾端正则和利难伤；肾偏倾则苦腰尻痛也。凡此二十五变者，人之所苦常病。

黄帝曰：何以知其然也？

岐伯曰：赤色小理者心小，粗理者心大。无𩩲骬者心高，𩩲骬小短举者心下。𩩲骬长者心下坚，𩩲骬弱小以薄者心脆。𩩲骬直下不举者心端正，𩩲骬倚一方者心偏倾也[33]。

白色小理者肺小，粗理者肺大。巨肩反膺陷喉者肺高，合腋张胁者肺下。好肩背厚者肺坚，肩背薄者肺脆。背膺厚者肺端正，胁偏疏者肺偏倾也。

青色小理者肝小，粗理者肝大。广胸反骹者肝高，合胁兔骹[34]者肝下。胸胁好者肝坚，胁骨弱者肝脆。膺腹好相得者肝端正，胁骨偏举者肝偏倾也。

黄色小理者脾小，粗理者脾大。揭唇[35]者脾高，唇下纵者脾下。唇坚者脾坚，唇大而不坚者脾脆。唇上下好者脾端正，唇偏举[36]者脾偏倾也。

黑色小理者肾小,粗理者肾大。高耳者肾高,耳后陷者肾下。耳坚者肾坚,耳薄不坚者肾脆。耳好前居牙车者肾端正,耳偏高者肾偏倾也。凡此诸变者,持则安,减则病也[37]。

帝曰:善。然非余之所问也。愿闻人之有不可病者,至尽天寿,虽有深忧大恐,怵惕之志,犹不能减也,甚寒大热,不能伤也;其有不离屏蔽室内,又无怵惕之恐[38],然不免于病者,何也? 愿闻其故。

岐伯曰:五脏六腑,邪之舍也,请言其故。五脏皆小者,少病,苦燋心,大愁忧[39];五脏皆大者,缓于事,难使以忧[40]。五脏皆高者,好高举措;五脏皆下者,好出人下。五脏皆坚者,无病;五脏皆脆者,不离于病[41]。五脏皆端正者,和利得人心;五脏皆偏倾者,邪心而善盗,不可以为人平,反复言语也[42]。

黄帝曰:愿闻六腑之应。

岐伯答曰:肺合大肠,大肠者,皮其应。心合小肠,小肠者,脉其应。肝合胆,胆者,筋其应。脾合胃,胃者,肉其应。肾合三焦膀胱,三焦膀胱者,腠理毫毛其应[43]。

黄帝曰:应之奈何?

岐伯曰:肺应皮。皮厚者大肠厚;皮薄者大肠薄。皮缓腹里大者大肠大而长,皮急者大肠急而短。皮滑者大肠直,皮肉不相离者大肠结。

心应脉,皮厚者脉厚,脉厚者小肠厚;皮薄者脉薄,脉薄者小肠薄。皮缓者脉缓,脉缓者小肠大而长;皮薄而脉冲小者,小肠小而短。诸阳经脉皆多纡屈者,小肠结[44]。

脾应肉,肉䐃坚大者胃厚,肉䐃么者胃薄[45]。肉䐃小而么者胃不坚;肉䐃不称身者胃下,胃下者下管约不利。肉䐃不坚者胃缓,肉䐃无小里累者胃急。肉䐃多少里累者胃结,胃结者上管约不利也[46]。

肝应爪,爪厚色黄者胆厚,爪薄色红者胆薄。爪坚色青者胆急,爪濡色赤者胆缓。爪直色白无约者胆直,爪恶色黑多纹者胆结也[47]。

肾应骨,密理厚皮者三焦膀胱厚,粗理薄皮者三焦膀胱薄。疎腠理者三焦膀胱缓,皮急而无毫毛者三焦膀胱急[48]。毫毛美而粗者三焦膀胱直,稀毫毛者三焦膀胱结也[49]。

黄帝曰:厚薄美恶皆有形,愿闻其所病。

岐伯答曰:视其外应,以知其内脏,则知所病矣。

注释

1. 人之血气精神者,所以奉生而周于性命者也:人的血、气、精、神循环全身,是用以奉养生命的。

2. 经脉者……利关节者也:经络是用来运行血气、濡养筋骨、滑利关节的营养通道。

3. 卫气者……司开合者也:卫气有温润肌肉、充实滋养皮肤腠理、掌管汗孔开合的功能。

4. 志意者……和喜怒者也:肾主志,脾主意。在此喻指肾的先天之精和脾胃消化吸收的水谷之精有统御精神、摄魂魄、适应寒温、调节喜怒的作用。

5. 血和则经脉流行……关节清利矣:血液和畅则经脉流行无阻,营气和卫气正常地运行循环,筋骨强劲有力,关节干净滑利。

6. 卫气和……腠理致密:卫气和畅,肌肉纹理清晰、滑利,腠理致密而能抗御风寒等外邪的入侵。

7. 志意和则精神专直……五脏不受邪矣:先天禀赋充沛,后天精气源源不断地滋养。那么,此人必定精气神十足,情绪乐观,五脏不会受到情志上的伤害。

8. 寒温和则六腑化谷……此人之常平也:寒温在此既指风寒、暑热外邪的入侵,亦指饮食之物不能太冷或太热。防御和配合都相当协调,六腑中的胃就能消化食物,风痹不会发作,经脉通利,四肢和关节正常。此人就能健康地生活。

9. 五脏者,所以藏精神血气魂魄者也。六腑者,所以化水谷而行津液者也:此句为对仗句,好读好记。所以五脏作了省略,六腑来个统称。心藏神与血,肺藏魄而主气,肾藏精(包括先天和后天),肝藏魂。六腑行津液中也包括滋养肺、脾、肝、肾等脏器的功能。

10. 此人之所以具受于天也……犹有弗能害也:上述种种全都是人禀受先天造成的。没有愚蠢、聪明、善良、不肖的区别,也没有因此偏向于某一方面的现象出现。确实有独享上天安排的寿数,而且也不会因外邪肆意入侵而导致病患,百年不衰。即使冒犯了大风大寒,或突然遭遇严寒酷暑,也不至于造成病害的发生。

11. 有其不离屏蔽室内……何也:蔽,作遮挡。在此引申为关紧门窗。怵惕，在此作敬畏、诚惧解。《汉书·厉王传》言："日夜怵惕，修身正行。"时刻警诫自己做好事，不做错事，或在职而不作为的现象出现。这样便没有心生恐惧的情况了。有些人居外不离屏风，在室内则关紧门窗。即使这样，还是免不了生病，这是什么道理呢？

12. 窘乎哉问也：窘，为难。这个问题问得我很难回答！

13. 五脏者……化五节者也：节，法度，引申为规矩。五脏必须参照天时地利，配合阴阳，而且按照春、夏、秋、冬四季，各自有各自的规矩。如心化生血；肺主出气；肾主纳气；脾主运化，主肉；肝主疏泄，主筋；肾藏精等。

14. 心大则忧不能伤，易伤于邪：心胸宽阔，任何事都不会上心，所以很少有忧愁。由于粗心大意，身体容易受到外邪的伤害。

15. 心高则满于肺中……易恐以言：心高则气昂。怳，无心的样子。"怳乎忘其言也"见《庄子·大师宗》。即有点不好意思而难以回答。易恐以言，既怕说错话，又怕听了别人的话而自己害怕，疑神疑鬼。

16. 心坚则脏安守固；心脆则善病消瘅热中：内心坚毅的人，能够坚守原则而心里安宁；内心脆弱的人，因不好意思向人求乞，所以衣不蔽体，食不果腹而致疾病缠身。

17. 心端正则和利难伤……无守司也：和，温和与和谐。利，富饶与顺畅。心端正则心平气和，心情和谐、顺畅，不被外界所诱惑、左右。心理脆弱的人，听风便是雨，忧虑自己这也病、那也病，真的病着了。

18. 肺小则少饮……肺高则上气肩息咳：《针灸甲乙经》为"肺小则安，不病喘"。肺小之人，要少饮，包括饮酒和喝水，那么不容易患喘咳病；肺大的人由于多喝水，加重肺通调水道的负担而会导致胸痹、喉痹或嗳气。肺高因气上肩而引起喘息、咳嗽，很像肺气肿所出现的症状。

19. 肺下则居贲迫肺，善胁下痛：居，停留；贲，大。如果肺的下面停留着大的"东西"而上迫于肺，于是经常出现胁下疼痛和呼吸急促。例如肝部肿瘤、肝肿大、肝硬化等引起的腹水把横膈上抬而造成的胁痛。

20. 肺坚则不病咳上气；肺脆则善病消瘅易伤：从《针灸甲乙经》改"苦"为"善"。肺正常就不会出现咳嗽、气喘的现象；肺气不足或脆弱，容易患有消渴病。

21. 肺端正则和利难伤；肺偏倾则胸偏痛也：肺端正那么肺气出入

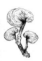

正常,不会因气逆而出现咳嗽、气短、气逆和气喘;肺两侧不对称,那病变的一侧会出现下瘪或隆起,同时也会出现疼痛。

22.肝小则安……且胁下痛:原文为"肝小则脏安",今据《针灸甲乙经》去"脏"字。肝大小正常故无胁下之病;肝大则上逼迫胃和咽,则为中焦阻隔,胁下疼痛。

23.肝高则上支贲……胁下空则易受邪:肝高喻指肝气横逆,其气上支撑于贲门,迫于胁下。木克土,则胃胀痛、嗳气而导致胃失和降。胁下空空,肠鸣漉漉,腹痛如切,继而腹泻。刘草窗的"痛泻要方"即据此而设。此病酷似结肠炎发作时所出现的症状。

24.肝坚则脏安难伤;肝脆则善病消瘅易伤:现代医学认为肝是人体内最大的消化腺,进入体内的水解蛋白质被吸收后,在肝脏内合成胆固醇,而它又是胆汁酸和类固醇激素的前体,是不可或缺的消化液和组成免疫功能的物质。一旦这些功能减退,便导致营养不良性肝硬化,消化吸收功能失常,免疫功能减退等。中医认为"食气入胃,淫气于筋",由于摄入蛋白质极其不足,导致有气而无力的后果。

25.肝偏倾则胁下痛也:肝肿大或肝肿瘤会引起疼痛。

26.脾大则善凑胁而痛,不能疾行:"善"原文为"苦",据《针灸甲乙经》改。指脾胃功能因某些因素造成胃肠功能紊乱,导致肠胀气的腹痛并累及季胁和腰外侧而不能快步行走。

27.脾高则眇引季胁而痛……下加于大肠则脏苦受邪:眇(miǎo),位于第12肋软骨下方,髂骨上方的软组织,引向季胁。这与升结肠肝曲或降结肠脾曲处结肠袋胀气有关。脾下,此非指脾低下,是指胃中胀气下入大肠而作祟。

28.脾坚则脏安难伤……脾偏倾则善满善胀也:脾气运化功能正常则收入丰;脾运化失常犹如入不敷出,日久必瘦弱乏力。脾正常,身体康健;脾功能失常,则胀满作胀。

29.肾小则脏安难伤……易伤以邪:此处的肾大肾小,实指肾气的充沛和强弱及其功能发挥的程度。

30.肾高则苦背膂痛,不可以俯仰:肾主骨。此"高"是指腰椎以上的疾病,如强直性关节类、颈椎病之类,因疼痛不能俯仰。

31.肾下则腰尻痛……为狐疝:腰尻痛指尾骶骨病变,故俯仰不利。狐疝似指腹股沟斜疝等,出没不定。

32. 肾脆则易伤,善病消瘅:肾脆在此似指慢性肾炎、肾功能不全。消瘅在此指糖尿病引起慢性肾炎而导致的羸弱身体。

33. 髃骭倚一方者,心偏倾也:中医把"髃骭"称为护心骨,根据它的长短偏倾、有无或双歧来测定心脏的位置。现在看来并没有什么实际意义。

34. 合胁兔骹:张志聪言:"兔者胸胁交分之扁骨;内膈前连于胸之鸠尾;旁连于胁;后连于脊之十二椎。兔者,骨之藏伏也。骹在此指胸骨、胁骨、脊椎相交,肝居其内也。"

35. 揭唇:俗称的翘嘴唇。

36. 唇偏举:上唇一边高一边低。

37. 凡此诸变者……减则病也:以上许多变化,好的应保持不变,如稍有损减就会得病。

38. 其有不离屏蔽室内,又无怵惕之恐:外有各种防风措施,无外邪入侵的可能;内无担扰所出现的恐惧。

39. 五脏六腑……大愁忧:五脏六腑是邪可能会停留的地方。五脏皆小(此似单指心态。以下皆同),即使少病,常常因为琐碎事而烦心,遇到大事便忧愁不断。

40. 五脏皆大者,缓于事,难使以忧:此单指粗犷的心态,笃悠悠的行事,似乎没有什么事能让他劳心费神。

41. 五脏皆高者……不离于病:心气高的人,趾高气昂,一举一动高出于人。内心坚强,无忧无虑的人,很少生病;内心自卑,胆小怕事的人,经常会生病。

42. 五脏皆端正者……反复言语也:"和利"在此作性格和气、乐于助人。贪心而常常喜欢偷盗的人,不属正常人,说话出尔反尔即反复言语。

43. 肺合大肠……腠理毫毛其应:五脏合六腑,其应者均为脏腑。

44. 肺应皮……小肠结:这仅仅是推测,没有普遍性。纡屈,屈曲、弯曲。结,屈曲、盘结。

45. 脾应肉,肉䐃坚大者胃厚,肉䐃么者胃薄:䐃(jiǒng),发达的肌肉,如胸大肌、肱二头肌、腹肌、腓肠肌等,这是胃气旺盛的结果。么,细小,指胃纳不强,其肉瘦小。

46. 肉䐃多少里累者胃结,胃结者上管约不利也:《针灸甲乙经》无

"少里累者"。胃屈曲，胃上口因收缩而不太通顺。

47. 肝应爪……胆结也：此指视爪甲察病。只作参考，一般不作为诊病的依据，除了指甲下的黑色素瘤。

48. 密理厚皮者三焦膀胱厚……皮急而无毫毛者三焦膀胱急：此指皮肤与三焦膀胱的关系。很难判断其正确与否。

49. 毫毛美而粗者三焦膀胱直，稀毫毛者三焦膀胱结也：肾合三焦膀胱，均与气化有关。故腠理、毫毛为应。

禁服第四十八

提示

关于篇名，张志聪的注释"诚其佩服，禁其轻泄"是非常中肯的。要斋戒、歃血为盟，有隆重的授业宣誓仪式后，才能投入到针道当中去，做一名有善心、善行的医者。知识没有积累到一定程度，要做一名深受患者欢迎的医师，还需不断实践、不断总结、不断提高。知识是学无止境的；医生是治病救人的善举者，善其始而善其终。

雷公问于黄帝曰：细子得受业，通于九针六十篇[1]，旦暮勤服之，近者编绝，久者简垢，然尚讽诵弗置，尽解于意矣[2]。外揣言浑束为一，未知所谓也[3]。夫大则无外，小则无内，大小无极，高下无度，束之奈何[4]？士之才力，或有厚薄，智虑褊浅，不能博大深奥[5]，自强于学若细子[6]，细子恐其散于后世，绝于子孙，敢问约之奈何[7]？

黄帝曰：善乎哉问也！此先师之所禁，坐私传之也，割臂歃血之盟也，子若欲得之，何不斋[8]乎。

雷公再拜而起曰：请闻命于是[9]也。乃斋宿三月而请曰：敢问今日正阳，细子愿以受盟[10]。

黄帝乃与俱入斋室，割臂歃血。黄帝亲祝曰：今月正阳，歃血传方，有敢背此言者，反受其殃。

雷公再拜曰：细子受之。

黄帝乃左握其手，右授之书，曰：慎之慎之，吾为子言。凡刺之理，经脉为始，营其所行，知其度量，内刺五脏，外刺六腑，审察卫气，调其虚实，虚实乃止，泻其血络，血尽不殆[11]矣。

雷公曰：此皆细子之所以通，未知其所约[12]也。

黄帝曰：夫约方者，犹约囊也，囊满而弗约，则输泄，方成弗约，则神与弗俱[13]。

雷公曰：愿为下材者，勿满而约之。

黄帝曰：未满而知约之以为工，不可以为天下师[14]。

雷公曰：愿闻为工。

黄帝曰：寸口主中，人迎主外，两者相应，俱往俱来，若引绳大小齐等[15]。春夏人迎微大，秋冬寸口微大，如是者名曰平人。人迎大一倍于寸口，病在足少阳，一倍而躁，在手少阳。人迎二倍，病在足太阳，二倍而躁，病在手太阳。人迎三倍，病在足阳明，三倍而躁，病在手阳明。盛则为热，虚则为寒，紧则为痛痹，代则乍甚乍间。盛则泻之，虚则补之，紧痛则取之分肉，代则取血络且饮药，陷下则灸之，不盛不虚，以经取之，名曰经刺[16]。人迎四倍者，且大且数，名曰溢阳，溢阳为外格，死不治。必审按其本末，察其寒热，以验其脏腑之病。

寸口大于人迎一倍，病在足厥阴，一倍而躁，在手心主。寸口二倍，病在足少阴，二倍而躁，在手少阴。寸口三倍，病在足太阴，三倍而躁，在手太阴。盛则胀满、寒中、食不化，虚则热中、出糜[17]、少气、溺色变，紧则痛痹，代则乍痛乍止。盛则泻之，虚则补之，紧则先刺而后灸之，代则取血络而后调之，陷下则徒灸之，陷下者，脉血结于中，中有著血，血寒，故宜灸之[18]，不盛不虚，以经取之。寸口四倍者，名曰内关，内关者，且大且数，死不治[19]。必审察其本末之寒温，以验其脏腑之病，通其营输，乃可传于盛数[20]。盛数曰：盛则徒[21]泻之，虚则徒补之，紧则灸刺且饮药，陷下则徒灸之，不盛不虚，以经取之。所谓经治者，饮药，亦曰灸刺[22]。脉急则引，脉大以弱，则欲安静，用力无劳也[23]。

注释

1. 细子得受业，通于九针六十篇：细子，即小子，自我的谦称。读通或读完针刺的六十篇文章。由此可知当时的《灵枢经》有过六十篇版本的。

2. 近者编绝……尽解于意矣：年代近的竹简书，编简的绳子断了，引起错简，久远的由于垢尘而字迹分辨不清，导致鲁鱼亥豕的错讹（这就是"韦编三绝"的意思）。然而尚且朗读不愿放弃，打算全部理解其中的意思。

3. 外揣言浑束为一，未知所谓也：外揣（即《外揣第四十五》篇）说把全部捆束为一部书，我不明白它所说的是什么？

4. 夫大则无外……束之奈何：大到无边，小则极微，大小没有极点，高下无法测量，怎么去捆束它呢？

5. 士之才力……不能博大深奥：读书人的学识、能力、智慧和对知识的探求，有些人容易满足，有些人不断地精益求精去索取。

6. 自强于学若细子：像我这样自强学习的人。

7. 细子恐其散于后世，绝于子孙，敢问约之奈何：我担忧这些知识在后世被散失，传不到子孙的手里，请问该如何概括呢？

8. 此先师之所禁……何不斋：先师所禁之事，需要斋戒、割臂歃血为盟才能传授，如果想得到这些，一定要斋戒。

9. 请闻命于是：向黄帝询问斋戒的日子及操办的程序和仪式。

10. 乃斋宿三月而请曰……细子愿以受盟：宿，作肃。严肃认真地斋戒了三个月后，向黄帝说：今日午时，我愿意接受歃血受盟，可以吗？歃，嘴涂上鲜血，以示诚意。

11. 慎之慎之……血尽不殆：慎，禁戒，在此作谨慎。我对你说，凡是针刺的理论，从经脉开始，它们所行走的路线、长短、支络、别络以及十二原、二十五输穴等都得完全掌握。诊断疾病先要辨别外感还是内伤，在脏还是在腑，是虚证还是实证。泻其血络，只要邪血去尽，危险也就消失。其中"审察卫气"后原文有"为百病母"，不但有失通顺，与医理亦欠顺，似后人所添加，故删去。

12. 此皆细子之所以通，未知其所约：这些知识我已经掌握了，但是还不知道如何去归纳这些知识。

13. 夫约方者……则神与弗俱：精炼方书，好比把袋子扎紧。袋子满了不去扎紧，那就会不切于用。方书必须不断完善、去粗取精，把它们深深地记忆在脑海里，并不断修正和提高。

14. 未满而知约之以为工，不可以为天下师：知识还未丰富就认为可以通行天下的人，只能是一般医生，不能成为天下人的老师。如在实践中不断提高，总结经验，那么或许也能成为一个有名望的老师。

15. 寸口主中……引绳大小齐等：张景岳注："太阴行气于脏，故寸口主中。阳明行气于腑，故人迎主外。人迎寸口一里一表，故往来相应，欲其大小齐等，若引绳之匀者，是谓和调之脉。"

16. 盛则泻之……名曰经刺：紧痛，似收缩性剧烈疼痛，属痛痹一类，针刺在分肉之间。出现代脉（早搏）除取血络出血治疗外还得服药。如果疼痛处有下陷现象，当用灸法治疗。脉不盛也不虚，按所在经脉治疗，名叫经刺。

17. 出糜：糜，即小米。指大便呈黄色的水样便。

18. 陷下者……故宜灸之：脉陷下是血因受寒而停留在里面，所以适宜灸治。

19. 内关者，且大且数，死不治：寸口脉大人迎脉四倍，阴气盛而被阻隔于内，脉大而数者，称为内关。死脉不可治疗。以上仅供参考。

20. 乃可传于盛数：《针灸甲乙经》把"大数"改为"盛数"。丹波元简认为"依甲乙改字，义大明晰，与上下文相贯串。"

21. 徒：只，或只要。

22. 所谓经治者，饮药，亦曰灸刺：此似后人添注。

23. 脉急则引……用力无劳也：脉急则邪盛，当引邪外出。脉大且弱，阴不足也，宜安静以养阴。

五色第四十九

提示

　　望诊居四诊之首,有"望而知之谓之神"之说。本篇所述属于面部的望诊。五色见于面部某些地方会出现某种现象,与此人健康与否有关联。五色者,与五脏有关,以五脏的生克乘侮来测病之浅深吉凶。例如五色相乘者,虽病尚能救治,相克则难治。当然还需结合脉象及面部颜色的深浅、色泽来判断生死,其中"赤色出于两颧,大如拇指者,病虽小愈者,必卒死。"这是指风湿性心脏病两尖瓣狭窄所出现的"两尖瓣容貌",在当时是无法治愈的疾病。"黑色出于庭,大如拇指,必不病而卒死。"笔者似乎没有遇到过这种情况。至于以脉象来判断病邪的进退、患者的生死,仅供参考。

　　雷公问于黄帝曰:五色独决于明堂乎?小子未知其所谓也。

　　黄帝口:明堂者鼻也,阙者眉间也[1],庭者颜也,蕃者颊侧也,蔽者耳门也[2],其间欲方大,去之十步,皆见于外,如是者寿必中百岁[3]。

　　雷公曰:五官之辨奈何?

　　黄帝曰:明堂骨高以起,平以直,五脏次于中央,六腑挟其两侧。首面上于厥庭,王宫在于下极,五脏安于胸中,真色以致,病色不见,明堂润泽以清,五官恶得无辨乎[4]。

　　雷公曰:其不辨者,可得闻乎?

　　黄帝曰:五色之见也,各出其色部。部骨陷者,必不免于病矣。其色部乘袭者,虽病甚,不死矣[5]。

　　雷公曰:官五色奈何?

　　黄帝曰:青黑为痛,黄赤为热,白为寒,是谓五官。

　　雷公曰:病之益甚,与其方衰如何?

　　黄帝曰:外内皆在焉。切其脉口,滑小紧以沉者,病益甚,在中;人迎气大紧以浮者，其病益盛，在外⁶。其脉口浮滑者，病日进；人迎沉而滑者，病日损⁷。其脉口滑以沉者，病日进，在内；其人迎脉滑盛以浮者，其病日进，在外⁸。脉之浮沉及人迎与寸口气小大等者，病难已。病之在脏，沉而大者，易已，小为逆；病在腑，浮而大者，其病易已⁹。人迎盛坚者，伤于寒；气口盛坚者，伤于食¹⁰。

雷公曰：以色言病之间甚¹¹奈何？

黄帝曰：其色粗以明，沉夭者为甚，其色上行者病益甚，其色下行如云彻散者病方已¹²。五色各有脏部，有外部，有内部也。色从外部走内部者，其病从外走内；其色从内走外者，其病从内走外。病生于内者，先治其阴，后治其阳，反者益甚；其病生于阳者，先治其外，后治其内，反者益甚¹³。其脉滑大以代而长者，病从外来，目有所见，志有所恶，此阳气之并也，可变而已¹⁴。

雷公曰：小子闻风者，百病之始也；厥逆者，寒湿之起也，别之奈何？

黄帝曰：常候阙中，薄泽为风，冲浊为痹，在地为厥，此其常也¹⁵，各以其色言病。

雷公曰：人不病而卒死，何以知之？

黄帝曰：大气入于脏腑者，不病而卒死¹⁶矣。

雷公曰：病小愈而卒死者，何以知之？

黄帝曰：赤色出两颧，大如拇指者，病虽小愈，必卒死。黑色出于庭，大如拇指，必不病而卒死¹⁷。

雷公再拜曰：善哉！其死有期乎？

黄帝曰：察色以言其时。

雷公曰：善乎！愿卒闻之。

黄帝曰：庭者，首面也。阙上者，咽喉也。阙中者，肺也。下极者，心也。直下者，肝也。肝左者，胆也。下者，脾也。方上者，胃也。中央者，大肠也。挟大肠者，肾也。当肾者，脐也¹⁸。面王以上者，小肠也。面王以下者，膀胱子处也。颧者，肩也。颧后者，臂也。臂下者，手也。目内眦上者，膺乳也¹⁹。挟绳²⁰而上者，背也。循牙车以下者，股也。中央者，膝也。膝以下者，胫也。当胫以下者，足也。巨分者，股里也。巨屈者，膝膑也²¹。此五脏六腑肢节之部也，各有部分。有部分，用阴和阳，用阳和阴，当明部分，万举万当，能别左右，是谓大道²²，男女异位，故曰阴阳,审察泽夭,谓之良工。

沉浊为内,浮泽为外,黄赤为风,青黑为痛,白为寒,黄而膏润为脓,赤甚者为血,痛甚为挛,寒甚为皮不仁[23]。五色各见其部,察其浮沉,以知浅深;察其泽夭,以观成败;察其散抟,以知远近;视色上下,以知病处;积神于心,以知往今。故相气不微,不知是非,属意勿去,乃知新故。色明不粗,沉夭为甚;不明不泽,其病不甚。其色散,驹驹然未有聚[24],其病散而气痛,聚未成也。肾乘心,心先病,肾为应,色皆如是[25]。男子色在于面王,为小腹痛,下为卵痛,其圆直为茎痛,高为本,下为首,狐疝溃阴之属也[26],女子在于面王,为膀胱子处之病,散为痛,抟为聚,方圆左右,各如其色形。其随而下至胝为淫[27],有润如膏状,为暴食不洁[28]。左为左,右为右,其色有邪,聚散而不端,面色所指者也。色者,青黑赤白黄,皆端满有别乡。别乡赤者,其色亦大如榆荚,在面王为不月[29]。其色上锐,首空上向,下锐下向,在左右如法[30]。以五色命脏,青为肝,赤为心,白为肺,黄为脾,黑为肾。肝合筋,心合脉,肺合皮,脾合肉,肾合骨也。

注 释

1. 明堂者鼻也,阙者眉间也:"明堂"原意是黄帝与大臣们议事的地方,宽敞明亮。鼻者,面之王也,故以明堂代指。眉间,指额,亦称天庭。

2. 庭者颜也……蔽者耳门也:颜面包括天庭、鼻以及脸颊的蕃,和耳前颊侧的蔽。

3. 其间欲方大……如是者寿必中百岁:上述这些都要端正而大,即俗称的天庭饱满,地角方方,鼻人中长之人,即使离此人十步之外,仍清晰如在眼前。如果真是这样的人,定会长命百岁。

4. 明堂骨高以起……五官恶得无辨乎:鼻梁高起,平直毕挺,五脏按次序排列在周围,六腑挟在两侧。额头在最高处,鼻子在其下面。五脏平安,真色作为标志,病色不现。明堂润泽清楚,五官怎么会辨不清楚呢?"清"原文为"情",校勘之。

5. 五色之见也……不死矣:部骨凹陷,似虚之极,一定死于此病。其间相袭过度,又会出现反侮,如金乘势克木,而木又克土,土不生金而反侮其木。所以，这样的五行生克乘侮，即使病重，或许还有一丝生机。

6. 切其脉口……在外：寸口脉滑、小、紧且沉，是病入于内，更加严重的征兆。人迎脉大、紧是病重的征兆，浮者邪在表也。

7. 其脉口浮滑者……病日损：寸口脉浮滑，病在深入；人迎脉沉而滑，病在好转。

8. 其脉口滑以沉者……在外：滑则病进，沉以入里，故曰病日进；脉滑盛且浮，为病进病在外的标志。

9. 脉之浮沉及人迎与寸口气小大等者……其病易已：人迎与寸口脉浮沉相等，病难以治愈。病进入脏，脉沉而大，脏气强盛，故易已，脉小则难易。病在腑，如果脉出现浮而大，其病容易治愈。

10. 人迎盛坚者……伤于食：人迎脉盛而有力，是被寒邪所伤；气口脉盛而有力，是被饮食所伤。

11. 以色言病之间甚：根据颜色来判断病的轻重。

12. 其色粗以明……其邑下行如云彻散者病方已：所出现的颜色明显粗糙、沉夭，失去了原有的光彩为病重。这些颜色仍在向上扩散，病会加重；这些颜色下行犹如云散一样，病会愈。

13. 病生于内者……反者益甚：病生于内，先治其内，后治其外，反之则会加重病情。其病生在阳，先治其外，后治其里，如果相反的话，病会进一步加重。

14. 其脉滑大……可变而已：患者的脉滑且有代脉、长脉，均为病从外来。由于目有所见，心生厌恶，这是阴气并于内，用变通的办法，先治其阴，后治其阳，病就能愈。

15. 常候阙中……此其常也：《针灸甲乙经》将"阙中"直接写"眉间"。两眉中间，即印堂穴。色薄而光泽是风病，深而厚浊是痹证，在脸之下是厥证。这是常见的情况。

16. 大气入于脏腑者，不病而卒死：大气即大邪气。大都属急性心肌梗塞或脑血管意外而引起的卒死。

17. 赤色出两颧……必不病而卒死：赤色出于两颧，为风湿性心脏病容貌，其色大如足拇趾般。在那个时代确是虽小愈，但必死。黑色出于庭，笔者在临床上从未见过，不知何病造成。或抄于相术。笔者临床上发现女性下巴出现略高于皮肤的晕状红癍，大都为下焦湿热，带下偏黄，此也与上额窦炎有关。面色如淡烟灰，或颧周边上有黑厴，是慢性咽喉炎的外露之色，亦与大便失常有关。

18. 庭者首面也……当肾者，脐也："庭"《针灸甲乙经》作"颜"，亦称天庭，上应首面之疾。阙上，眉间之上，以候咽喉之疾。阙中，眉心，面中部之最高者，故应肺。下极者，两眼之间，相面者谓之"山根"。心居肺下，故下极应心。其两侧为胸乳。直下为肝。肝两旁是胆。眼下内侧为肾；中间为脾，外则为小肠。眼袋线正中为大肠。鼻尖为脾。鼻翼为胃。

19. 面王以上者……膺乳也：鼻以上者，小肠；以下者，膀胱与子宫；颧属骨，在面中部之上，反应肩的情况；颧后主臂、手；目内眦上反应胸与乳房的情况。

20. 挟绳：是胸锁乳突肌在颈部的位置。此处是系帽绳的经过之处，亦是马刀挟瘿（颈淋巴结节炎或颈淋巴结结核，俗称瘰疬）所发之处。

21. 循牙车以下者……膝膑也：循着牙床以下的部位，属足。口边大纹为巨分。它的异常可以反映大腿内侧的病变。

22. 有部分……是谓大道：五脏六腑在面部各有各的分部。用阳调阴，用阴调阳，必须观察这些部分，在左者治左，在右者治右，这种治疗就不会失误，故称之为治疗的大法。

23. 沉浊为内……寒甚为皮不仁：色深沉而不洁，病在内；浮浅而清晰，病在外。色黄赤属风，青黑为痛，色白为寒，色黄而有膏汁渗出的是脓；色红的属血。痛甚会出现痉挛；寒甚则皮肤几乎失去了知觉。

24. 驹驹然未有聚：像小马驹一样分散而不能相聚成群。即色未成片块状。

25. 肾乘心……色皆如是：水邪克火，肾乘心也。心先病于中，而肾色则反应于外，那么两鼻根部可见到黑色。其他四色都可以此类推。

26. 男子色在于面王……狐疝溃阴之属也：男子色见于鼻尖，鼻尖属心，心与小肠为表里，故症见小腹痛，引及睾丸。色块圆而直，为阴茎痛。高为本病，下为首，似宜称"下首"即下面或下方，那会出现狐疝及属于梅毒之类的阴部溃烂，中医称为"下疳"。

27. 女子在于面王……其随而下至胝为淫：女子色于鼻，肾之腑膀胱及子宫有病。色散为痛，色成团为邪聚，或方或圆，或左或右，各如其色和形状。《灵枢识》有把"胼（pián）"与"胝（zhī）"组成"胼胝"，即老茧，又把"胝"说成尾胝。这些似乎都太牵强。本篇所述为面部观色。段玉裁《说文解字》：胝，膇（chuí）也，即瘢胝。是否视为下巴之下见凸起之片状红色斑晕或痘状瘢片。笔者认为是白淫或湿热带下所示的一个特征，临床可以验证。

28. 有润如膏状，为暴食不洁：有润如膏状似与皮脂腺溢出过多有关，与很少或不清洗皮肤有关。

29. 色者，青黑赤白黄……在面王为不月：其色不但充满，而且还进入别的地方，大如榆树的果实或榆荚，如拇指之状，色灰褐或淡褐，所以月经停止不来。据《针灸甲乙经》把"不日"改为"不月"。

30. 其色上锐……在左右如法：邪随色见，各有所向。尖锐之处，即乘虚而入的地方。上锐者，是由于上面正气虚而成为邪气进攻的方向。下锐亦然。

论勇第五十

提示

正气存内,邪不可干;两虚相得,乃客其形。这是人体抵抗力的问题,也是邪气或疫气肆虐的原因。至于勇与怯是两种不同的性格。忍痛与不忍痛既与勇怯有关,也与该人的痛阈值的高低有关。威武与懦弱均表现在眼神上,中医认为这与肝胆有关。借酒壮胆,只图一时,不能持久。

黄帝问于少俞曰:有人于此,并行并立,其年之长少等也,衣之厚薄均也,卒然遇烈风暴雨,或病或不病,或皆病,或皆不病,其故何也[1]?

少俞曰:帝问何急?

黄帝曰:愿尽闻之。

少俞曰:春青风,夏阳风,秋凉风,冬寒风。凡此四时之风者,其所病名不同形[2]。

黄帝曰:四时之风,病人如何?

少俞曰:黄色薄皮弱肉者,不胜春之虚风;白色薄皮弱肉者,不胜夏之虚风;青色薄皮弱肉,不胜秋之虚风;赤色薄皮弱肉,不胜冬之虚风也[3]。

黄帝曰:黑色不病乎?

少俞曰:黑色而皮厚肉坚,固不伤于四时之风。其皮薄而肉不坚,色不一者,长夏至而有虚风者,病矣[4]。其皮厚而肌肉坚者,长夏至而有虚风者,不病矣[5]。其皮厚而肌肉坚者,必重感于寒,外内皆然,乃病[6]。

黄帝曰:善。

黄帝曰:夫人之忍痛与不忍痛者,非勇怯之分也[7]。夫勇士之不忍痛者,见难则前,见痛则止[8];夫怯士之忍痛者,闻难则恐,遇痛不动[9]。夫勇士之忍痛者,见难不恐,遇痛不动[10];夫怯士之不忍痛者,见难与痛,目转面盼,恐不能言,矢气惊,颜色变化,乍死乍生[11]。余见其然也,不知其何由,愿闻其故。

少俞曰:夫忍痛与不忍痛者,皮肤之薄厚,肌肉之坚脆缓急之分也,非勇怯之谓也[12]。

黄帝曰:愿闻勇怯之所由然[13]?

少俞曰:勇士者,目深以固,长衡直扬,三焦理横,其心端直,其肝大以坚,其胆满以傍。怒则气盛而胸张,肝举而胆横,眦裂而目扬,毛起而面苍,此勇士之由然者[14]也。

黄帝曰:愿闻怯士[15]之所由然?

少俞曰:怯士者,目大而不威,阴阳相失,三焦理纵,髑骬短而小[16],肝系急,其胆不满而纵[17],肠胃挺[18],胁下空,虽方大怒,气不能满其胸,肝肺虽举,气衰复下,矢气连连,故不能久怒[19],此怯士之所由然者也。

黄帝曰:怯士之得酒,怒不避勇士者,何脏使然[20]?

少俞曰:酒者,水谷之精,熟谷之液也,其气慓悍[21],其入于胃中,则胃胀,气上逆,满于胸中,肝浮胆横[22]。当是之时,固比于勇士,气衰则悔。与勇士同类,不知避之,名曰酒悖[23]也。

注 释

1. 有人于此……其故何也:在同样的地点,年龄也都相仿,相同衣着列队站立,突然遭遇到剧烈地狂风骤雨,有的人生病了,有的人不生病,或者全部都病了,或者全部都不生病,其原因是什么?

2. 凡此四时之风者,其所病各不同形:四季的风邪所造成的外感疾病分型和症状是各不相同的。

3. 黄色薄皮弱肉者……不胜冬之虚风也:这是用五行生克的理论来解说生病的原因。

4. 黑色而皮厚肉坚……病矣:长夏应属于立秋、处暑、秋分这四十五天的时间里。长夏湿令,最易被湿所伤。黑色属肾,肾主水,易伤于湿。

5. 其皮厚而肌肉坚者……不病矣:皮厚则肺坚,肌肉坚则脾强。长夏期间的虚风有两种解释:(1)邪强而入使人虚;(2)因人之虚,两虚相得,乃客其形。

6. 其皮厚而肌肉坚者……乃病：即使皮厚肉坚，如果重复或反复感受寒邪亦能致病。

7. 人之忍痛与不忍痛者，非勇怯之分也：人的耐痛与不耐痛与勇猛胆小无关，与痛阈值的高低有关。

8. 夫勇士之不忍痛者，见难则前，见痛则止：不能忍受疼痛的勇士见到有灾难就往前冲，遭遇到疼痛便止步不前了。

9. 怯士之忍痛者，闻难则恐，遇痛不动：胆小但能忍痛的人，听说有灾难便恐慌不安。但是遭遇到疼痛时却浑然不动。

10. 夫勇士之忍痛者，见难不恐，遇痛不动：既是勇敢而又不怕痛的人，他见灾难并不害怕，遇到疼痛也一动也不动。

11. 夫怯士之不忍痛者……乍死乍生：胆子既小，又是一个非常怕痛的人，一遇灾难与械斗，不顾不看，恐慌得连话也说不出口，连连放矢气（屁），大惊失色，面色㿠白，心惊胆颤，一会儿像死了，一会儿又像活着。

12. 忍痛与不忍痛者……非勇怯之谓也：忍痛与不忍痛是与皮肤的厚薄、性格的坚韧与脆弱有关，并非说的是勇敢与胆小。

13. 愿闻勇怯之所由然：愿意听听是什么原因造成了勇敢与胆小。

14. 勇士者……此勇士之由然者：勇士双目深邃而且坚毅，双眉上扬，脸起横肉，心中有一股刚毅正直之气，肝大而刚强，胆充满着正义感佐助在肝旁。发怒则气满胸中，肝上举而胆横送，瞋大眼，好似要将眼角撕裂，毛发竖起，面色铁青。这些是勇士发怒所出现的外表现象。长衡，指双眉。

15. 怯士：指胆小的人士。

16. 怯士者目大而不威……䯏骭短而小：胆小的人双目虽然大，但是缺乏威严（原文为"减"，从《针灸甲乙经》改为"威"。）阴阳失衡，三焦理纵则肉理不横（俗称的横肉脸是蛮横之人）。原文为"其焦"，改为"三焦"。𩪡突短小则行事小心谨慎。

17. 肝系急，其胆不满而纵：系，在此作"乱"解。肝因突遇紧急情况而紊乱，胆没有充满而不能像壮士一样肝举胆横。

18. 肠胃挺：人处于恐惧状态会导致胃肠因胀气而腹部向外挺出，故而矢气连连。

19. 虽方大怒……故不能久怒：即使刚要大怒，由于气不能充满胸膛,肝肺虽然举但无胆气相佐助而不能持久,气就回复下到肠胃,矢气连连,故不能久怒。原文中无"矢气连连"。

20. 怯士之得酒……何脏使然:胆小的人喝了酒,借酒壮胆,发起怒来什么人都不怕。这是什么脏器导致他这样的呢?

21. 酒者……其气慓悍:酒是水谷的精气,熟谷酿成的液体,性烈而且凶猛。

22. 其入于胃中……肝浮胆横:当酒进入胃中,因酒性导致气上逆,满于胸中,肝上浮但胆横逆而不举,无法佐助肝气。

23. 酒悖:悖,通勃,盛貌。这盛貌是借了酒性的相助。一旦酒性过去,勃劲即随之泄气,对刚才发生的一切则懊悔不已。

背腧第五十一

提示

此篇所述背部五腧的部位。"灸之则可,刺之则不可"的警告必须遵守。俗语有"背似饼,腹似井"之说。胸背部一旦刺深,极易造成气胸。正确的方法是用短针直刺或斜刺,或用隔姜灸、艾条、火针及熨法,但必须手法熟练,防止烫伤患者。

黄帝问于岐伯曰:愿闻五脏之腧,出于背者。

岐伯曰:胸中大腧在杼骨之端[1],肺俞在三焦之间[2],心俞在五焦之间,膈俞在七焦之间,肝俞在九焦之间,脾俞在十一焦之间,肾俞在十四焦之间[3],皆挟脊相去三寸所,则欲得而验之,按其处,应在中而痛解,乃其腧也。灸之则可,刺之则不可[4]。气盛则泻之,虚则补之。以火补者,毋吹其火,须自灭也[5]。以火泻之,疾吹其火,传其艾,须其火灭[6]也。

注 释

1. 胸中大腧在杼骨之端:五脏之俞,皆在于背。故背中大腧在杼骨的上面。杼骨又名膂骨,即第1胸椎棘突。

2. 肺俞在三焦之间:焦,在此作椎。肺俞属足太阳膀胱经。位于背部,第3胸椎棘突下旁开1.5寸处。左右各一俞。

3. 肾俞在十四焦之间:肾之背俞穴,位于腰部,第2腰椎棘突下旁开1.5寸。分布有第1腰神经后支的外侧皮支,深层为外侧支,并有第2腰动、静脉后支通过。左右各一穴。

4. 灸之则可,刺之则不可:可以灸,不可以针刺。一旦刺深,易刺破胸膜,导致气胸。

5. 气盛则泻之……须自灭也:邪气盛则以针泻之,正气虚则补之。

虚证用火去补,用火针不吹灭其火,必须待其自灭。

6. 以火泻之……须其火灭：用火来泻邪气,必须用大火点燃针上的艾绒后马上吹灭其火,待艾火自灭即可。

卫气第五十二

提示

　　本篇讲述卫气的生成以及运行路线。能辨别十二经者,可知病所在的部位、高下、虚实;掌握六腑之气街,便能解结契绍于门户。确有临床指导意义。

　　黄帝曰：五脏者,所以藏精、神、魂、魄者也。六腑者,所以受水谷而行化物者也¹。其气内于五脏,而外络肢节。其浮气之不循经者,为卫气;其精气之行于经者,为营气²。阴阳相随,外内相贯,如环之无端,亭亭淳淳乎,孰能穷之³。然其分别阴阳,皆有标本虚实所离之处。能别阴阳十二经者,知病之所生。候虚实之所在者,能得病之高下。知六腑之气街者,能知解结契绍于门户⁴。能知虚石之坚软者,知补泻之所在。能知六经标本者,可以无惑于天下⁵。

　　岐伯曰：博哉圣帝之论! 臣请尽意悉言之。足太阳之本,在跟以上五寸中,标在两络命门⁶。命门者,目也⁷。足少阳之本,在窍阴⁸之间,标在窗笼之前。窗笼者,耳也。足少阴之本,在内踝下上三寸中,标在背腧与舌下两脉也。足厥阴之本,在行间⁹上五寸所,标在背腧也。足阳明之本,在厉兑¹⁰,标在人迎颊挟颃颡¹¹也。足太阴之本,在中封¹²前上四寸之中,标在背腧与舌本也。手太阳之本,在外踝之后,标在命门之上一寸也。手少阳之本,在小指次指之间上二寸,标在耳后上角下外眦也。手阳明之本,在肘骨中,上至别阳¹³,标在颜下合钳上也。手太阴之本,在寸口之中,标在腋内动¹⁴也。手少阴之本,在锐骨之端,标在背腧也。手心主之本,在掌后两筋之间二寸中,标在腋下下三寸也。凡候此者,下虚则厥,下盛则热;上虚则眩,上盛则热痛。故石者绝而止之,虚者引而起之¹⁵。

　　请言气街：胸气有街,腹气有街,头气有街,胫气有街。故气在头者,止之于脑。气在胸者,止之膺与背腧。气在腹者,止之背腧,与冲脉于脐左右之动脉者[16]。气在胫者,止之于气街,与承山踝上以下。取此者用毫针,必先按而在久应于手,乃刺而予之[17]。所治者,头痛眩仆,腹痛中满暴胀,及有新积。痛可移者,易已也;积不痛,难已也。

注释

1. 五脏者……所以受水谷而行化物者也:五脏中,心藏神;肾脾藏先天后天之精;肝藏魂;肺藏魄。胆、胃、小肠、大肠、三焦、膀胱六腑具有接受水谷、进行化物和排泄的功能。

2. 其气内于五脏……为营气:水谷之精气内藏于五脏,外连经络供养着四肢关节。下焦之气,升于中焦以达于上,故称浮,其不在经脉中循环运行,所以又称其为卫气。精气行于经脉之中的称为营气。

3. 阴阳相随……孰能穷之:卫气与营气相互随行,在体表与体内相互连贯,像圆环一样找不到头。亭,即停。亭亭指在穴位处停留;淳(zhūn),浇灌。即一面停停行行,一面浇灌滋养,怎么能够找到它们的源头呢?

4. 知六腑之气街者,能知解结契绍于门户:《针灸甲乙经》称"六腑",故亦改"经"为"腑"。如果掌握了六腑的气街,知道气结在哪里,便能针对性地把气结解开。契,契约,各挚一单。亦似门之锁与钥匙;贷与付的凭据(即补与泻)。这都得按凭据在门户内(穴位)进行。这是对"解结契绍于门户"对症治疗的另一种注释。

5. 能知虚石之坚软者……可以无惑于天下:能够掌握虚实、坚硬与柔软,便知道了补泻应在什么地方;明白了六经的标本,天下再也没有被迷惑的事了。

6. 足太阳……标在两络命门:足太阳膀胱经之根在足外踝上3寸的跗阳穴,标在命门。两络即左和右。但经气运行时右向左上;左向右上。

7. 命门者,目也:命门,是眼睛。此或为后人注释。

8. 窍阴:经穴名。有头窍阴与足窍阴之分。本穴为头窍阴,别名枕骨,属足少阳胆经,是足太阳、少阳经之相会处。位于耳后颞骨乳突后上方,天冲穴与完骨穴间平行耳后发际弧形连线的中 1/3 与下 1/3

交点处。分布有枕大神经和枕小神经吻合支及耳后动、静脉分支。主治头项痛、耳痛、耳鸣、耳聋、喉痹等。沿皮平刺 0.3～0.5 寸；艾条灸 5～10 分钟。足窍阴也属足少阳胆经，井穴，位于第 4 趾外侧趾甲角旁约 0.1 寸处，分布有趾背神经、趾背动静脉网。主治偏头痛、目眩、失眠以及高血压、肋间神经痛等。斜刺 0.1～0.2 寸；或点刺出血。

9. 行间：经穴名。属足太阳膀胱经，荥穴。位于足背第 1 趾蹼缘中点上 1.5 寸；或于第 1、2 趾间的趾缝中取穴。分布有来自腓深神经的趾背神经、足背静脉网及第 1 趾背动静脉。主治头痛、眩晕、青光眼、目赤肿痛、失眠、高血压等。

10. 厉兑：经穴名。属足阳明胃经，井穴。位于第 2 趾外侧趾甲角旁 0.1 寸处。分布有腓浅神经的趾背神经和趾背动静脉形成的趾背动静脉网。主治面肿、口㖞、齿痛、鼻衄、咽喉肿痛、心腹胀满、胃脘疼痛、多梦等。斜刺 0.1～0.2 寸；或点刺出血；艾条灸 3～5 分钟。

11. 标在人迎颊挟颃颡：人迎，经穴名。位于颈部喉结旁开 1.5 寸。颃颡是后鼻道，也是人体与外界进行气体交换的必经通路，相当于鼻咽部。颊，脸部两侧。挟，襟带，引申为连带或通往。

12. 中封：经穴名，别名悬泉。属足厥阴肝经，经穴。位于足背内侧，当内踝前方 1 寸，胫骨前肌腱内侧缘凹陷处。一说"内踝之前一寸半陷者之中"。分布有足背内侧皮神经的分支及隐神经，足背静脉网及内踝前动脉。主治黄疸、疝气、遗精、小便淋沥、绕脐痛、阴茎痛等。直刺 0.3～0.5 寸；艾条灸 5～10 分钟。

13. 别阳：经穴阳交、阳池的别名。阳交，也称足缪穴，属足少阳胆经，阳维脉之郄穴。位于小腿外侧，外踝尖上 7 寸，当腓骨后缘处；或于外丘穴后方 1 寸取穴。阳池，属手少阳三焦经，原穴。位于腕背横纹中，当指总伸肌腱尺侧缘凹陷处。此别阳，即属手少阳三焦经之阳池穴。

14. 标在腋内动：手太阴肺起于中焦，下络大肠，返循胃口，上膈属肺。从肺系横出腋下。此处有动脉可扪及，是不是这个原因称其标，而这"标"是"标志"的"标"，非"标"与"本"之"标"。其本在寸口，是目前中医把脉的地方，人迎、趺阳脉如今基本上已不用。

15. 石者绝而止之，虚者引而起之：坚硬而推之不去，其积已深，用毫针断绝的方法制止它；虚者，用毫针引导，扶助它起来。

16. 气在腹,止之背腧,与冲脉于脐左右之动脉者：冲脉与任脉皆起于胞中、上循脊里为经脉之海。冲脉自小腹内起始。下出于会阴部,向上行于脊柱之内。其外行者经中央的气街。故腹中动气,即是冲脉所致。

17. 取此者用毫针……乃刺而予之：应手者当为动脉,刺之应当出血,与"血变"相同,属泻法。予,不是"给予"的补法,而是"给予夺取"的泻法。

论痛第五十三

南宋本『灵枢经』校勘注释

提示

　　此篇与《论勇第五十》篇有相同之处,但所论述的疼痛是与人之筋骨、肌肉、皮肤的强弱、坚脆有关。耐毒,与毒性的大小、服毒量的多少有关,与肥胖、瘦弱关系不大。

　　黄帝问于少俞曰:筋骨之强弱,肌肉之坚脆,皮肤之厚薄,腠理之疎密,各不同,其于针石火焫[1]之痛何如? 肠胃之厚薄坚脆亦不等,其于毒药何如[2]? 愿尽闻之。

　　少俞曰:人之骨强、筋弱、肉缓、皮肤厚者耐痛。其于针石之痛、火焫亦然。

　　黄帝曰:其耐火焫者,何以知之?

　　少俞答曰:加以黑色而美骨者,耐火焫[3]。

　　黄帝曰:其不耐针石之痛者,何以知之?

　　少俞曰:坚肉薄皮者,不耐针石之痛,于火焫亦然。

　　黄帝曰:人之病,或同时而伤,或易已,或难已,其故何如?

　　少俞曰:同时而伤,其身多热者易已;多寒者难已。

　　黄帝曰:人之胜毒[4],何以知之?

　　少俞曰:胃厚、色黑、大骨及肥者,皆胜毒[5];故其瘦而薄胃者,皆不胜毒也。

注 释

　　1. 火焫:焫,即爇(ruò),与烧同。直接用火烧在患处。《素问·异法方宜论》曰:"藏寒生满病,其治其灸焫。"此法出于北方严寒地区。直接用牛马之粪,晒干,点烧后在患部熏烤。用干牛粪称牛矢煴;用干马粪称马矢煴。

2. 肠胃之厚薄坚脆亦不等,其于毒药何如:肠胃的厚薄、坚固、脆弱各不相同,他们对毒药的耐受程度是怎么样的?

3. 加以黑色而美骨者,耐火焫:皮肤黝黑、骨骼强健的人,能耐受火焫。

4. 胜毒:能够克制或经受得起药物的毒性。

5. 胃厚、色黑、大骨及肥者,皆胜毒:胃厚实、皮肤黝黑、骨骼强壮及肥胖高大者,都能经得起药物的毒性。对有特异反应的人必须除外。有些不良反应大,对肝肾功能有损害的中草药决不可轻易内服;有些可内服的毒药必须长时间高温煮煎,让其毒性被破坏后才可服用。

天年第五十四

提示

　　人之所以诞生，父精母血之相合也；父楯母基也。楯者千万精子中最优秀者。得神而生，生而精致。若非楯者强壮，或胎死腹中，或生而夭，或生而病。同样，母基不固，亦会胎隐腹中，或所生之子孱弱多病。此皆先天不足的原因。将《五音五味第六十五》篇中最后一段关于妇人、宦及天宦之人的内容（文中画线部分）加在本篇中，因其与"天年"有一定的关联。

　　黄帝问于岐伯曰：愿闻人之始生，何气筑为基，何立而为楯[1]，何失而死，何得而生[2]？

　　岐伯曰：以母为基，以父为楯，失神者死，得神者生[3]也。

　　黄帝曰：何者为神？

　　岐伯曰：血气已和，营卫已通，五脏已成，神气舍心，魂魄毕具，乃成为人[4]。

　　黄帝曰：人之寿夭各不同，或夭寿，或卒死，或病久，愿闻其道。

　　岐伯曰：五脏坚固，血脉和调，肌肉解利，皮肤致密，营卫之行，不失其常，呼吸微徐，气以度行，六腑化谷，津液布扬，各如其常，故能长久。

　　黄帝曰：人之寿百岁而死，何以致之？

　　岐伯曰：使道坠以长，基墙高以方，通调营卫，三部三里起[5]，骨高肉满，百岁乃得终。

　　黄帝曰：其气之盛衰，以至其死，可得闻乎？

　　岐伯曰：人生十岁，五脏始定，血气已通，其气在下，故好走。二十岁，血气始盛，肌肉方长，故好趋。三十岁，五脏大定，肌肉坚固，血脉盛满，故好步。四十岁，五脏六腑十二经脉，皆大盛以平定，腠理始疏，荣华颓落,发颇斑白,平盛不摇,故好坐。五十岁,肝气始衰,肝叶始薄,胆汁始灭,目始不明。六十岁,心气始衰,苦忧悲,血气懈惰,故好卧。七十岁,脾气虚,皮肤枯。八十岁,肺气衰,魄离,故言善误。九十岁,肾气焦,四脏经脉空虚。百岁,五脏皆虚,神气皆去,形骸独居而终[6]矣。

黄帝曰:其不能终寿而死者,何如?

岐伯曰:其五脏皆不坚,使道不长,空外以张,喘息暴疾,又卑基墙,薄脉少血,其肉不石,数中风寒,血气虚,脉不通,真邪相攻,乱而相引,故中寿而尽[7]也。

[8]黄帝曰:妇人无须者,无血气乎?

岐伯曰:冲脉、任脉,皆起于胞中,上循背里,为经络之海。其浮而外者,循腹右上行,会于咽喉,别而络唇口。血气盛则充肤热血,血独盛则澹渗皮肤,生毫毛。今妇人之生,有余于气,不足于血,以其数脱血也,冲任之脉,不荣口唇,故须不生焉[9]。

黄帝曰:士人有伤于阴,阴气绝而不起,阴不用,然其须不去,其故何也?宦者[10]独去何也?愿闻其故。

岐伯曰:宦者去其宗筋[11],伤其冲脉,血泻不复,皮肤内结,唇口不荣,故须不生。

黄帝曰:其有天宦[12]者,未尝被伤,不脱于血,然其须不生,其故何也?

岐伯曰:此天之所不足也,其任冲不盛,宗筋不成,有气无血,唇口不荣,故须不生。

黄帝曰:善乎哉!圣人之通万物也,若日月之光影,音声鼓响,闻其声而知其形,其非大子,孰能明万物之精。是故圣人视其颜色,黄赤者多热气,青白者少热气,黑色者多血少气。美眉者太阳多血,通髯极须者少阳多血[13],美须者阳明多血[14],此其时然也。夫人之常数,太阳常多血少气,少阳常多气少血,阳明常多血多气,厥阴常多气少血,少阴常多血少气,太阴常多血少气,此天之常数也。

注释

1. 楯(shǔn):除了通常作为栏杆解释外,尚有"拔擢(zhuó)"一解,即选拔、提升的意思。释义用《淮南子·俶真》:"引楯万物,群美萌生。"

当男女交媾后,成千上万个精子争先恐后地在阴道里向子宫冲去。最勇猛、最强劲、最迅速的精子才能首先击破卵子外膜,进入卵子内,成为受精卵。因此,楯是指能第一个进入卵子的那个精子。

2. 何失而死,何得而生:因为它们落后,所以它们死了。因为它能进入卵子,所以它俩从此生存了下来。

3. 以母为基……得神者生:母亲作为基巢,父亲的精子决定了孩子的体质。受精者生,没受精的死。神在此可作"神助"解释。

4. 血气已和……乃成为人:父精母血已经合为一体,营血卫气通畅,五脏逐渐生成,神气住进心里,魂魄全部俱全,才能诞生成人。这出生后关键在于一声响亮的哭声,空气立即进入肺内,胸腔马上造成负压,这就有了自主呼吸。

5. 三部三里起:三部是人体的上中下三部。三里,关联手足阳明经脉,关乎人的饮食、消化、吸收与排泄功能。这些功能的正常与否,与人的健康与长寿息息相关。

6. 人生十岁……形骸独居而终:这是中医对一个人成长、发育、壮大、衰老直至寿终正寝的过程描述。只供参考,并非绝对。

7. 薄脉少血……故中寿而尽:这是对不能尽终其天年所寻找的原因。事实上在古代,饥荒、传染病、战争是人民死于非命的三大主要因素。

8. 自此至篇末摘自《天年五味第六十五》篇后半段。

9. 今妇人之生……故须不生焉:数脱血是指月经。其实是雌激素旺盛,故无胡须。

10. 宦者:指阉割生殖器官的男性,一般指皇宫里的太监。

11. 宗筋:指男性生殖器官。

12. 天宦:指男性性腺发育不良者。

13. 通髯极须者少阳多血:通髯极须是指络腮胡子或五溜长须,属足少阳胆经。胆属木,木叶繁华茂盛则生机勃勃。须者,男性的特点,也是胆气充沛的象征。

14. 美须者阳明多血:上唇及下巴的三撮胡须,属足阳明胃经。发为血之华,血气足,则须发乌黑光泽。

逆顺第五十五

提示

本篇所述是针刺时必须顺应天地、阴阳、四时、五行及结合患者的实际情况,治未病之病。已病,必须根据病之虚实、有余不足,给予针对性治疗。这犹如用兵打仗,必须乘其未盛而击之;其盛,避实就虚而治之。"用药如用兵"如是,"用针如用兵"亦如是。

黄帝问于伯高曰:余闻气有逆顺,脉有盛衰,刺有大约[1],可得闻乎?

伯高曰:气之逆顺者所以应天地、阴阳、四时、五行也。脉之盛衰者,所以[2]候血气之虚实有余不足。刺之大约者,必明知病之可刺,与其未可刺,与其已不可刺也。

黄帝曰:候之奈何?

伯高曰:兵法曰"无迎逢逢之气,无击堂堂之阵。"刺法曰"无刺熇熇之热,无刺漉漉之汗,无刺浑浑之脉,无刺病与脉相逆者"[3]。

黄帝曰:候其可刺奈何?

伯高曰:上工,刺其未生者也。其次,刺其未盛者也。其次,刺其已衰者也。下工,刺其方袭者也,与其形之盛者也,与其病之与脉相逆者也。故曰:方其盛也,勿敢毁伤,刺其已衰,事必大昌[4]。故曰:上工治未病,不治已病[5]。此之谓也。

注 释

1. 大约:约定成俗的治疗规范,即所谓的"形"。

2. 所以:此属意动用法。把……作为治疗的规范。

3. 无刺熇熇之热……无刺病与脉相逆者:《素问·疟论》中亦有此句。这与"孙子兵法"中"无击堂堂之阵"意思相同。打仗如是,治病也应如是。即灵活运用治则、治法,采取针对性方法,以争取病愈。熇熇

(hè),浑身火热炽盛。漉漉,指汗不断地往外渗出。浑浑,指脉象纷乱,捉摸不清。

4. 方其盛也……事必大昌:当病邪猖獗时,不可针锋相对,趁其邪衰,一击中的,定能成功。

5. 上工治未病,不治已病:高明的医生在患者的病还未发之前就防治它,所以没有已病可治了。

五味第五十六

提示

按中医的五行学说，天食人以五气，地食人以五味。五味入胃，各走其所好，故有酸入肝、辛入肺、苦入心、甘入脾、咸入肾、淡入胃，各养其脏之说。这些都是古人以取象类比的方法所做出的推断。这也用于中药的"归经"之说。并非绝对，只供参考。

胃乃五脏六腑之海，谷不入，半日则气衰，一日则气少。其"大气之抟而不行者，积于胸中，命曰气海。"这似乎是指心脏。"出于肺，循喉咽，故呼则出，吸则入。"入者食人天气，即氧气也。至于其"大数常出三入一"，似乎可依据任允谦所说：入一，即喉咽；三出者，呼则出，大便出，小便出也。

《九针论第七十八》篇中有关"五脏气""六腑气""五味""五走""五裁"的内容归入本篇（文中画线部分），与本篇或有重复者，在注释中加以说明。《素问·宣明五气篇第二十三》也有相同的论述，可互参。

黄帝曰：愿闻谷气有五味，其入五脏，分别奈何[1]？

伯高曰：胃者，五脏六腑之海也，水谷皆入于胃，五脏六腑皆禀气于胃。五味各走其所喜，谷味酸，先走肝；谷味苦，先走心；谷味甘，先走脾；谷味辛，先走肺；谷味咸，先走肾。谷气津液已行，营卫大通，乃化糟粕，以次传下[2]。

黄帝曰：营卫之行奈何？

伯高曰：谷始入于胃，其精微者，先出于胃之两焦[3]，以溉五脏，别出两行，营卫之道。其大气之抟而不行者，积于胸中，命曰气海，出于肺，循喉咽，故呼则出，吸则入。天地之精气，其大数常出三入一[4]，故谷不入，半日则气衰，一日则气少矣。

黄帝曰：谷之五味，可得闻乎？

伯高曰：请尽言之。五谷：秔米⁵甘，麻⁶酸，大豆咸，麦苦，黄黍⁷辛。五果：枣甘，李酸，栗咸，杏苦，桃辛。五畜⁸：牛甘，犬酸，猪咸，羊苦，鸡辛。五菜：葵甘，韭酸，藿咸，薤苦，葱辛⁹。五色¹⁰：黄色宜甘，青色宜酸，黑色宜咸，赤色宜苦，白色宜辛。凡此五者，各有所宜。五宜¹¹：所言五色者，脾病者，宜食秔米饭、牛肉、枣、葵；心病者，宜食麦、羊肉、杏、薤；肾病者，宜食大豆黄卷、猪肉、栗、藿；肝病者，宜食麻、犬肉、李、韭；肺病者，宜食黄黍、鸡肉、桃、葱。五禁¹²：肝病禁辛，心病禁咸，脾病禁酸，肾病禁甘，肺病禁苦。肝色青，宜食甘，秔米饭、牛肉、枣、葵皆甘。心色赤，宜食酸，大肉¹³、麻、李、韭皆酸。脾色黄，宜食咸，大豆、豕肉、栗、藿皆咸。肺色白，宜食苦，麦、羊肉、杏、薤皆苦。肾色黑，宜食辛，黄黍、鸡肉、桃、葱皆辛。

¹⁴五走：酸走筋，辛走气，苦走血，咸走骨，甘走肉，是谓五走也。

五裁¹⁵：病在筋，无食酸；病在气，无食辛；病在骨，无食咸；病在血，无食苦；病在肉，无食甘。口嗜而欲食之，不可多也，必自裁也，命曰五裁。

注释

1. 愿闻谷气有五味……分别奈何：希望听听五谷的性与味，以及它们进入五脏后，分别产生哪些影响。

2. 胃者……以次传下：胃是五脏六腑之海，水与五谷等食物全部进入胃中，五脏六腑都要从胃中禀受胃气。五味各自走到它们所喜欢的地方，味酸的先走到肝；味苦的先走到心；味甜的先走到脾；味辛的先走到肺；味咸的先走到肾。谷气化生的津液运行，营卫之气通行全身，于是将化生后的糟粕按次序传下而后排出体外。

3. 谷始入于胃，其精微者，先出胃之两焦：水谷进入胃之后，其中精微的物质先从胃输送至上焦的肺（上输于肺）和下焦（有说是中焦）的肝（淫气于筋，筋是肌肉与骨的连接处，于是就有力气了）。从现代的生理生化角度来说，水解蛋白在肝脏合成氨基酸后，便有了力气，抵抗力也强了。

4. 其大气之抟而不行者……其大数常出三入一：抟（tuán），即把东西搓成团。也可理解为把吸收的精华物质积聚起来。民以食为天，半日不食则气衰，一日则气少。再次强调了人以胃气为本的道理。

5. 糠米：指稻谷的外壳。

6. 麻：古代专指大麻，一种粗糙而营养含量不足的食物，其含有亚麻子植物油。中药的火麻仁即此。麻的嫩叶是古代人常吃的蔬菜。

7. 黄黍（shǔ）：小黄米，黍子，小米。可酿酒。

8. 五畜：牛肉甘，补脾；犬肉酸，补肝；猪肉咸，补肾；羊肉辛，补心；鸡肉酸，补肝。另有一说，鸡属酉，酉时是足厥阴肝经起发之时。需提示的是男性老年人应少吃羊肉。羊肉属辛热，补心。心与小肠互为表里，心火一盛，小便易滴沥不畅而疼痛。治此不用导赤散而用滋肾通关丸。

9. 葵甘，韭酸，藿咸，薤苦，葱辛：葵，不是向日葵，指的是冬寒菜，亦称葵菜，冬令主蔬之一。藿，在此指豆叶。《广雅·释草》："豆角谓之荚，其叶谓之藿。"以豆叶为食，称为粗食。另"薇"也是豆科植物，又名大巢菜，也可食用。此均为在野之人、平民百姓和庄稼人的食物。薤，中药称为薤白头，植物名称为藟（lěi）头，入药及炒菜均可。

10. 五色：用食物的颜色以配五脏之色。最典型的民间误解是"赤豆补血"的说法。

11. 五宜：根据五脏所喜，用食物的颜色来调补相应的脏器。故称为宜。

12. 五禁：禁止服用与五脏相克之味的食物。

13. 大肉：应是"犬肉"之误。

14. 以下内容摘自《九针论第七十八》篇中。五走：五味各有喜欢的脏器，食后各自走其所好之脏。以上都属五行学说，只供参考，不是绝对的。如麦苦而走心，麦子收获季节在夏天，属火。心属火，便也属苦了。

15. 五裁：根据病在何处，酌情选择合适的食物，不可多食，过食则容易导致病情加重。

水胀第五十七

提示

　　本篇所述的水胀包括慢性支气管炎引起右心衰竭所出现的末梢性水肿;肝硬化导致的营养性不良性水肿;急慢性肾炎、子宫疾患,以及腹腔内肿瘤所导致的腹水等。由于病因病情不同,必须及早作出鉴别诊断。本篇可以作为临床参考,作为诊断依据并不非常确切。因为时代在进步,科技在发展,认识在不断更新。

　　黄帝问于岐伯曰:水与肤胀[1]、鼓胀[2]、肠覃[3]、石瘕[4]、石水[5],何以别之。

　　岐伯答曰:水始起也,目窠上微肿,如新卧起之状,其颈脉动,时咳,阴股间寒,足胫瘇,腹乃大,其水已成矣。以手按其腹,随手而起,如裹水之状,此其候也[6]。

　　黄帝曰:肤胀何以候之?

　　岐伯曰:肤胀者,寒气客于皮肤之间,鏊鏊然不坚,腹大,身尽肿,皮厚,按其腹,窅而不起,腹色不变,此其候也[7]。

　　黄帝曰[8]:鼓胀何如?

　　岐伯曰:腹胀身皆大,大与肤胀等也,色苍黄,腹筋起[9],此其候也。

　　黄帝曰[10]:肠覃[11]何如?

　　岐伯曰:寒气客于肠外,与卫气相搏,气不得荣,因有所系,癖而内著[12],恶气乃起,瘜肉乃生。其始生也,大如鸡卵,稍以益大,至其成如怀子之状,久者离岁[13],按之则坚,推之则移,月事以时下[14],此其候也。

　　黄帝曰[15]:石瘕何如?

　　岐伯曰:石瘕生于胞中,寒气客于子门,子门闭塞,气不得通,恶血当泻不泻,衃以留止,日以益大,状如怀子,月事不以时下。皆生于女子,可导而下[16]。

黄帝曰：肤胀、鼓胀可刺邪？

岐伯曰：先泻其胀之血络，后调其经，刺去其血络也。

注 释

1. 肤胀：病名。指阳气不足，寒气留于皮肤而出现的全身肿胀。如营养不良性水肿、右心衰竭引起的水肿等。

2. 鼓胀：病证名。(1)腹皮绷急如鼓，中满膨胀的统称；(2)指气胀；(3)指单腹胀。

3. 肠覃：古病名。指女子下腹部有块状物，而且月经又能按时来潮的病证。多因气阻血瘀，癖结所致。

4. 石瘕：病名。指女子寒瘀留积胞宫所形成的瘕块。此似子宫肌瘤的早期，故月事仍以时而下，但因量多如崩漏，故又称其为"血瘕"。在当时，预后是极其不良的。

5. 石水：水肿病之一。因不易退掉，坚如磐石，故名石水，如目下肿的"眼袋"，目窠上肿的"水饮"。当然也包括血丝虫病引起的象皮腿，或因某些原因导致长期不退的水肿等。

6. 水始起也……此其候也：这是肺源性心脏病引起的右心衰竭，周围循环不良的水肿，包括双眼球结膜下水肿等（在二十世纪六七十年代还比较多见，如今已很难见到）。肺动高压引起的左心竭，仅是下肢浮肿、组织缺氧、心律加速和咯血等。

7. 肤胀者……此其候也：窅(yǎo)，原指目深邃，在此指按皮肤凹而不起。敲上去有"空空"声。此指营养不良性水肿、肝硬化腹水等。

8. 此处原文无"黄帝曰"三字。

9. 腹胀身皆大……腹筋起：此指腹部膨隆，腹壁静脉显露，门静脉高压等引起的肝硬化腹水及脾肿大。如晚期血吸虫病及其他原因引起的肝硬化腹水等。

10. 此处原文无"黄帝曰"三字。

11. 肠覃：似指下腹部肿块，需及时作出明确诊断。

12. 癖而内著：积久而在体内停留着。

13. 久者离岁：时间长的可以超过一年，甚至几年。

14. 月事以时下：月经正常地来与去。但"衄以留止"，是指血不归经所导致的出血也可能是必然的,但出血时间并无规律。

15. 此处原文无"黄帝曰"三字。

16. 可导而下:"导"在此指坐导药。因其病在胞中,可用药物塞入阴道内,使其导下。20世纪70年代,笔者曾听到过一个学术讲座,报道一浙籍农妇因宫颈癌而入上海某医院住院治疗,因无法承受医疗费用而回家了。过了一段时期来复查时,让医生惊讶的是那个肿瘤居然消失了。问其原因是用草药鲜土牛膝、鲜鬼臼(又名蛇六谷)两味捣烂塞入子宫颈内。看来古代也有类似情况,所以有"可导而下"的记载。

贼风第五十八

提示

　　本篇虽名"贼风"，但篇中所述包含了中医病因学说中的"内因""外因"和"不内外因"。

　　入室盗物者，为贼。由于湿"堕坠""卒然喜怒不节，饮食不适，寒温不时"，腠理或开或闭，即使不遇贼风，亦会生病。"祝由"，祝，切断；由，病因。但古代的巫师以作法、跳大神，或吃某些草药来治病，似乎带有迷信色彩了。元代时专设祝由科，使祝由的原旨变味了。如今虽无"祝由"一科，但心理辅导加上针对性的药物治疗，也符合"祝由"的宗旨。

　　黄帝曰：夫子言贼风邪气之伤人也，令人病焉。今有其不离屏蔽，不出空穴之中，卒然病者，非不离贼风邪气，其故何也[1]？

　　岐伯曰：此皆尝有所伤于湿气，藏于血脉之中，分肉之间，久留而不去[2]；若有所堕坠，恶血在内而不去[3]。卒然喜怒不节，饮食不适，寒温不时，腠理闭而不通[4]。其开而遇风寒，则血气凝结，与故邪相袭，则为寒痹[5]。其有热则汗出，汗出则受风，虽不遇贼风邪气，必有因加而发焉[6]。

　　黄帝曰：今夫子之所言者，皆病人之所自知也。其毋所遇邪气，又毋怵惕之所志，卒然而病者，其故何也？唯有因鬼神之事乎[7]？

　　岐伯曰：此亦有故邪留而未发，因而志有所恶，及有所慕，血气内乱，两气相搏。其所从来者微，视之不见，听而不闻，故似鬼神[8]。

　　黄帝曰：其祝[9]而已者，其故何也？

　　岐伯曰：先巫者，因知百病之胜，先知其病之所从生者，可祝由而已[10]也。

注释

1. 有其不离屏蔽……其故何也：有些人不离开用屏风和蕃篱挡风的地方，不出门窗紧闭的内室中，突然患病，不是远离贼风邪气了吗？这是什么原因呢？

2. 此皆尝有所伤于湿气……久留而不去：这些人曾经被湿气所伤，湿邪藏在血脉之中和肉的纹理之间，停留的时间太久而没有除去。

3. 若有所堕坠，恶血在内而不去：如果因坠跌导致瘀血在内，也会造成疾病（不内外因）。

4. 卒然喜怒不节……腠理闭而不通：突然的喜怒没有节制，饮食不调，寒温失时，腠理可出现闭塞不通。

5. 其开而遇风寒……则为寒痹：腠理开而遭遇风寒入侵，那么血气凝结与原有在内的邪气一起共同结合，就成了寒痹。

6. 有热则汗出……必有因加而发焉：由于因热而汗出，汗出时遭受风邪，即使没有贼风邪气，必有其他原因而导致发病。

7. 其毋所遇邪气……唯有因鬼神之事乎：没有遭遇外邪，又无担忧恐惧的心理，突然发病，这又是什么原因？只有鬼神作祟吗？

8. 邪留而未发，因而志有所恶……故似鬼神：病邪留而未发，由于心有所厌恶的人或事，或所美慕的目的没有达到，血气乱成一团，以致心神不宁。虽然它所出现的症状似惊惕，窥之也不明显，听之也不清晰，很像鬼神作祟一样。上述种种似今日的抑郁症患者。

9. 祝：切断。祝发纹身，就是切断头发，纹身以明志。对于治病来说除针对病因，对症治疗外，还需心理上的辅导。

10. 先巫者……可祝由而已：原文中脱"由"。古代的巫师因为知道疾病的克胜之法，明确这病是由什么原因引的，于是切断病源，治好疾病。这是传说和神话。

卫气失常第五十九

提示

卫气属于阳气的一种。生于水谷,源于脾胃,出于上焦,行于脉外,其性刚悍,运行迅速滑利,具有温养内外、护卫肌表、抵御外邪、滋养腠理、开合汗孔为等功能。本篇论述的是由于种种原因而导致卫气运行失常所出现的病证及其治疗措施等。

黄帝曰:卫气之留于腹中,蓄积不行,宛蕴不得常所[1],使人支胁胃中满,喘呼逆息[2]者,何以去之?

伯高曰:其气积于胸中者,上取之;积于腹中者,下取之;上下皆满者,旁取之[3]。

黄帝曰:取之奈何?

伯高对曰:积于上,泻人迎、天突、喉中;积于下者,泻三里与气街;上下皆满者,上下取之,与季胁之下一寸(一本云季胁之下深一寸);重者,鸡足[4]取之。诊视其脉大而弦急,及绝不至者,及腹皮急甚者,不可刺也[5]。

黄帝曰:善。

黄帝问于伯高曰:何以知皮肉、气血、筋骨之病也?

伯高曰:色起两眉间薄泽者,病在皮[6]。唇色青黄赤白黑者,病在肌肉[7]。营气濡然者,病在血气[8]。目色青黄赤白黑者,病在筋[9]。耳焦枯受尘垢,病在骨[10]。

黄帝曰:病形何如,取之奈何?

伯高曰:夫百病变化,不可胜数,然皮有部,肉有柱,血气有输,骨有属。

黄帝曰:愿闻其故。

伯高曰:皮之部,输于四末[11]。肉之柱,在臂胫诸阳分肉之间,与足少阴分间。血气之输,输于诸络,气血留居,则盛而起。筋部无阴无阳,无左无右,候病所在。骨之属者,骨空之所以受液而益脑髓者也[12]。

黄帝曰:取之奈何?

伯高曰:夫病变化,浮沉深浅,不可胜穷,各在其处,病间者浅之,甚者深之,间者小之,甚者众之,随变而调气,故曰上工[13]。

黄帝问于伯高曰:人之肥瘦大小寒温,有老壮少小,别之奈何?

伯高对曰:人年五十已上为老,二十已上为壮,十八已上为少,六岁已上为小。

黄帝曰:何以度知其肥瘦?

伯高曰:人有肥有膏有肉。

黄帝曰:别此奈何?

伯高曰:腘肉坚(一本云䐃肉),皮满者,肥。腘肉不坚,皮缓者,膏。皮肉不相离者,肉[14]。

黄帝曰:身之寒温何如?

伯高曰:膏者其肉淖,而粗理者身寒,细理者身热。脂者其肉坚,细理者热,粗理者寒[15]。

黄帝曰:其肥瘦大小奈何?

伯高曰:膏者,多气而皮纵缓,故能纵腹垂腴。肉者,身体容大。脂者,其身收小[16]。

黄帝曰:二者之气血多少何如?

伯高曰:膏者多气,多气者热,热者耐寒。肉者多血则充形,充形则平。脂者,其血清,气滑少,故不能大。此别于众人者也[17]。

黄帝曰:众人奈何?

伯高曰:众人皮肉脂膏不能相加也,血与气不能相多,故其形不小不大,各自称其身[18],命曰众人。

黄帝曰:善。治之奈何?

伯高曰:必先别其三形,血之多少,气之清浊,而后调之,治无失常经[19]。[20]

注 释

1. 卫气之留于腹中,蓄积不行,宛蕴不得常所:《针灸甲乙经》把

"腹中"作为"脉中"。脉中运行的是营血,故当以"腹中"为妥。蓄积不畅,经脉屈曲导致经气不能正常运行,于是大腹便便。临床上发现有慢性咽喉炎的部分男性患者,加上又缺乏运动或锻炼,大都有大肚子。

2. 胃中满,喘呼逆息:胃中气满,导致呼吸气短。俗称的肚饱气胀,气喘吁吁,即是这现象。治当取上、中、下脘或天枢穴,中满去则安。

3. 其气积于胸中者……旁取之:卫气积于胸中,半身上治之,如手少阴、手阳明等;积于腹中,下去之,如足阳明、足太阴等;上下皆满,当在胀之处旁边取穴针刺,使其恢复正常。

4. 重者鸡足:病重者,用三支针采用形似鸡爪状的针刺法,正入一针,左右各斜入一针。

5. 诊视其脉大而弦急……不可刺也:脉大而弦急,加上有停顿不止者(似如今的心律失常的患者),以及中和之气已经将尽所出现的腹皮僵硬、没有弹性的(腹肌强直,肌卫明显)患者,已经不能再针治了。

6. 色起两眉间薄泽者,病在皮:"间"字是笔者增添的。此部属肺,肺主皮,故病在皮。

7. 唇色青黄赤白黑者,病在肌肉:脾主唇,故唇之色其应在肌肉。

8. 营气濡然者,病在血气:濡,延滞,濡缓,即脉迟缓(相当于心动过缓)。营气由于自身的因素而出现的病证,与心气有关,应查其原因,给予针对性的治疗。

9. 目色青黄赤白黑者,病在筋:肝开窍于目,主筋。青、黄、赤、白、黑为眼之五轮,各有属主。青(虹膜、睫状肌)属筋,病在肝。虹膜睫状体炎若因强直性关节炎引起的,双补肝肾法有一定的效果。

10. 耳焦枯受尘垢,病在骨:肾开窍于耳。耳不荣,则肾不足,则其所主骨亦不强。耳聋治肾,或源于此。

11. 皮之部,输于四末:病邪在皮肤,取穴于四肢末端的输穴。

12. 筋部无阴无阳……骨空之所以受液而益脑髓者也:《针灸甲乙经》将"受益"作"受液",似更确切,故改为"液"。张景岳认为"病在筋者,不必分其阴阳左右"。筋连着骨,骨空受液,则髓海之脑得以滋养。

13. 病变化……故曰上工:病的变化,或浮或沉或深或浅,不可胜数,各在所病的部位。病轻者浅治之,病甚者深治之。病轻者,少刺或时间短些,病重者针得多一点。随机应变地去调整正气,驱除病气,所以称为高明的医生。

14. 䐃肉坚……皮肉不相离者肉：䐃肉坚指人体肌肉丰满，如胸大肌、肱二头肌、腓肠肌等精肉。皮肤饱满坚实者，属于禄养肥厚（有地位、有钱、有美食吃）的人。大肉不肥而不坚，皮肤垂滞，是脂肪多的人。浑身皮肉紧裹，是厚实的肌肉。

15. 膏者其肉淖……粗理者寒：《针灸甲乙经》中"热"作"和"，故改。膏，滋润，其肉柔美。肉理粗的人，腠理疏，故易有身寒的感觉；肉理细密的人，易有身热的感觉。肌肉发达，身体相当匀称；肉理有空隙的人，容易怕冷。

16. 膏者多气……其身收小：滋润、多气，皮与肉充实、脂肥，一派富态。有肉的人身体肥大，大腹便便。脂者，肌肉发达而紧实，所以相应而比，身形略见小些。

17. 膏者……此别于众人者也：脂肪厚而多的人能耐寒。肌肉强壮充满身体的人，则身体平和，不易得病。脂者由于肌肉的紧密，血液清淳，气行正常，所以身体不能够扩大。这是与一般人的区别。

18. 众人皮肉脂膏不能相加也……各自称其身：平常的人，由于自身生活条件的原因，不能在吃上下功夫，所以身体不大不小，不肥不壮，各自有适合自己的身体。

19. 必先别其三形……治无失常经：先区别这三种形态，并根据血的多少，气的清浊，然后调理，治疗上不要遗漏应该针治的经脉。

20. 此处有"是故膏人，纵腹垂腴；肉人者，上下容大；脂人者，虽脂不能大者。"此句似乎重复，故删去。

玉版第六十

提示

　　本篇论述痈疽的治疗必须在于未成形之前,这似乎也是强调"治未病"的重要性。一旦脓成,在没有升、降(丹药是晋代葛洪发明炼丹术才始用于临床的)等拔毒排脓的药物及现代的扩疮、消毒、抗菌等措施的情况下,因感染而死亡的人不在少数。故而本篇有逆顺之说,有不能刺者之戒,有著之玉版的重要性。如今,痈疽之病并不多见,即使有,均已无"脓已成,十死一生"之虞。《黄帝内经太素・卷第二十三・九针之三》中的"疽痈逆顺刺"与本篇中的部分内容相同。本篇似与《痈疽第八十一》篇为姊妹篇。

　　《黄帝内经素问》有"玉版论要篇第十五",所讲述疮病的内容不多,故不能相合而论。其中"道在于一,神转不回,回则不转,乃失其机"这几句的诠释,千古相似,转则转动,回则回车。《大惑论第八十》篇有"神精乱而不转",这"转"可以作为"专"来解说,那么两者便可以通假了。"回"的本意中有"邪僻"一解(可揣测为思想不集中在病情与患者身上),这样"神转"便可作"神专"。"神转不回,回则不转"即可以理解为治病时要专心致志,不受外界的干扰,才不会失去正确诊断的机遇。这是一个医者必须要做到的操守。

　　痈疽是感染性疾病,不用中医的拔毒、化脓、排脓及扩疮消炎的方法,单用针灸治疗是行不通的。

　　黄帝曰:余以小针为细物也,夫子乃言上合之于天,下合之于地,中合之于人,余以为过针之意矣[1],愿闻其故。

　　岐伯曰:何物大于天乎?夫大于针者,惟五兵者焉。五兵者,死之备也,非生之具[2]。且夫人者,天地之镇也,其不可不参乎?夫治民者,亦唯针焉。夫针之与五兵,其孰小乎[3]?

黄帝曰：病之生时，有喜怒不测，饮食不节，阴气不足，阳气有余，营气不行，乃发为痈疽。阴阳不通，两热相搏，乃化为脓，小针能取之乎⁴？

岐伯曰：圣人不能使化者，为之邪不可留也。故两军相当，旗帜相望，白刃陈于中野者，此非一日之谋也⁵。能使其民，令行禁止，士卒无白刃之难者，非一日之教也，须臾之得也⁶。夫至使身被痈疽之病，脓血之聚者，不亦离道远乎⁷。夫痈疽之生，脓血之成也，不从天下，不从地出，积微之所生也⁸。故圣人自治于未有形也，愚者遭其已成也⁹。

黄帝曰：其已形，不予遭，脓已成，不予见¹⁰，为之奈何？

岐伯曰：脓已成，十死一生，故圣人弗使已成，而明为良方，著之竹帛，使能者踵而传之后世，无有终时者，为其不予遭也¹¹。

黄帝曰：其已有脓血而后遭乎，不导之以小针治乎¹²？

岐伯曰：以小治小者其功小，以大治大者多害，故其已成脓血者，其唯砭石铍锋之所取也¹³。

黄帝曰：多害者其不可全乎？

岐伯曰：其在逆顺焉。

黄帝曰：愿闻逆顺。

岐伯曰：以为伤者，其白眼青黑，眼小，是一逆也；内药而呕者，是二逆也；腹痛渴甚，是三逆也；肩项中不便，是四逆也；音嘶色脱，是五逆也。除此五者为顺矣。

黄帝曰：诸病皆有逆顺，可得闻乎？

岐伯曰：腹胀，身热，脉大，是一逆也；腹鸣而满，四肢清，泄，其脉大，是二逆也；衄而不止，脉大，是三逆也；咳且溲血脱形，其脉小劲，是四逆也；咳，脱形身热，脉小以疾，是谓五逆也。如是者，不过十五日而死矣。其腹大胀，四末清，脱形，泄甚，是一逆也；腹胀便血，其脉大，时绝，是二逆也；咳溲血，形肉脱，脉搏，是三逆也；呕血，胸满引背，脉小而疾，是四逆也；咳呕腹胀，且飧泄，其脉绝，是五逆¹⁴也。如是者，不及一时而死矣。工不察此者而刺之，是谓逆治。

黄帝曰：夫子之言针甚骏，以配天地，上数天文，下度地纪，内别五脏，外次六腑，经脉二十八会，尽有周纪，能杀生人，不能起死者，子能反之乎？

岐伯曰：能杀生人，不能起死者¹⁵也。

黄帝曰：余闻之则为不仁，然愿闻其道，弗行于人。

岐伯曰：是明道也，其必然也，其如刀剑之可以杀人，如饮酒使人醉也，虽勿诊，犹可知矣¹⁶。

黄帝曰：愿卒闻之。

岐伯曰：人之所受气者，谷也。谷之所注者，胃也。胃者，水谷气血之海也。海之所行云气者，天下也。胃之所出气血者，经隧也。经隧者，五脏六腑之大络也，迎而夺之而已矣¹⁷。

黄帝曰：上下有数乎？

岐伯曰：迎之五里，中道而止，五至而已，五往而脏之气尽矣，故五五二十五而竭其输矣，此所谓夺其天气者也，非能绝其命而倾其寿者也。

黄帝曰：愿卒闻之。

岐伯曰：窥门而刺之者，死于家中；入门而刺之者，死于堂上¹⁸。

黄帝曰：善乎方，明哉道，请著之玉版，以为重宝，传之后世，以为刺禁¹⁹，令民勿敢犯也。

注释

1. 余以为过针之意矣：我认为有些过分夸大针刺作用的意思。

2. 五兵者，死之备也，非生之具：五兵又称五刃，即刀、剑、矛、戟、矢。五兵是用在打仗时杀人的，并非是让对方生存的工具。

3. 针之与五兵，其孰小乎：小针与五种兵器，它们哪个小些呢？孰，疑问代词。

4. 阴阳不通……小针能取之乎：《针灸甲乙经》中"两"作"而"，"搏"作"薄"，似乎不通，故仍作"两""搏"。阴阳不通，热邪与阴阳不通之气相互交争，于是化成脓，小针能治疗吗？

5. 两军相当……此非一日之谋也：两军对阵，旗帜可以相望，两军对垒于战场，这是一场谋划了很久的战争。

6. 能使其民……须臾之得也：能够使人民令行禁止，士兵们不遭到刀伤之难，这是要经过长期地训练，并非一下便能练就的。

7. 至使身被痈疽之病……不亦离道远乎：等到身体患有痈疽，脓血已经相聚，不是与正常情况越来越远吗？

8. 夫痈疽之生……积微之所生也：痈疽的脓血，不从天上下来，也不从地上长出。慢慢地积累长大，腐肉成脓。

9. 圣人自治于未有形也，愚者遭其已成也：高明的医生在痈疽未成形时就给予治疗，愚笨的医生在痈疽已生成后才知道。

10. 其已形……不予见：形已成，不预先知道；脓已成，不及早发现。

11. 脓已成……为其不予遭也：脓已形成，十死一生，所以高明的医生为了不让脓形成，组成有明显效果的良方，并把它记录在书本上（竹简或帛书），让有才能的人按其方法传于后人，生生不息，让后人不受痈疽之害。

12. 其已有脓血，以小针治乎：以上按照《针灸甲乙经》删去"而后遭乎，不导之"七字。

13. 故其已成脓血者，其唯砭石铍锋之所取也：已成脓只有用砭石、铍锋排脓。

14. 五逆：《巢氏病源》云："凡破痈溃脓之法，有逆有顺云云，是为五逆，皆死后。"

15. 能杀生人，不能起死者：就当时而言，无升药、降药外用以化脓拔毒，中药又缺乏实际的临床经验，对于一个蜂窝组织炎、一个"疗疮走黄者"来说，确实只能看着他死去。

16. 是明道也　　　犹可知矣：这是明摆在眼前的现状和事实。

17. 迎而夺之而已矣：这些能杀人的痈疽，即使胃气再充沛，还是无力抗争，何况在治疗时再三耗损正气，只能绝其命而倾其寿。

18. 窥门而刺之者……死于堂上：马莳注："吾窥门而见其刺，其人当死于家中。我入门而见其刺，其人当死于堂上，死之最易又如是耶。"窥，原文为"阀"字，此字无从查考。马莳不为一字而难倒，改为"窥"，即在门口时看到，与原意吻合。所以原文亦改为"窥"。

19. 刺禁：这些都是禁刺的原则和规范。

五禁第六十一

提示

　　本篇讲述了针刺的五禁、五夺、五过、五逆。《素问·刺禁篇第五十二》中禁刺的内容丰富于此篇,可互参。

　　黄帝问于岐伯曰：余闻刺有五禁,何谓五禁？

　　岐伯曰：禁其不可刺也[1]。

　　黄帝曰：余闻刺有五夺。

　　岐伯曰：无泻其不可夺者也[2]。

　　黄帝曰：余闻刺有五过。

　　岐伯曰：补泻无过其度[3]。

　　黄帝曰：余闻刺有五逆。

　　岐伯曰：病与脉相逆,命曰五逆[4]。

　　黄帝曰：余闻刺有九宜。

　　岐伯曰：明知九针之论,是谓九宜[5]。

　　黄帝曰：何谓五禁？愿闻其不可刺之时。

　　岐伯曰：甲乙日自乘,无刺头,无发蒙于耳内[6]。丙丁日自乘,无振埃于肩喉廉泉[7]。戊己日自乘四季,无刺腹去爪泻水[8]。庚辛日自乘,无刺关节于股膝[9]。壬癸日自乘,无刺足胫[10]。是谓五禁。

　　黄帝曰：何谓五夺？

　　岐伯曰：形肉已夺,是一夺[11]也；大夺血之后,是二夺[12]也；大汗出之后,是三夺[13]也；大泄之后,是四夺[14]也；新产及大血之后,是五夺[15]也。此皆不可泻。

　　黄帝曰：何谓五逆？

　　岐伯曰：热病脉静,汗已出,脉盛躁,是一逆也[16]；病泄,脉洪大,是二逆也[17]；着痹不移,䐃肉破,身热,脉偏绝,是三逆也[18]；淫而夺形身热,色夭然白,及后下血衃,血衃笃重,是谓四逆[19]也;寒热夺形,脉坚搏,是谓五逆[20]也。

注 释

1. 禁其不可刺也：对于不可以针刺的情况必须严禁针刺。

2. 无泻其不可夺者也：对于虚证患者不可用泻法,会重创已伤的正气。

3. 补泻无过其度：无论补泻,必须对症、合理、合法则。

4. 病与脉相逆,命曰五逆：病证与脉象出现相反的现象,称其为相逆。

5. 明知九针之论,是谓九宜：要熟记与掌握九针的理论,并在实践中根据九针的用法针对性地去治疗相应的病证。

6. 甲乙日自乘,无刺头,无发蒙于耳内：甲、乙、丙、丁、戊、己、庚、辛、壬、癸为十天干。五行在相生、相克、相侮、相乘中保持着动态平衡。一旦出现失衡,必须采取措施使其恢复平衡。相乘是自伤,为防止自伤发生,所以甲乙之日不能刺头部,不可用发蒙的刺法。

7. 丙丁日自乘,无振埃于肩喉廉泉：肩喉为丙丁。丙丁自乘,故丙丁两日不能用振埃治法刺肩、喉、廉泉。

8. 戊己日自乘四季,无刺腹去爪泻水．一季为四月．脾十寄旺于辰、戌、丑、未,所以这些日子不可刺腹,不能用去爪刺法泻水。

9. 庚辛日自乘,无刺关节于股膝：庚辛日内应于股膝,自乘日不可刺此。

10. 壬癸日自乘,无刺足胫：壬癸日内应于足胫,自乘日不可刺此。

11. 形肉已夺,是一夺：夺,夺取,亦可作脱。大肉尽削,形脱也,死征。

12. 大夺血之后,是二夺：大出血之后,血脱。有形之血不能速生,无形之气当须急固。在古代遇此以独参汤救之,或有一丝生机。

13. 大汗出之后,是三夺：大汗出则津与气皆被夺取而耗气伤津,急须益气生津。《营卫生会第十八》篇有"夺血者毋汗,夺汗者毋血。无两则生,有两则死"的告诫。

14. 大泄之后,是四夺：大泄者耗液,在古代是重症,如今只须对症输液。

15. 新产及大血之后，是五夺：在古代，女子产儿犹过鬼门关，因产后大出血而亡命者常见。

16. 热病脉静……是一逆也：热病汗出，脉当静。现汗出而脉盛躁急者为阴阳交争，交者死。

17. 病泄，脉洪大，是二逆也：泄泻而脉显洪大，病进之征，故为逆。

18. 着痹不移……是三逆也：着痹依然停留在那里，肌肉萎缩，且发热、脉有停顿的情况，这是病逆而不可恢复。

19. 淫而夺形……是谓四逆："淫"在此指女子的带下绵绵不绝，或见五色，面色白而不泽，接下来是下血，病状进一步加重。用现代医学诊断去推测有子宫或附件肿瘤的可能性极大。

20. 寒热夺形，脉坚搏，是谓五逆：寒热，为消耗性疾病。脉硬而有力是邪气盛的征兆，所以是无法挽回的逆证。

动输第六十二

提示

这是一篇古人探讨十二经脉中为什么手太阴寸口、足阳明人迎、足少阴趺阳处会摸到搏动的原理，并作为决断胃气（即正气）或病邪盛衰的依据。篇中又从胃、肺、冲脉上去论述，似乎是对大小循环的描述。

黄帝曰：经脉十二，而手太阴、足少阴、阳明独动不休，何也？[1]

岐伯曰：是明胃脉也。胃为五脏六腑之海，其清气上注于肺，肺气从太阴而行之，其行也，以息往来，故人一呼脉再动，一吸脉亦再动，呼吸不已，故动而不止[2]。

黄帝曰：气之过于寸口也，上出焉息，下出焉伏？何道从还？不知其极[3]。

岐伯曰：气之离脏也，卒然如弓弩之发，如水之下岸，上于鱼以反衰，其余气衰散以逆上，故其行微[4]。

黄帝曰：足之阳明何因而动？

岐伯曰：胃气上注于肺，其悍气上冲头者，循咽，上走空窍，循眼系，入络脑，出颅，下客主人，循牙车，合阳明，并下人迎，此胃气别走于阳明者也。故阴阳上下，其动也若一。故阳病而阳脉小者为逆，阴病而阴脉大者为逆。故阴阳俱静俱动，若引绳相倾者病[5]。

黄帝曰：足少阴何因而动？

岐伯曰：冲脉者，十二经之海也[6]，与少阴之大络，起于肾下，出于气街，循阴股内廉，邪[7]入腘中，循胫骨内廉，并少阴之经，下入内踝之后，入足下；其别者，邪入踝，出属、跗上，入大趾之间，注诸络，以温足胫，此脉之常动者也。

黄帝曰：营卫之行也，上下相贯，如环之无端，今有其卒然遇邪气，及逢大寒,手足懈惰,其脉阴阳之道,相输之会,行相失也,气何由还⁸?

岐伯曰:夫四末阴阳之会者,此气之大络也。四街⁹者,气之径路也。故络绝则径通,四末解则气从合,相输如环。

黄帝曰:善。此所谓如环无端,莫知其纪¹⁰,终而复始,此之谓也。

注释

1. 经脉十二……何也:经脉有十二条,为什么只有手太阴肺经的寸口脉、足少阴肾经的跌阳脉、手阳明大肠经的人迎脉独自跳动而不停止?

2. 胃为五脏六腑之海……故动而不止:再,两次。胃是五脏六腑精气来源的海。胃中精气由脾上输注入于肺。肺气从手太阴经运行,它的运行按照呼吸而往来,一呼脉动两次,一吸脉也动两次。呼吸不停止,所以脉息也永远不会停止。

3. 气之过于寸口也……不知其极:原文前"出"为"十",后"出"为"八"。与文不顺,于义不通,故按《针灸甲乙经》将"十"与"八"俱改为"出"。气经过寸口这个地方,脉息就出现了,过了寸口就隐伏了。从什么地方返回,找不到极点。这是古人对现代循环尚未认识所致。

4. 气之离脏也……故其行微:此几句解释为什么上了鱼际后反而弱的原因,因为鱼际肉厚,动脉下沉的缘故。

5. 故阴阳俱静俱动,若引绳相倾者病:汪昂(字讱庵)在《素问灵枢类纂约注》对此注释为"言阴阳动静,当如引绳平等。所谓脉有胃气者生也。若相倾(失常)则病矣。"

6. 冲脉者,十二经之海也:冲脉即腹主动脉,故也称脐下动气、伏冲之脉等。称为丹田之气是受道家学说的影响。

7. 邪:应改为"斜"。

8. 今有其卒然遇邪气……气何由还:如今有人突然遭到病邪的入侵,经脉运行的路线会改变吗?

9. 四街:头、胸、腹、胫之气街。

10. 此所谓如环无端,莫知其纪:络脉看似断绝了,但它们之间的路径是互相联通的。这就是所说的像圆环一样,找不到开端,不知道尽头。

五味论第六十三

南宋本『灵枢经』校勘注释

提示

　　本篇从现实生活中得到常识，以五味入口各有所裁（走）着手，以中医的理论来解释五味多食后会产生什么样的反应。与五行生克理论相连起来解说似乎有点儿自圆其说的味道。苦入而呕，是胃本身的抵触。以齿为出口的门槛，而硬套于肾，真是牵强附会，授人以柄。

　　黄帝问于少俞曰：五味入于口也，各有所走，各有所病。酸走筋，多食之，令人癃；咸走血，多食之，令人渴；辛走气，多食之，令人洞心；苦走骨，多食之，令人变呕；甘走肉，多食之，令人悗心。余知其然也，不知其何由，愿闻其故。

　　少俞答曰：酸入于胃，其气涩[1]，弗能出入也，不出即留于胃中，胃中和温，则下注膀胱，膀胱之胞薄以懦，得酸则缩绻，约而不通，水道不行，故癃[2]。阴者，积筋之所终聚也，故酸入而走筋[3]矣。

　　黄帝曰：咸走血，多食之，令人渴，何也？

　　少俞曰：咸入于胃，其气上走中焦，注于脉，则血气走之，血与咸相得则凝，凝则胃中汁注之，注之则胃中竭，竭则咽路焦，故舌本干而善渴[4]。血脉者，中焦之道也，故咸入而走血[5]矣。

　　黄帝曰：辛走气，多食之，令人洞心，何也？

　　少俞曰：辛入于胃，其气走于上焦，上焦者，受气而营诸阳者也，姜韭之气熏之，营卫之气不时受之，久留心下，故洞心。辛与气俱行，故辛入而与汗俱出[6]。

　　黄帝曰：苦走骨，多食之，令人变呕，何也？

　　少俞曰：苦入于胃，五谷之气，皆不能胜苦，苦入下脘，三焦之道皆闭而不通，故变呕[7]。齿者，骨之所终也，故苦入而走骨，故入而复出，知其走骨也[8]。

黄帝曰：甘走肉，多食之，令人悗心，何也？

少俞曰：甘入于胃，其气弱小，不能上至于上焦，而与谷留于胃中者，令人柔润者也，胃柔则缓，缓则虫动，虫动则令人悗心。其气外通于肉，故甘走肉[9]。

注 释

1. 酸入于胃，其气涩：《针灸甲乙经》上无"以收，上之两焦"六个字。因为上之两焦无法解说，故删之。

2. 酸入于胃……故癃：懦，柔软。酸涩之物入胃不出而留在胃中，经过胃的和温便下注膀胱（此与肺通调水道，下输膀胱之说有悖），膀胱的外胞薄而且软，受到酸的影响便蜷缩，通道关闭，小溲不行，所以似癃证一样。

3. 阴者，积筋之所终聚也，故酸入而走筋：《针灸甲乙经》中"积筋之所终"后有一"聚"字，故加。男子阴器称为宗筋。酸入而走筋，联系上文，似可能影响勃起。这仅是本文的观点。

4. 咸入于胃……故舌本干而善渴：这是古代中医的解释而已。

5. 血脉者，中焦之道也，故咸入而走血：这似乎看到了电解质作用的影子。

6. 辛入于胃……故辛入而与汗俱出：辛辣确有开发上焦、发汗的作用。但过于辛辣，刺激胃黏膜而有"烧心"（洞心）的感觉。这是饮食后的体会。

7. 苦入于胃……故变呕：中医有苦寒败胃之说。现代医学认为食物太苦会引起反应性呕吐。似乎两者相合。经验来源于生活。

8. 齿者……知其走骨也：牵强到不能令人信服的解说。

9. 甘入于胃……故甘走肉：寄生于人体内的蛔虫，如今早已绝迹。脾胃互为表里，故胃亦主肉。所以多吃甘美之食容易使人肥胖。蛔虫多而引起心里烦闷，会使人消瘦，那是蛔虫吃去了原本属于此人体内的营养。

阴阳二十五人第六十四

提示

本篇以金、木、水、火、土五行各立五种形态,又以白、青、黑、赤、黄五色别其五类,成为五五二十五人,以达到包罗万象,总括天下之人。本篇与《通天第七十二》篇可互通。此篇描述了二十五人的大致形态、体质、各自的性格特征以及治疗措施等。这些只供参考,不能作为针对性的治疗依据。性格是天性,要依靠自我的长期地修养来纠偏。

篇中首为"伯高答",后又为"岐伯曰",或许是传抄之误,现均改为"岐伯"。凡括号之内的字,似均可删去,仍予保留,以待后人修正。篇末似有与"根结"相关的内容,已移于《根结第五》篇末。

由张灿玾等主编的《针灸甲乙经校注》(1996年版)在《阴阳二十五行性血气不同第十六》有一按语,摘录于下,对理解本篇或下篇有一定的帮助。"阴阳二十五人者,以木火土金水五行为本也。五行之分为五者,一金四偏也。金得其……行以正,称之为上。偏者,太少也,左右也,加或众,或质或桎也。太少,有余不足之谓;左右非属中焉;加或众者,气有所增益。质或桎者,气有所窒碍。"篇中画线内容即从《针灸甲乙经》移来。

黄帝曰:余闻阴阳之人何如?

岐伯曰:天地之间,六合之内,不离于五,人亦应之。故五五二十五人之政,而阴阳之人不与焉[1]。

黄帝曰:其态又不合于众者五,余已知之矣。愿闻二十五人之形,血气之所生,别而以候,从外知内何如?[2]

岐伯曰:悉乎哉问也,此先师之秘也,虽伯高犹不能明之也。

黄帝避席遵循而却曰[3]:余闻之,得其人弗教,是谓重失,得而泄之,天将厌之。余愿得而明之,金柜藏之,不敢扬之[4]。

岐伯曰:先立五形金木水火土,别其五色,异其五形之人,而二十五人具[5]矣。

黄帝曰:愿卒闻之。

岐伯曰:慎之慎之,臣请言之。

木形之人,比于上角[6],似于苍帝。其为人苍色,小头,长面,大肩背,直身,小手足,好有才,劳心,少力,多忧劳于事。能春夏不能秋冬[7],感而病生,足厥阴佗佗然。大角之人,比于左足少阳,少阳之上遗遗然。左角(一曰少角)之人,比于右足少阳,少阳之下随随然。钛角(一曰右角)之人,比于右足少阳,少阳之上推推然。判角之人,比于左足少阳,少阳之下栝栝然[8]。

火形之人,比于上徵[9],似于赤帝。其为人赤色,广䏖,锐面小头,好肩背髀腹,小手足,行安地,疾心,行摇,肩背肉满,有气轻财,少信,多虑,见事明,好颜,急心,不寿暴死[10]。能春夏不能秋冬,秋冬感而病生,手少阴核核然。质徵之人(一曰质之人,一曰太徵),比于左手太阳,太阳之上肌肌然。少徵之人,比于右手太阳,太阳之下慆慆然。右徵之人,比于右手太阳,太阳之上鲛鲛然(一曰熊熊然)。质判(一曰质徵)之人,比于左手太阳,太阳之下支支颐颐然。

土形之人,比于上宫[11],似于上古黄帝。其为人黄色,圆面,大头,美肩背,大腹,美股胫,小手足,多肉,上下相称,行安地,举足浮,安心,好利人,不喜权势,善附人也[12]。能秋冬不能春夏,春夏感而病生,足太阴敦敦然。太宫之人,比于左足阳明,阳明之上婉婉然。加宫之人(一曰众之人),比于左足阳明,阳明之下坎坎然。少宫之人,比于右足阳明,阳明之上枢枢然。左宫之人(一曰众之人,一曰阳明之上),比于右足阳明,阳明之下兀兀然。

金形之人,比于上商[13],似于白帝。其为人方面,白色,小头,小肩背,小腹,小手足,如骨发踵外,骨轻,身清廉,急心,静悍,善为吏[14]。能秋冬不能春夏,春夏感而病生[15],手太阴敦敦然。钛商之人,比于左手阳明,阳明之上廉廉然。右商之人,比于左手阳明,阳明之下脱脱然。左商之人,比于右手阳明,阳明之上监监然。少商之人,比于右手阳明,阳明之下严严然。

水形之人,比于上羽[16],似于黑帝。其为人黑色,面不平,大头,廉颐,小肩,大腹,动手足,发行摇身,下尻长,背延延然,不敬畏,善欺绐人,戮死[17]。能秋冬不能春夏,春夏感而病生,足少阴汗汗然。大羽之人,比于右足太阳,太阳之上颊颊然。少羽之人,比于左足太阳,太阳之下纤纤然。众之为人(一曰加之人),比于右足太阳,太阳之下洁洁然。桎之为人,比于左足太阳,太阳之上安安然。是故五形之人二十五变者,众之所以相欺者是也[18]。

黄帝曰:得其形,不得其色何如?

岐伯曰:形胜色,色胜形者,至其胜时年加,感则病行,失则忧矣。形色相得者,富贵大乐。

黄帝曰:其形色相胜之时,年加可知乎?

岐伯曰:凡年忌下上之人,大忌常加九(原文"七",按马莳注释及以下年岁计,故改为"九")岁,十六岁,二十五岁,三十四岁,四十三岁,五十二岁,六十一岁,皆人之大忌,不可不自安也,感则病行,失则忧矣。当此之时,无为奸事,是谓年忌[19]。

黄帝曰:夫子之言,脉之上下,血气之候,以知形气奈何?

岐伯曰:足阳明之上,血气盛则髯美长[20];血少气多则髯短;故气少血多则髯少;血气皆少则无髯,两吻多画[21]。足阳明之下,血气盛则下毛美长至胸;血多气少则下毛美短至脐,行则善高举足,足趾少肉,足善寒;血少气多则肉而善瘃[22];血气皆少则无毛,有则稀枯悴,善痿厥足痹。

足少阳之上,气血盛则通髯美长;血多气少则通髯美短;血少气多则少髯;血气皆少则无须,感于寒湿则善痹,骨痛爪枯也。足少阳之下,血气盛则胫毛[23]美长,外踝肥;血多气少则胫毛美短,外踝皮坚而厚;血少气多则胻毛[24]少,外踝皮薄而软;血气皆下则无毛,外踝瘦无肉。

足太阳之上,血气盛则美眉,眉有毫毛;血多气少则恶眉,面多少理;血少气多则面多肉;血气和则美色。足太阳之下,血气盛则跟肉满,踵坚[25];气少血多则瘦,跟空;血气皆少则喜转筋,踵下痛。

手阳明之上,血气盛则髭美;血少气多则髭恶;血气皆少则无髭。手阳明之下,血气盛则腋下毛美,手鱼肉以温;气血皆少则手瘦以寒。

手少阳之上,血气盛则眉美以长,耳色美;血气皆少则耳焦恶色。手少阳之下,血气盛则手卷多肉以温;血气皆少则寒以瘦;气少血多则瘦以多脉。

手太阳之上,血气盛则口多须,面多肉以平;血气皆少则面瘦恶色。

手太阳之下，血气盛则掌肉充满；血气皆少则掌瘦以寒。

²⁶黄赤者多热气；青白者少热气；黑色者多血少气。美眉者太阴多血；通髯极须者少阳多血；美须者阳明多血。此其时然也。夫人之常数，太阳常多气少血，阳明常多血多气，厥阴常多气少血，少阴常多血少气，太阴常多血少气。此天之常数也。

黄帝曰：二十五人者，刺之有约乎？

岐伯曰：美眉者，足太阳之脉，气血多；恶眉者，血气少；其肥而泽者，血气有余；肥而不泽者，气有余，血不足；瘦而无泽者，气血俱不足。审察其形气有余不足而调之，可以知逆顺矣。

黄帝曰：刺其诸阴阳奈何？²⁷

岐伯曰：必先明知二十五人，则血气之所在，左右上下，刺约毕也²⁸。

注 释

1. 岐伯曰……而阴阳之人不与焉：因为本篇与《通天篇第七十二》有关联，故将"少师"改为"岐伯"。天地四方之间，离不开五方、五行，人与之相应，所以有五五二十五种人的特征（丹波元简对"政"的注释）。但是，属阴属阳有偏的人不包括在这些人中间。

2. 黄帝曰……从外知内何如：原文此处无"黄帝曰"三字，为通顺，故加上。有偏而不合于常人的有五种，我已经知道了。想听听二十五人的形态，血气的所生，怎么去区别它，尤其是从外知内是怎么样的呢？

3. 黄帝避席遵循而却曰：黄帝离开座位，郑重地退一步后说。

4. 余愿得而明之……不敢扬之：我希望明白这些道理，用金柜保管它，不轻易地打开它。

5. 先立五形金木水火土……而二十五人具：先立金木水火土五形，分辨它们的属性，再区别他们的上、下、左、右、中的五个方位，那么二十五人都具备了。

6. 木形之人，比于上角：比，属也。角为木音，五音之一，其音调畅中正，长而直，符合木之性。

7. 其为人苍色……能春夏不能秋冬：肝为木，其色青，但青如翠羽。头较小，面稍长，身体挺直，手足较小，有才能，喜欢思考（谋虑出焉),体力较弱,对事情常多忧劳。就像树木一样适应春夏而蓬勃发展,不太适应秋冬而闭藏休养。这是五行学说的说法,与现实有差距。所以这样的句子,就不再作注释。能,耐也。

8. 感而病生……少阳之下栝栝然:这是足厥阴肝经有病后,发生于什么部位,气血的盛衰,邪气的多少,经络的通畅等所出现的症状。笔者认为只作参考。若着重考证其"xx 然"究竟是什么,即使弄清楚明白,对临床指导也没有多大意义。

9. 火形之人,比于上徵:心为五行之火。徵,五音之一。徵为心音,其音和而美。

10. 其为人赤色……不寿暴死:鉴于原文并不通顺,且有自相矛盾之处,所以改动后作注释如下:火形的人,比于上徵之音。徵音是五音中两个变音之一。它的变音呈高亢而悲怆。火形的人脸红色,牙齿较大,口唇阔,面呈尖形,头较小,肩背髀腹长得都好,小手小足,行走时安稳。心急躁时,行走摇动。平时有气派,轻财,缺少信用,多疑虑。一旦事情搞明白了,就露出好脸色。不能长寿,易暴死。广䏚(shěn),原文为"广朋"。《灵枢识》改为"广䏚",指背部肉满。

11. 土形之人,比于上宫:宫,五音之一。土者,脾。脾音宫,其音沉宏雄壮,大而和缓。

12. 其为人黄色……善附人也:这类人脸色黄润,头稍大,肩平正,背挺直,大腹便便,大小腿协调,手足虽较小但肉多,整个身体上下匀称。走路安稳,提足较轻。心情安宁,喜欢助人。不以权欺人,喜欢听从大众的意见。

13. 金形之人,比于上商:商,五音之一。金者,肺。肺音商,其音铿锵,音肃,轻而促。

14. 其为人方面……善为吏:这类人面呈方形,脸色白,头、肩背、腹及手足均小。小腿下端附骨好像从脚后跟外面长出的一样。骨轻,一身清廉,办事干练。虽沉默不多言,但按原则办事。善于当官吏。

15. 能秋冬不能春夏,春夏感而病生:秋气肃杀,是金行肃杀之令的时候,也是它逞强的时候。夏天暑热之时,金有被克之虞,它能够顺利地度过此时吗?

16. 水形之人,比于上羽:羽,五音之一。水者,肾。肾音羽,其音柔细尖利,沉而深。

17. 其为人黑色……戮死：这类人面色黝黑,面部高低不平尤为明显。头较大,下巴方正,肩较小。动手足、走路时会摇动身体。尾骶骨较长,背部比较挺直。这类人没有敬畏之心,常常欺侮人或说谎话。容易被人戮死。

18. 是故五形之人二十五变者,众之所以相欺者是也：所以五行中各属一行的人,可有二十五种变化。由于五行的生克乘侮,所以众人都会有相互欺侮的现象出现。

19. 当此之时,无为奸事,是谓年忌：当形胜色、色胜形在自身上出现了,加上被当年天干地子的相克而导致"年忌"时,要小心谨慎,是算命术。无为奸事,是劝人为善。

20. 髯美长：两颊上的长须柔美且长。加上唇和下巴上的长须称为"五绺长须"的美髯公。

21. 两吻多画：吻,上唇及两边延伸处。画,意指八字胡须。

22. 善瘃：瘃(zhú),冻疮。善瘃可理解为每年冬天此处好发冻疮。

23. 胫毛：小腿上的毛。

24. 腨毛：腨下肢胫上的毛。胫、腨都属小腿,不知如何区别。

25. 踵坚：踵,足后跟。坚,坚硬、坚强。

26. "黄赤者多热气……此天之常数也。"此段摘自《针灸甲乙经》以作补充。

27. 此文后有"岐伯曰：按其寸口人迎……则而予之。"似与本篇不相符,已移植于《根结第五》篇中。

28. 必先明知二十五人……刺约毕也：此结尾能与前文首尾呼应。

五音五味第六十五

南宋本『灵枢经』校勘注释

提示

　　宫、商、角、徵、羽五音；五谷、五畜、五果者合五味而各补其五脏。配以音乐来调阴阳，补五脏，疏经络，和气血，这似乎是古代中医的一种综合性疗法。但此篇中的"上、下、左、右"让历代注释家伤透脑筋。马莳说："以火人而调金部，未知其所谓也。""前篇以大宫之人，比于左右阳明。阳明之上婉婉然。今乃以右代左，亦异耳。""前篇言气血盛则须美长。今妇人无须，岂无气血乎？"……有十余条之多。他认为："非前篇则此篇必有讹处。正以此书向无明注，而读者不晓，录者不慎，故不得改正。愚欲据五行生克义，悉改正之。其说自明。但此《经》非比寻常，不敢妄更。姑俟后之君子。"张仲景谓："按此节论调手足之三阳。有左右上下之相通者，有手太阳而调之手阳明者，有手阳明而调之手太阳者，有手阳明而调之足阳明者，有足厥阴而调之足太阳者。阴阳之血气，各有分部，而调治错综，抑经气之交通，或鲁鱼之舛误。始从臆见笺疏。以俟后贤参正。"音乐，怡神乐心，那是古代宫廷乐师之职。隔行如隔山，医师以丝弦换金针，以火罐换管乐，当然莫名其妙，怕动手即错，故发发牢骚。

　　本篇加了"五味"后而另立门户，使内容更难理解。《针灸甲乙经》立《阴阳二十五行性血气不同第十六》一节，收录了《灵枢·通天第七十二》《灵枢·阴阳二十五人第六十四》《灵枢·五音五味第六十五》等篇中的内容，似乎更连贯了。所以学习本篇时应与上篇相互对照参考。

　　总之二十五人与相术有一定关联，可以作为参考，作为凭据用于临床，既难又偏。

　　右徵与少徵，调右手太阳上。左商与左徵，调左手阳明上。少徵与大宫，调左手阳明上。右角与大角，调右足少阳下。大徵与少微，调左手太阳上。众羽与少羽，调右足太阳下。少商与右商，调右手太阳下。桎羽与众羽，调右足太阳下。少宫与大宫，调右足阳明下。判角与少角，调右足少阳下。钛商与上商，调右足阳明下。钛商与上角，调左足太阳下[1]。

上徵与右徵同，谷麦，畜羊，果杏。手少阴，藏心，色赤，味苦，时夏。上羽与大羽同，谷大豆，畜彘[3]，果栗。足少阴，藏肾，色黑，味咸，时冬。上宫与大宫同，谷稷[4]，畜牛，果枣。足太阴，藏脾，色黄，味甘，时季夏。上商与右商同，谷黍[5]，畜鸡，果桃。手太阴，藏肺，色白，味辛，时秋。上角与大角同，谷麻[6]，畜犬，果李。足厥阴，藏肝，色青，味酸，时春[2]。

大宫与上角同，右足阳明上。左角与大角同，左足阳明上。少羽与大羽同，右足太阳下。左商与右商同，左手阳明上。加宫与大宫同，左足少阳上。质判与大宫同，左手太阳下。判角与大角同，左足少阳下。大羽与大角同，右足太阳上。大角与大宫同，右足少阳上。

右徵、少徵、质徵、上徵、判徵。右角、钛角、上角、大角、判角。右商、少商、钛商、上商、左商。少宫、上宫、大宫、加宫、左角宫。众羽、桎羽、上羽、大羽、少羽[7]。

注释

1. 右徵与少徵……调左足太阳下：左、右，上、下，大、少都属于偏倾。"判角"当是"质角"之误。至于"桎羽"与"众羽"为什么要调右足太阳下；"质角"与"少角"，调右足少阳下；"钛商"与"上商"，调右足阳明下，因为在那里的气太盛。

2. 上徵与右徵同……时春：此或为后人的注释，宫、商、角、徵、羽五音的五个不同音律配以五脏及四时、五味、五色、经脉等。上徵，运气术语，指少阴君火或少阳相火司天。上羽，运气术语，指太阳寒水司天。上宫，运气术语，指太阴湿土司天。上商，运气术语，指阳明燥金司天。上角，运气术语，指厥阴风木司天。

3. 彘（zhì）：猪的地域称谓。

4. 稷：小米的一种，俗称小黄米。

5. 黍：大黄米。去壳后又称"精米"。

243

6.麻：古代专指大麻的果实。去谷食果，内含亚麻子油。是如今的中药火麻仁。

7.右徵……少羽：此可能为后人添加，列五律五音作为助读。此后有"黄帝曰：妇人无须者……此天之常数也。"移于《天年第五十四》篇。

百病始生第六十六

提示

　　本篇所谓百病是指众多的疾病。有被外邪所伤的外感,有寒湿所伤的腰腿疼痛,有喜怒不节的五脏失调等。不论哪种原因致病,都与"正气不足,乃客其形"有关。由于病邪在身,均有传变的可能。《伤寒杂病论》中的六经传变,饮食失节所致的各种胃肠疾病,必须按证辨别。如在肠胃之时,贲响腹胀,多寒则肠鸣飧泄,食不化;多热则溏泻、出糜的肠易激惹综合征。如传舍于肠胃,或会成积,或"饱食则益大,肌则益小"的胃肠胀气,或"饱食则安,饥则痛"的十二指肠球部溃疡等,对于临床诊断有一定的参考价值。

　　黄帝问于岐伯曰:夫百病之始生也,皆生于风雨寒暑,清湿[1]喜怒。喜怒不节则伤脏,风雨则伤上,清湿则伤下[2]。三部之气,所伤异类,愿闻其会。

　　岐伯曰:三部之气各不同,或起于阴,或起于阳,请言其方。喜怒不节,则伤脏,脏伤则病起于阴也;清湿袭虚,则病起于下;风雨袭虚,则病起于上,是谓三部。至于其淫泆,不可胜数。

　　黄帝曰:余固不能数,故问先师,愿卒闻其道。

　　岐伯曰:风雨寒热不得虚邪,不能独伤人[3]。卒然逢疾风暴雨而不病者,盖无虚故邪不能独伤人,此必因虚邪之风,与其身形,两虚相得,乃客其形[4],两实相逢,众人肉坚。其中于虚邪也,因于天时,与其身形,参以虚实,大病乃成,气有定舍,因处为名,上下中外,分为三员[5]。是故虚邪之中人也,始于皮肤,皮肤缓则腠理开,开则邪从毛发入,入则抵深,深则毛发立,毛发立则淅然,故皮肤痛[6]。留而不去,则传舍于络脉,在络之时,痛于肌肉,其痛之时息,大经乃代[7]。留而不去,传舍于经,在经之时,洒淅喜惊[8]。留而不去,传舍于输,在输之时,六经不通,四肢则肢节痛,腰脊乃强。留而不去,传舍于伏冲之脉,在伏冲之时,体重身痛。留而不去,传舍于肠胃,在肠胃之时,贲响腹胀,多寒则肠鸣飧泄,食不化;多热则溏出糜[9]。留而不去,传舍于肠胃之外,募原之间,留著于脉。稽留而不去,息而成积。或著孙脉,或著络脉,或著经脉,或著输脉,或著于伏冲之脉,或著于膂筋,或著于肠胃之募原,上连于缓筋,邪气淫泆,不可胜论[10]。

黄帝曰:愿尽闻其所由然。

岐伯曰:其著孙络之脉而成积者,其积往来上下,臂手孙络之居也,浮而缓,不能句积[11]而止之,故往来移行肠胃之间,水凑渗注灌,濯濯有音,有寒则䐜满雷引,故时切痛[12]。其著于阳明之经,则挟脐而居,饱食则益大,饥则益小。其著于缓筋也,似阳明之积,饱食则痛,饥则安。其著于肠胃之募原[13]也,痛而外连于缓筋[14],饱食则安,饥则痛[15]。其著于伏冲之脉者,揣之应手而动,发手则热气下于两股,如汤沃之状[16]。其著于膂筋在肠后者,饥则积见,饱则积不见,按之不得[17]。其著于输之脉者,闭塞不通,津液不下,孔窍干壅[18]。此邪气之从外入内,从上下也。

黄帝曰:积之始生,至其已成奈何?

岐伯曰:积之始生,得寒乃生,厥乃成积也[19]。

黄帝曰:其成积奈何?

岐伯曰:厥气生足悗,悗生胫寒,胫寒则血脉凝涩,血脉凝涩则寒气上入于肠胃,入于肠胃则䐜胀,䐜胀则肠外之汁沫迫聚不得散,日以成积[20]。卒然多食饮则肠满,起居不节,用力过度,则络脉伤,阳络伤则血外溢,血外溢则衄血;阴络伤则血内溢,血内溢则后血[21]。肠胃之络伤则血溢于肠外,肠外有寒,汁沫与血相搏,则并合凝聚不得散而积成矣[22]。卒然外中于寒,若内伤于忧怒,则气上逆,气上逆则六输不通,温气不行,凝血蕴里而不散,津液涩渗,著而不去,而积皆成矣[23]。

黄帝曰:其生于阴者奈何?

岐伯曰:忧思伤心;重寒伤肺;忿怒伤肝;醉以入房,汗出当风,伤脾;用力过度,若入房汗出浴,则伤肾[24]。此内外三部之所生病者也。

黄帝曰:善。治之奈何?

岐伯答曰:察其所痛,以知其应,有余不足,当补则补,当泻则泻,毋逆天时,是谓至治[25]。

注释

1. 清湿：即寒湿。

2. 喜怒不节则伤脏，风雨则伤上，清湿则伤下：喜怒不节，内伤于脏，故病起于中。风雨袭虚，邪之在表，故起于上。寒湿袭虚，始伤于足，故病起于下。

3. 风雨寒热不得虚邪，不能独伤人：其人身体不虚，即使遇到风雨寒湿之邪也不会生病。但是邪气猖厥也会长驱直入地进入体内，有人将其称为虚邪。

4. 此必因虚邪之风……乃客其形：使人虚的风邪，加上患者的正气不足，两虚相逢，邪气才能入侵人体。

5. 气有定舍……分为三员：员，在此作周围解，可引申为地方。邪气有固定停留的地方，根据它停留之处而命名，分为上下、中、外三处。

6. 是故虚邪之中人也……故皮肤痛：虚邪中人，开始于皮肤，皮肤松弛，腠理便开，邪气就从毛发孔进入，进入到深部，毛发竖立渐然形寒，所以皮肤疼痛。

7. 留而不去……大经乃代：邪留而不去，就传入且停留在络脉。此时，肌肉痛，疼痛时止时发。于是经脉替代，邪入于内。

8. 洒淅喜惊：喜惊，应作"善惊"。指寒慄不止。

9. 留而不去……多热则溏出糜：肠鸣腹胀，腹泻，食不化或便出溏泄，是急性胃肠炎或肠易激综合征的症状。肠易激综合征的诱因除了饮食、情绪之外，还有受寒。出糜是由于小肠内液体直接进入大肠引起的水泻，呈糜汤样。

10. 邪气淫泆，不可胜论：病邪肆意放荡，造成不良后果就举不胜举了。

11. 句积：句，弯曲，钩状。意谓不能像钩子一样钩住在臂的经脉上停留，而在肠胃之间移行往来，出现有气攻窜，肠鸣漉漉，腹痛如切，得矢气或排便后即舒，旋而即作等症状。

12. 故往来移行肠胃之间……故时切痛：此似胃肠炎或肠易激综合征发作时的症状。

13. 募原：即膜原。张志聪认为是胃肠之膏膜，并非确切。

14. 缓筋：腹内之韧带。

15. 饱食则安,饥则痛:典型的十二指肠溃疡所出现的症状,所以必须做到"未饥先食,未寒先温"。

16. 其著于伏冲之脉者……如汤沃之状:伏冲之脉指腹主动脉。揣,可作重击,在此引申为重按,故重按则应手而动。立即放手则有热气下于两股,如热水浇上去的感觉。

17. 其著于脊筋在肠后者……按之不得:此似位于后腹腔的肠系膜淋巴结。空腹时易摸得到,瘦弱者易摸得到,吃饱饭后的人不容易摸到。

18. 其著于输之脉者……孔窍干壅:当邪气着于有输穴连通上窍的经脉时,津液不下,鼻腔干燥。此与肺热、肝火、津液不足有关。

19. 积之始生,得寒乃生,厥乃成积也:腹内之积,由寒而生,气聚不通而成。厥,在此作"其"解。

20. 厥气生足悗……日以成积:厥气,指乱气,泛指一切继发性病因。悗,原意是烦闷,在此指不顺畅。䐜,指胀肿。这些原因使肠外的汁沫被迫聚在一起不能解开。由于这些继发性的因素,就形成了积。

21. 阳络伤则血外溢……血内溢则后血:鼻出血伤于阳络,便血伤于阴络。

22. 肠胃之络伤……而积成矣:这可能是中医对腹腔肿块、肿瘤形成的认识。

23. 卒然外中于寒……而积皆成矣:导致积的各种病因,如中寒、忧愁恼怒、气逆不通、血凝、津液渗出等。积有食积、气积、寒积、血瘀等。在王肯堂的《证治准绳》中有食积是结肠炎诱因的说法。

24. 醉以入房……则伤肾:这是古人对"伤脾""伤肾"或"肾亏"的理解。

25. 至治:最好、最完满、最有效果的治法。

行针第六十七

提示

　　本篇论述了在针刺过程中,患者可能会出现一些不良反应,以及如何去预防、应对和补救的措施,还有某些穴位针刺的方法。文中画线部分摘自《本输第二》篇。

　　黄帝问于岐伯曰:余闻九针于夫子,而行之于百姓,百姓之血气各不同形,或神动而气先针行,或气与针相逢,或针已出气独行,或数刺乃知,或发针而气逆[1],或数刺病益剧[2]。凡此六者,各不同形,愿闻其方[3]。

　　岐伯曰:重阳之人,其神易动,其气易往也[4]。

　　黄帝曰:何谓重阳之人?

　　岐伯曰:重阳之人,熇熇高高,言语善疾,举足善高[5],心肺之脏气有余,阳气滑盛而扬,故神动而气先行。

　　黄帝曰:重阳之人而神不先行者,何也?

　　岐伯曰:此人颇有阴者也[6]。

　　黄帝曰:何以知其颇有阴也?

　　岐伯曰:多阳者多喜,多阴者多怒,数怒者易解[7],故曰颇有阴,其阴阳之离合难,故其神不能先行[8]也。

　　黄帝曰:其气与针相逢奈何?

　　岐伯曰:阴阳和调而血气淖泽滑利,则针入而气出,疾而相逢也[9]。

　　黄帝曰:针已出而气独行者,何气使然[10]?

　　岐伯曰:其阴气多而阳气少,阴气沉而阳气浮者内藏[11],故针已出,气乃随其后,故独行也。

　　黄帝曰:数刺乃知,何气使然?

　　岐伯曰:此人之多阴而少阳,其气沉而气往难,故数刺乃知也[12]。

　　黄帝曰:针入而气逆者,何气使然[13]?

岐伯曰：其气逆与其数刺病益甚者，非阴阳之气，浮沉之势也，此皆粗之所败，上之所失，其形气无过焉[14]。

刺上关者，呿[15]不能欠；刺下关者，欠[16]不能呿。刺犊鼻者，屈不能伸；刺两关者，伸不能屈[17]。

 ## 注 释

1. 气逆：刚进针而气逆，大都为滞针现象，故逆应作滞解，即滞留后针不能捻动。

2. 数刺病益剧：治疗后病情反而加重。

3. 愿闻其方：希望听听这些方面的情况。

4. 重阳之人，其神易动，其气易往也：阳气旺盛的人，情绪容易激动，经气移动也快。

5. 熇熇高高，言语善疾，举足善高：熇熇，火势炽盛貌。善高，超过一般标准和程度。熇熇高高，指性情急躁、易发火之人，走路快，抬足高。

6. 此人颇有阴者也：这个人阴气比较甚。

7. 多阳者多喜……数怒者易解：数怒者易解，历代注家说法不一。从《素问·阴阳离合论篇第六》中"三阴之离合也，太阴为开，厥阴为阖，少阴为枢"上分析，似乎数怒可以抑制多喜。例如节讲中举用青而折胡屠户一巴掌让其恢复正常。

8. 其阴阳之离合难，故其神不能先行：一旦阴阳的离散与聚合发生了困难，那么神气不能担当先行的作用，"乱套"也就出现了。

9. 阴阳和调而血气淖泽滑利……疾而相逢也：阴阳调和，气血柔润滑利的人，针入后就会很快地与邪气相遇。疾，快。

10. 针已出而气独行者，何气使然：针已出来了，但邪气还在体内独行，是什么原因造成的呢？

11. 其阴气多而阳气少，阴气沉而阳气浮者内藏：这个人阴气盛而阳气少，阳气浮而阴气深沉地藏在里面。

12. 此人之多阴而少阳……故数刺乃知也：这人阴气多，阳气不足，病气内伏，所以必须多次针刺才能收到疗效。

13. 针入而气逆者，何气使然：进针后经气反而逆乱是什么原因造成的呢?

14. 此皆粗之所败……其形气无过焉：这是医技不高的医生手法的过错，与患者的身体无关。

15. 呿(qú)：嘴撮成小口成哨状。

16. 欠：张开大口，像打哈欠时，下颌关节上方有一凹陷处即下关穴。

17. 刺两关者，伸不能屈：两关即手厥阴心包经的内关穴与手少阳三焦经的外关穴。针刺此两穴时必须伸展手臂，不能弯曲。

上膈第六十八

提示

　　本篇从中医的角度来解释蛔虫性肠梗阻的形成及其治法。此篇中积聚和痈均指肠道内的蛔虫团。

　　黄帝曰：气为上膈者，食饮入而还出[1]，余已知之矣。虫为下膈，下膈者，食晬时乃出[2]，余未得其意，愿卒闻之。

　　岐伯曰：喜怒不适，食饮不节，寒温不时，则寒汁流于肠中，流于肠中则虫寒，虫寒则积聚，守于下管，则肠胃充郭，卫气不营，邪气居之[3]。人食则虫上食，虫上食则下管虚，下管虚则邪气胜之，积聚以留，留则痈[4]成，痈成则下管约[5]。其痈在管内者，即而痛深；其痈在外者，则痈外而痛浮，痈上皮热[6]。

　　黄帝曰：刺之奈何？

　　岐伯曰：微按其痈，视气所行，先浅刺其傍，稍内益深，还而刺之，毋过三行，察其沉浮，以为深浅[7]。已刺必熨，令热入中，日使热内，邪气益衰，大痈乃溃。伍以参禁，以除其内，恬憺无为，乃能行气[8]，后以咸苦，化谷乃下矣[9]。

注 释

　　1. 气为上膈者，食饮入而还出：指嗳气或呕吐。膈即隔，是指一时性的气阻不通。

　　2. 虫为下膈，下膈者，食晬时乃出：晬（zuì），原意指婴儿满百日或周岁的独有称谓。此"晬"与"晬"虽可通用，但此"晬"可作"温润"解释。在此可理解为食物被消化成"温润"物时，蛔虫才出来觅食。蛔虫通常寄生在人体的小肠里。

　　3. 喜怒不适……邪气居之：喜怒不适，与蛔虫无关。食饮不节当改为"饮食不洁"。寒汁流于肠中并非是主因。纤维性食物吃得太多或营养物质缺乏,小肠内大小蛔虫多而互相争食,才是蛔虫成团的原因。

4. 痛:指在患者腹部可扪及到的蛔虫团。

5. 痛成则下管约:蛔虫团造成完全性或不完全性肠梗阻,所以肠道变窄或大便不通。

6. 其痛在管内者……痛上皮热:这是对蛔虫性肠梗阻症状和体征的描述和分析。

7. 微按其痛……以为深浅:针刺的目的是使蛔虫团慢慢地自行解开。针刺的手法和浅深应视当时情况决定。

8. 已刺必熨……乃能行气:熨的目的是让热入腹中,使蛔虫得热而溃散。伍,配合,掺以。禁其所禁,静心治疗,能使病气得散。在古代,这是一场艰难的持久战。

9. 后以咸苦,化谷乃下矣:这是指用咸苦味的中药驱虫,以防后患。

忧恚无言第六十九

提示

无言在此即指失音。声音嘶哑到只见口唇动，声音若有若无。按现代医学可归为喉头水肿、声带嘶裂、声带闭锁不全、声带小节等。从忧恚无言上分析，若与忧虑过度或愤怒过分有关系的话，属癔症性失音完全是有可能的。

黄帝问于少师曰：人之卒然忧恚而言无音者，何道之塞，何气出行，使音不彰[1]？愿闻其方。

少师答曰：咽喉者，水谷之道也。喉咙者，气之所以上下者也。会厌者，音声之户也。口唇者，音声之扇也[2]。舌者，音声之机也。悬雍垂者，音声之关也[3]。颃颡者，分气之所泄也[4]。横骨者，神气所使，主发舌者也[5]。故人之鼻洞涕出不收者，颃颡不开，分气失也。是故厌小而疾薄，则发气疾[6]，其开合利，其出气易；其厌大而厚，则开合难，其气出迟，故重言也[7]。人卒然无音者，寒气客于厌，则厌不能发，发不能下至，其开合不致，故无音[8]。

黄帝曰：刺之奈何？

少师曰[9]：足之少阴，上系于舌，络于横骨，终于会厌。两泻其血脉，浊气乃辟[10]。会厌之脉，上络任脉，取之天突，其厌乃发也[11]。

注释

1. 人之卒然忧恚而言无音者……使音不彰：恚（huì），愤怒，怨恨。由于突然的忧愁和愤怒而说话没有了声音，是什么地方堵塞了使声音不响亮呢？

2. 口唇者，音声之扇也：口唇是声音出来的门户。音声是中气搧（shān）出来的。"扇"与"搧"相通用。

3. 舌者……音声之关也：舌是声音灵巧的机关，悬雍是声音的关口。

4. 颃颡者，分气之所泄也：鼻咽部是泄出分气的地方。齆（wēng）是由于鼻的分气失司，故鼻道阻塞，发音重浊而不清楚。

5. 横骨者，神气所使，主发舌者也：舌骨受意识指使，管理舌的上下、左右、伸缩等动作。

6. 人之鼻洞涕出不收者……则发气疾：洞，穿通或畅开。洞又作潝（hòng）洞。从贾谊《旱云赋》言"运清浊之潝洞兮"上联系，此"洞"是指人鼻腔的分泌物有清有浊，而且不能收敛，以致鼻与咽的部分气的功能失司，所以发声时也就有了改变。若腭裂之洞，发声必然不清楚了。

7. 其开合利……故重言也：这是指声带水肿，或声带闭锁不全、声带息肉所导致的开合不利，而出现声音嘶哑、重浊等。

8. 人卒然无音者……故无音：致，送达。由于寒气客于会厌，舌骨不能发动，即使发动了也不能向下达于声带，所以没有声音。

9. 少师曰：此处原为"岐伯曰"，为与上文统一，改为少师。

10. 足之少阴……浊气乃辟：足少阴肾经连系着舌，络于舌骨，终于会厌。在会厌部两次刺其出血，让邪气出去。这治法在古代或许对急性声带水肿有一定的治疗效果。辟，除去。

11. 会厌之脉……其厌乃发也：会厌所在的经脉，上络任脉，针刺天突穴，才能发声。天突穴属任脉，位于胸骨上窝正中。笔者认为此法对癔症性失音有效，对于其他原因出现的声嘶、失音，或许也有效果。此可能是后人所加的注释。

寒热瘰第七十

提示

　　本寒热是由于颈部、腋间瘰疬而引起的疾病,轻则颈下、颌下淋巴结炎,是可治之病。颈部淋巴结结核的发热是鼠瘘引起的,于是在"寒热"后面笔者冒昧地加上了一个"瘘"字,于是篇名便成了《寒热瘘第七十》篇。

　　鼠瘘在当时是难治之证。锁骨上淋巴结肿大,是内部肿瘤转移之征兆,治愈率更低。单纯的腋下淋巴结肿大有女性的副乳炎,或因手部有炎症者局部感染后,细菌沿淋巴管上而引起的腋下淋巴结炎。若发热而全身淋巴结肿大,可能是霍奇金淋巴瘤。

　　黄帝问于岐伯曰:寒热瘰疬在于颈腋者,皆何气使生?[1]

　　岐伯曰:此皆鼠瘘寒热之毒气也,留于脉而不去[2]者也。

　　黄帝曰:去之奈何?

　　岐伯曰:鼠瘘之本,皆在于脏,其末上出于颈腋之间[3],其浮于脉,而未内着于肌肉而外为脓血者,易去[4]也。

　　黄帝曰:去之奈何?

　　岐伯曰:请从其本引其末,可使衰去而绝其寒热[5]。审按其道以予之,徐往徐来以去之,其小如麦者,一刺知,三刺而已[6]。

　　黄帝曰:决其生死奈何?

　　岐伯曰:翻其目视之,其中有赤脉,上下贯瞳子,见一脉,一岁死;见一脉半,一岁半死;见二脉,二岁死;见二脉半,二岁半死;见三脉,三岁而死[7]。见赤脉不下贯瞳子,可治也。

注 释

　　1.寒热瘰疬在于颈腋者,皆何气使生:生于颈、腋部的淋巴结核、慢性淋巴结炎引起的发热,是什么原因导致的呢?瘰疬又名鼠漏、鼠疮、九子疮、鼠疬、蝼蛄疬、延珠疬、串疮等,小者为瘰,大者为疬。

2. 此皆鼠瘘寒热之毒气也,留于脉而不去:这寒热是鼠瘘的毒气,留在脉中没有祛除。

3. 鼠瘘之本,皆在于脏,其末上出于颈腋之间:本,病因。自身抵抗力不足,营养尤其是高热量的蛋白质摄入量缺乏,颈腋间的鼠瘘即发。

4. 其浮于脉……易去:单纯的淋巴结炎易治。

5. 从其本引其末,可使衰去而绝其寒热:再次强调增加营养,提高自身的抗病能力,或能使病势衰退而除其寒热。因为结核病毕竟是一个消耗性疾病,这对结核病患者从食疗上着手是有一定道理的,在没有抗结核药的当时,不失为一种治法。

6. 审按其道以予之……三刺而已:这是指早发现,早治疗,或许不至于历久绵长。

7. 翻其目视之……三岁而死:《论疾诊尺第七十四》篇亦有如是说。南宋陈言在《三因方一病证方论》中言:"虽有此说,验之病者,少有此证,亦难考据。此往往是三阳传阴经方(或)有之。若本脏发,未必有此。学者知之,是实验之说。殆可信据焉。"陈言虽是一家之言,但实话实说,不能不信。翻,原文为"反"。

邪客第七十一

提示

　　半夏秫米汤治失眠,因出自《灵枢经》,引起了后人的重视。但治失眠,并非人人均能屡试屡爽。纠其因,失眠主要是由精神因素引起,虽导引加以药物治疗,真能"复杯而卧"者并不多见,远比单纯服安眠药的效果差多了。其实篇中"复杯则卧"仅是医嘱,并非指的是药效。至于后文,也许是后人所添加。除此之外本篇还夹杂了天人合一、针道、针刺、尺肤诊、少阴无输穴等的解释,很有可能是编者杂烩之作。

　　黄帝问于伯高曰:夫邪气之客人也,或令人目不瞑不卧出者,何气使然[1]?

　　伯高曰:五谷入于胃也,其糟粕、津液、宗气分为三隧[2]。故宗气积于胸中,出于喉咙,以贯心脉,而行呼吸焉。营气者,泌其津液,注之于脉,化以为血,以荣四末,内注五脏六腑,以应刻数焉。卫气者,出其悍气之慓疾,而先行于四末分肉皮肤之间而不休者也。昼日行于阳,夜行于阴,常从足少阴之分间,行于五脏六腑。今厥气客于五脏六腑,则卫气独卫其外,行于阳,不得入于阴。行于阳则阳气盛,阳气盛则阳跷陷;不得入于阴,阴虚,故目不瞑[3]。

　　黄帝曰:善。治之奈何?

　　伯高曰:补其不足,泻其有余,调其虚实,以通其道而去其邪,饮以半夏汤一剂,阴阳已通,其卧立至[4]。

　　黄帝曰:善。此所谓决渎壅塞,经络大通,阴阳和得者也。愿闻其方。

　　伯高曰:其汤方以流水千里以外者八升,扬之万遍,取其清五升煮之[5],炊以苇薪火[6],沸置秫米一升,治半夏五合[7],徐炊,令竭为一升半[8],

去其滓,饮汁一小杯,日三稍益,以知为度⁹。故其病新发者,复杯则卧¹⁰,汗出则已矣。久者,三饮而已¹¹也。

黄帝问于伯高曰:愿闻人之肢节,以应天地奈何¹²?

伯高答曰:天圆地方,人头圆足方以应之。天有日月,人有两目。地有九州,人有九窍。天有风雨,人有喜怒。天有雷电,人有音声。天有四时,人有四肢。天有五音,人有五脏。天有六律,人有六腑。天有冬夏,人有寒热。天有十日,人有手十指。辰有十二,人有足十指、茎、垂¹³以应之;女子不足二节,以抱人形¹⁴。天有阴阳,人有夫妻。岁有三百六十五日,人有三百六十节。地有高山,人有肩膝。地有深谷,人有腋腘。地有十二经水,人有十二经脉。地有泉脉,人有卫气。地有草蓂,人有毫毛。天有昼夜,人有卧起。天有列星,人有牙齿。地有小山,人有小节。地有山石,人有高骨。地有林木,人有募筋。地有聚邑,人有腘肉。岁有十二月,人有十二节。地有四时不生草,人有无子。此人与天地相应者也。

黄帝问于岐伯曰:余愿闻持针之数,内针之理,纵舍之意,扞皮开腠理¹⁵,奈何?脉之屈折,出入之处,焉至而出,焉至而止,焉至而徐,焉至而疾,焉至而入¹⁶?六腑之输于身者,余愿尽闻。少序别离之处,离而入阴,别而入阳,此何道而从行?愿尽闻其方。

岐伯曰:帝之所问,针道毕矣。

黄帝曰:愿卒闻之。

岐伯曰:手太阴之脉,出于大指之端,内屈循白肉际,至本节之后太渊留以澹¹⁷,外屈上于本节,下内屈,与阴诸络会于鱼际,数脉并注,其气滑利,伏行壅骨之下,外屈出于寸口而行,上至于肘内廉,入于大筋之下,内屈上行臑阴,入腋下,内屈走肺,此顺行逆数之屈折也。

心主之脉,出于中指之端,内屈循中指内廉以上留于掌中,伏行两骨之间,外屈出两筋之间,骨肉之际,其气滑利,上二寸,外屈出行两筋之间,上至肘内廉,入于小筋之下,留两骨之会,上入于胸中,内络于心脉。

黄帝曰:手少阴之脉独无腧,何也?

岐伯曰:少阴,心脉也。心者,五脏六腑之大主也,精神之所舍也,其脏坚固,邪弗能容也。容之则心伤,心伤则神去,神去则死矣。故诸邪之在于心者,皆在于心之包络,包络者,心主之脉也,故独无腧焉¹⁸。

黄帝曰：少阴独无腧者，不病乎？

岐伯曰：其外经病而脏不病，故独取其经于掌后锐骨之端。其余脉出入屈折，其行之徐疾，皆如手少阴心主之脉行也。故本腧者，皆因其气之虚实疾徐以取之，是谓因冲而泻，因衰而补[19]，如是者，邪气得去，真气坚固，是谓因天之序。

黄帝曰：持针纵舍奈何？

岐伯曰：必先明知十二经脉之本末，皮肤之寒热，脉之盛衰滑涩。其脉滑而盛者，病日进；虚而细者，久以持；大以涩者，为痛痹；阴阳如一者，病难治[20]。其本末尚热者，病尚在；其热已衰者，其病亦去矣[21]。持其尺，察其肉之坚脆、大小、滑涩、寒温、燥湿。因视目之五色，以知五脏而决死生。视其血脉，察其色，以知其寒热痛痹[22]。

黄帝曰：持针纵舍，余未得其意也。

岐伯曰：持针之道，欲端以正，安以静，先知虚实，而行疾徐，左手执骨，右手循之，无与肉果[23]，泻欲端以正，补必闭肤，辅针导气，邪得淫泆，真气得居。

黄帝曰：扞皮开腠理[24]奈何？

岐伯曰：因其分肉，左别其肤，微内而徐端之，适神不散，邪气得去[25]。

黄帝问于岐伯曰：人有八虚[26]，各何以候？

岐伯答曰：以候五脏。

黄帝曰：候之奈何？

岐伯曰：肺心有邪，其气留于两肘；肝有邪，其气流于两腋；脾有邪，其气留于两髀；肾有邪，其气留于两腘。凡此八虚者，皆机关之室，真气之所过，血络之所游，邪气恶血，固不得住留，住留则伤筋络骨节机关，不得屈伸，故拘挛也。

注 释

1. 夫邪气之客人也……何气使然：邪气之在人，让人目不能闭，失眠不卧，是什么原因造成的呢？

2. 五谷入于胃也……宗气分为三隧：五谷入胃后，经过消化，糟粕入肠，津液输脾，宗气积于胸中，分成三条隧道。

3. 今厥气客于五脏六腑……故目不瞑：这是中医解释失眠的原因。

4. 饮以半夏汤一剂……其卧立至：此有夸大其作用的嫌疑。自古以来让多少医者盲目崇拜。

5. 其汤方以流水千里以外者八升……五升煮之：以流水千里以外者，即河水。扬之万遍，让其沉淀后而取其清。五升，按现制算为50斤水。

6. 炊以苇薪火：用干芦苇当柴火。

7. 置秫米一升，治半夏五合：置，放入。秫米即黍米，药名北秫米。治，即制。此方即半夏秫米汤。古之度量衡与现代有所差别，虽有差异，但因用水量多，煮的时间长，其毒性会相应减弱。

8. 徐炊，令竭为一升半：以小火慢慢地烧，让水渐渐地减少。竭，不指干涸，仅指减少。让药汁减少到一升半即可。

9. 饮汁一小杯……以知为度：一次一小杯，一日三次，或稍微增加一点，凭感觉为度。

10. 复杯则卧：这仅是动作，不是形容它的效果。

11. 久者，三饮而已：失眠久了，需要服三剂。

12. 人之肢节以应天地奈何：人的身体是怎样与天地相应的？

13. 茎、垂：男性生殖器的阴茎、睾丸、阴囊。

14. 女子不足二节，以抱人形：女子虽缺少了男子那两样东西，但她们还是一个正常的人。抱，方言。

15. 愿闻持针之数，内针之理，纵舍之意：此即持针纵舍。

16. 焉至而徐，焉至而疾，焉至而入：到哪里慢了，到哪里快了，到哪里就进去了？

17. 澹（dàn）：安静地守在那里。

18. 诸邪之在于心者……故独无腧：心者，君主之官，邪伤心之包络，故心不受邪，所以没有腧穴。

19. 因冲而泻，因衰而补：由于太盛而泻之，因其衰弱而补之。

20. 阴阳如一者，病难治：指寸口脉（手少阴）和人迎脉（足阳明）大小等全者，病难愈。

21. 其本末尚热者……其病亦去矣：本末，指手足。手足肌肤有热，病还在；热退，病愈。

22. 持其尺……以知其寒热痛痹：尺肤诊除了诊察尺部，还得视其目色，掌握五脏的情况来为患者的预后做出判断。

23. 肉果：肌肉有白肉和红肉构成，俗称栗子肉，故称"肉果"。

24. 扞皮开腠理：贯穿皮肤，打开腠理。

25. 因其分肉……邪气得去：由于在分肉处，所以用左手分开皮肤和肌肉，轻、慢、端正地进针，这样体内的神气不会散失，而邪气得以外出。

26. 八虚：指五脏病邪随经脉留于肘、腋、髀、腘等八个关节处。

南宋本『灵枢经』校勘注释

通天第七十二

黄帝问于少师曰:余尝闻人有阴阳,何谓阴人,何谓阳人?

少师曰:天地之间,六合之内,不离于五,人亦应之,非徒一阴一阴而已也,而略言耳,口弗能遍明也[1]。

黄帝曰:愿略闻其意,有贤人圣人,心能备而行之乎[2]?

少师曰:盖有太阴之人,少阴之人,太阳之人,少阳之人,阴阳和平之人。凡五人者,其态不同,其筋骨气血各不等。

黄帝曰:其不等者,可得闻乎?

少师曰:太阴之人,贪而不仁,下齐湛湛,好内而恶出,心和而不发,不务于时,动而后之[3]。此太阴之人也。

少阴之人,小贪而贼心,见人有亡,常若有得,好伤好害,见人有荣,乃反愠怒,心疾而无恩[4]。此少阴之人也。

太阳之人,居处于于,好言大事,无能而虚说,志发于四野,举措不顾是非,为事如常自用,事虽败而常无悔[5]。此太阳之人也。

少阳之人,諟谛好自贵,有小小官,则高自宜,好为外交而不内附[6]。此少阳之人也。

阴阳和平之人,居处安静,无为惧惧,无为欣欣,婉然从物,或与不争,与时变化,尊则谦谦,谭而不治,是谓至治[7]。古之善用针艾者,视人五态乃治之,盛者泻之,虚者补之。

黄帝曰：治人之五态奈何？

少师曰：太阴之人，多阴而无阳，其阴血浊，其卫气涩，阴阳不和，缓筋而厚皮，不之疾泻，不能移之。

少阴之人，多阴少阳，小胃而大肠，六腑不调，其阳明脉小而太阳脉大，必审调之，其血易脱，其气易败也。

太阳之人，多阳而少阴，必谨调之，无脱其阴，而泻其阳。阳重脱者易狂，阴阳皆脱者，暴死不知人也。

少阳之人，多阳少阴，经小而络大，血在中而气外，实阴而虚阳，独泻其络脉则强，气脱而疾，中气不足，病不起也。

阴阳和平之人，其阴阳之气和，血脉调，谨诊其阴阳，视其邪正，安容仪，审有余不足[8]，盛则泻之，虚则补之，不盛不虚，以经取之。此所以调阴阳，别五态之人也。

黄帝曰：夫五态之人者，相与毋故，卒然新会，未知其行也，何以别之[9]？

少师答曰：众人之属，不如五态之人者，故五五二十五人，而五态之人不与焉。五态之人，尤不合于众者也。

黄帝曰：别五态之人奈何？

少师曰：太阴之人，其状黮黮然黑色，念然下意，临临然长大，腘然未偻[10]。此太阴之人也。

少阴之人，其状清然窃然，固以阴贼，立而躁嶮，行而似伏[11]。此少阴之人也。

太阳之人，其状轩轩储储，反身折腘[12]。此太阳之人也。

少阳少人，其状立则好仰，行则好摇，其两臂两肘则常出于背[13]。此少阳之人也。

阴阳和平之人，其状委委然[14]，随随然[15]，颙颙然[16]，愉愉然[17]，暶暶然[18]，豆豆然[19]，众人皆曰君子。此阴阳和平之人也。

注 释

1. 而略言耳，口弗能遍明也：耳听到的只是大概的意思，嘴里却不能说个清清楚楚。

2. 心能备而行之乎：心里把圣人、贤人作为完备的榜样，能够照着样子做吗?

3. 太阴之人……动而后之:太阴之人,看上去是一副谦和诚恳的样子,骨子里却贪财而不愿意付出。心情装作平静,当有事的时候常常不动于色,喜欢伺机而后发制人。

4. 少阴之人……心疾而无恩:少阴之人,心理上有病,常常小偷小摸。看到别人丢了东西,觉得是自己得到了。喜欢做伤害他人的事。见到别人有荣誉,反而恼怒不已,毫无感恩之心。

5. 居处于于……事虽败而常无悔:所居住的地方,行动舒缓(于于)自适,无能力而好说大话。虽有志于四方,但做事却不管对错,举措不顾是非,一切自以为是。一旦所做的事情失败了,也毫无自省和悔意。

6. 諟谛好自贵……好为外交而不内附:諟(shì),即自。谛,佛教名词,真实无谬的真理。认为自己所说的话是真理,而且自认为非常了不起。

7. 阴阳和平之人……是谓至治:阴阳平和之人,居处安静,不以物喜,不以己悲,尊长爱幼,和睦邻里,恬淡虚和,平静地生活在自己的生活里。这是最好的养生方法。

8. 安容仪,审有余不足:容貌仪表安详,观察正气的有余与不足。

9. 夫五态之人者……何以别之:五种形态的人,我过去没有与他们相处过。突然第一次相见,不知道他们的个性和品行,如何来区别呢?

10. 其状黮黮然黑色……朋然未偻:黮(dàn),淡;又读 dǎn。一旦灰心丧气,便会越来越严重,从此导致一蹶不振。

11. 其状清然窃然……行而似伏:性格阴险暴躁,行动诡秘。

12. 其状轩轩储储,反身折䐃:挺胸凸肚,一副高傲的样子。如果从其后面看他,他的膝是后曲的,所以说他只是装个样子。

13. 立则好仰,行则好摇,其两臂两肘则常出于背:立着仰起脖子,行走时摇摆不定,甚至上臂和下臂都会甩到背部,一副傲慢之态。

14. 委委然:安重貌。

15. 随随然:从容不迫。

16. 颙(yōng)颙然:尊严貌,望而敬畏。

17. 愉愉然:和悦,给人以亲切感。

18. 睠睠然：周旋貌。在处理事务时，周旋中规，折旋中矩（出自《周礼》），周旋得相当圆满。

19. 豆豆然：豆，古代用于祭祀的一种礼皿。端庄貌，可引申为认真与公正。

官能第七十三

提示

本篇的宗旨是医者在用针刺治疗患者时，以眼、耳、心来观察患者，细致地审视其病情、病况，以及用什么样的正确方法来达到祛病扶正的目的，并且在治疗过程中必须自始至终全神贯注地观察患者的各种反应并采取相应的对策。任何违背治疗原则的治法都会伤害患者。《素问·徵四失论篇第七十八》可作为本篇的后续。

篇中关于官能一说，是根据个人的性格、能力以及特长来判断他该从事某种工作。仅供参考。至于测手毒之法，不足信，故删之。

黄帝问于岐伯曰：余闻九针于夫子，众多矣不可胜数，余推而论之，以为一纪。余司诵之，子听其理，非则语余，请其正道[1]，令可久传，后世无患，得其人乃传，非其人勿言[2]。

岐伯稽首再拜曰：请听圣王之道。

黄帝曰：用针之理，必知形气之所在，左右上下，阴阳表里，血气多少，行之逆顺，出入之合，谋伐有过。知解结，知补虚泻实，上下气门，明通于四海，审其所在[3]，寒热淋露，以输异处，审于调气[4]，明于经隧，左右肢络，尽知其会。寒与热争，能合而调之；虚与实邻，知决而通之[5]，左右不调，把而行之，明于逆顺，乃知可治，阴阳不奇，故知起时[6]，审于本末，察其寒热，得邪所在，万刺不殆，知官九针，刺道毕矣。

明于五输，徐疾所在，屈伸出入，皆有条理[7]，言阴与阳，合于五行，五脏六腑，亦有所藏，四时八风，尽有阴阳，各得其位，合于明堂，各处色部，五脏六腑，察其所痛，左右上下，知其寒温，何经所在，审皮肤之寒温滑涩，知其所苦，膈有上下，知其气所在。先得其道，稀而疏之，稍深以留，故能徐入之。大热在上，推而下之，从下上者，引而去之，视前痛者，常先取之[8]。大寒在外，留而补之，入于中者，从合泻之。针所不为，灸之所宜[9]，上气不足，推而扬之，下气不足，积而从之[10]，阴阳皆虚，火自当之[11]，厥而寒甚，骨廉陷下，寒过于膝，下陵三里，阴络所过，得之留止[12]，寒入于中，推而行之，经陷下者，火则当之，结络坚紧，火所治之[13]。不知所苦，两跷之下，男阴女阳，良工所禁[14]，针论毕矣。

用针之服，必有法则，上视天光，下司八正，而观百姓，审于虚实，以辟奇邪，无犯其邪。是得天之露，遇岁之虚，救而不胜，反受其殃[15]。故曰：必知天忌，乃言针意。法于往古，验于来今，观于窈冥，通于无穷，粗之所不见，良工之所贵，莫知其形，若神髣髴[16]。

邪气之中人也，洒淅动形。正邪之中人也微，先见于色，不知于其身，若有若无，若亡若存，有形无形，莫知其情。是故上工之取气，乃救其萌芽[17]；下工守其已成，因败其形。是故工之用针也，知气之所在，而守其门户，明于调气，补泻所在，徐疾之意，所取之处。泻必用员，切而转之，其气乃行，疾而徐出，邪气乃出，伸而迎之，摇大其穴，气出乃疾。补必用方，外引其皮，令当其门，左引其枢，右推其肤，微旋而徐推之，必端以正，安以静，坚心无解，欲微以留，气下而疾出之，推其皮，盖其外门，真气乃存[18]。用针之要，无忘其神。

雷公问于黄帝曰：针论曰得其人乃传，非其人勿言。何以知其可传？

黄帝曰：各得其人，任之其能，故能明其事。

雷公曰：愿闻官能[19]奈何？

黄帝曰：明目者，可使视色。聪耳者，可使听音。捷疾辞语者，可使传论[20]。徐而安静，手巧而心审谛者，可使行针艾，理血气而调诸逆顺，察阴阳而兼诸方[21]。缓节柔筋而心和调者，可使导引行气[22]。疾毒言语轻人者，可使唾痈咒病[23]。爪苦手毒，为事善伤者，可使按积抑痹[24]。各得其能，方乃可行，其名乃彰。不得其人，其功不成，其师无名。故曰：得其人乃言，非其人勿传，此之谓也。[25]

注 释

1. 余司诵之……请其正道：我只负责读它，你听它的文理，我说的有错，你就纠正它。

2. 得其人乃传，非其人勿言：遇到能够继承的人就传授给他，不能继承的就不告诉他。

3. 谋伐有过……审其所在：讨伐有过失的地方要懂得解除纠结的所在和掌握补虚泻实的时间。不论自下而上，还是自上而下的经脉都存在着气门（即穴位），它们都通于人体的气海、血海、水谷之海与髓海，但是必须审视应该在什么地方治疗。

4. 寒热淋露，以输异处，审于调气：寒热淋露，历代注释者众说纷纭，莫衷一是。有说淋于雨，露于风者；有说淋下滴露，经久不愈者；有说淋沥寒热者……。不管怎样，必须辨证论治。所以，以不同的经脉及输穴，谨慎地审因论治，对症治疗，调理气机，最为重要。

5. 寒与热争……知决而通之：寒热交争，重在协调。虚实相邻，扶正而祛邪。

6. 阴阳不奇，故知起时：阴阳，此指卫气和营气，阴经和阳经。奇，作特殊解。阴阳没有什么特殊，所以要掌握阴阳的始发与回宿的正确时间。

7. 明于五输，徐疾所在，屈伸出入，皆有条理：掌握五输的位置，行针时哪里该慢、哪里该快，取穴时哪里该伸、哪里该屈，都得有条有理。

8. 大热在上……常先取之：这是推法的运用和适应证。有疼痛的，先给予治疗。

9. 大寒在外……灸之所宜：寒气在外，用补法而且要留针。寒入于中，根据所在的经脉取五输的合穴用泻法泻之。不能用针者，便用灸法。

10. 上气不足……积而从之：上气不足，用推法或升法使气上积；下气不足，必须积蓄经气让气聚在一起。

11. 阴阳皆虚，火自当之：阴阳皆虚，针刺无法发挥作用，让火来担当，以灸法治之。

12. 厥而寒甚……得之留止：由于寒邪导致的寒冷，使经气运行受阻，必须以足三里补之。得气后留针，以补气祛邪。

13. 寒入于中……火所治之：寒入于中的三种治法。

14. 男阴女阳，良工所禁：即久病、大病刚好转或康复阶段，有经验的医生必须告诫患者饮食需清淡，易消化，尤其是小孩，否则会导致"食复"。对于体力劳动者，让他们注意休息，避免劳累而出现"劳复"。由于病后性生活不节而使旧病复发的称为"房劳复"，危害颇大。

15. 审于虚实……反受其殃：辟，除去。此是"岁露"之邪，亦称"奇邪"，相当于烈性传染病，所以救而不胜者居多。"以辟奇邪"后有"无犯其邪"，是再次强调防止复发的重要性。原文中"以辟奇邪"在"下司八正"之后。

16. 法于往古……若神髣髴：把古代的方法作为法则，但必须经过如今的验证。从深处探究某奥妙所在，这是良工所看重和钻研的地方。不知道古代治病的法则，那就见不到真实，不会知道其神奇在什么地方。只有不断钻研，善于总结，或许有达到随神往来的境地。髣(fǎng)髴(fú)，隐约。

17. 上工之取气，乃救其萌芽：高明的医生祛邪气在其萌芽状态时就采取有效的措施，杜绝其发生。

18. 补必用方……真气乃存：补必用方是指用针刺的方法达到补的目的。中间省略的内容就是补法的运用和具体操作。

19. 官能：指根据个人的性格、能力和特长等来决定他适应于什么工作。

20. 聪耳者……可使传论语：耳聪者可让他听音，做名调音师；知识丰富，思维敏捷，词汇丰富的人，可以当名教师。

21. 徐而安静……察阴阳而兼诸方：性格慢条斯理、安静，并且手巧、心地细致、善于思考推究的人，可以当一名针灸医生，能调理气血顺道，审察阴阳并兼开中药外方。

22. 缓节柔筋而心和调者，可使导引行气：关节、筋骨柔软，心平气和的人，可以担当导引、按摩者。

23. 疾毒言语轻人者，可使唾痈咒病：说话很刻薄的人，让他当一名祝由。

24. 爪苦手毒……可使按积抑痹：可理解为手劲很足的人，可以让他从事推拿、正骨等职业。

25. 下文有"手毒者，可使试按龟，置龟于器下而按其上，五十日而死矣；手甘者，复生如故也。"此说迷信，故删去。

论疾诊尺第七十四

提示

本篇以"论疾诊尺"为名,所以偏重在尺诊。《素问·平人气象论篇第十八》中述脉诊兼尺肤诊与论疾。《黄帝内经太素·卷第十五·诊候之二》中虽专论"尺诊",但缺了"论疾"。有趣的是《素问》《太素》中都有关风水肤胀的描述和"妇人手少阴脉动甚者,妊子。"且本篇相关的论述也附于其中,所以笔者只能针对如下原文做出注释。

黄帝问于岐伯曰:余欲无视色持脉,独调其尺,以言其病,从外知内,为之奈何?

岐伯曰:审其尺之缓急、小大、滑涩,肉之坚脆,而病形定矣。视人之目窠上微痈,如新卧起状,其颈脉动,时咳,按其手足上,窅而不起者,风水肤胀也[1]。尺肤滑其淖泽者,风也[2]。尺肉弱者,解㑊,安卧脱肉者,寒热,不治[3]。尺肤滑而泽脂者,风也。尺肤涩者,风痹也[4]。尺肤粗如枯鱼之鳞者,水泆饮也[5]。尺肤热甚,脉盛躁者,病温也,其脉盛而滑者,病且出也[6]。尺肤寒,其脉小者,泄、少气[7]。尺肤炬然先热后寒者,寒热也[8]。尺肤先寒,久大之而热者,亦寒热也[9]。肘所独热者,腰以上热;手所独热者,腰以下热。肘前独热者,膺前热;肘后独热者,肩背热。臂中独热者,腰腹热;肘后粗以下三四寸热者,肠中有虫。掌中热者,腹中热;掌中寒者,腹中寒[10]。鱼上白肉有青血脉者,胃中有寒[11]。尺炬然热,人迎大者,当夺血[12]。尺坚大,脉小甚,少气,悗有加,立死[13]。目赤色者病在心,白在肺,青在肝,黄在脾,黑在肾。黄色不可名者,病在胸中[14]。

诊目痛,赤脉从上下者,太阳病;从下上者,阳阴病;从外走内者,少阳病[15]。诊寒热,赤脉上下至瞳子,见一脉一岁死,见一脉半一岁半死,见二脉二岁死,见二脉半二岁半死,见三脉三岁死。

诊龋齿痛,按其阳之来,有过者独热,在左左热,在右右热,在上上热,在下下热[16]。

诊血脉者,多赤多热,多青多痛,多黑为久痹,多赤、多黑、多青皆见者,寒热身痛。

面色微黄,齿垢黄,爪甲上黄,黄疸也,安卧,小便黄赤,脉小而涩者,不嗜食,瘅也[17]。

人病,其寸口之脉,与人迎之脉小大等及其浮沉等者,病难已也[18]。

女子手少阴脉动甚者,妊子[19]。

婴儿病,其头毛皆逆上者,必死[20]。耳间青脉起者,掣痛[21]。大便赤瓣飧泄,脉小者,手足寒,难已;飧泄,脉小,手足温,泄易已[22]。

四时之变,寒暑之胜,重阴必阳,重阳必阴,故阴主寒,阳主热。故寒甚则热,热甚则寒。故曰寒生热,热生寒,此阴阳之变也。故曰冬伤于寒,春生瘅热;春伤于风,夏生后泄肠澼;夏伤于暑,秋生痎疟;秋伤于湿,冬生咳嗽[23]。是谓四时之序也。

注释

1. 视人之目窠(kē)上微痈……风水肤胀也:此证似肺心病引起的右心衰竭所导致的周围循环水肿。扣及水肿处,窅(yāo)而不起。痈,在此作"肿"解释。

2. 尺肤滑其淖泽者,风也:手臂皮肤润滑有湿润感,浆浆然有汗,是外感风热。

3. 尺肉弱者……不治:手臂肉少,浑身乏力,极度消瘦,伴有寒热者,是不治之证。解㑊,也作懈㑊,此指身体虚弱不愿动弹。

4. 尺肤滑而泽脂者……风痹也:手臂皮肤光滑、润泽、油腻,是风。此"风"不属病,应理解为"风彩"比较合适。若尺肤干涩,属风痹。

5. 尺肤粗如枯鱼之鳞者,水泆饮也:泆,通"溢"。水满于腹内而不出。此类似肝硬化后期、肝癌或慢性肾功能衰竭、右心衰竭的水肿。尺肤无津液,卫气不能润泽皮肤,所以皮肤犹如死鱼鱼鳞一样干燥的症状。"皮肤甲错"或指如此。

6. 尺肤热甚……病且出也:尺肤热甚,脉盛大而燥急,是温病。若脉盛而滑,是邪外出的征兆。

7. 尺肤寒……少气:尺肤冷,脉小,症见泄泻,或者短气。

8. 尺肤炬然,先热后寒者,寒热也:尺肤像火烧一样地发热,接着便发冷,是寒热病。若遇此证,不可忽视,有可能是因感染严重而出现中毒性休克的先兆。

9. 尺肤先寒,久大之而热者,亦寒热也:此可能是感冒或感染性疾病。也有可能是疟疾。

10. 肘所独热者……腹中寒:这也许是古人的经验,也可能是从经络上推测来的。故只能参考,或进一步考证。

11. 鱼上白肉有青血脉者,胃中有寒:鱼际肉上有青筋显露,属胃寒。

12. 尺炬然热,人迎大者,当夺血:炬,原指火把,引申为像火烧样。尺肤火热,人迎脉大者,三阳之火亢盛,血被火逼而妄行外出。过去临床上也能见到咯血患者,咯血虽止,但脉见洪大或坚紧者,必是咯血复潮的预兆。

13. 尺坚大……立死:《脉经》作"尺紧,人迎脉小甚,少气,色白有加者,立死。"此与"尺炬然热"正好相反。悗,烦闷。《五乱第三十四》篇言:"清浊相干,乱于胸中,是谓大悗。"

14. 目赤色者病在心……病在胸中:此论似与临床的习惯辨证有所不同,如目赤,有风热,有肝火等。若胬肉,可以心火论治。如果此说是说的五轮所属,那黄轮属脾,指上下眼皮。青轮与黑轮属肝肾,治其所属疗效或许更好。

15. 诊目痛……少阳病:太阳经为目上网,故赤脉从上下者为太阳病。足阳明为目下网,故赤脉从下上者为阳明病。足少阳经外行于锐眦之后,从外走内,故为少阳病。可参阅《经筋第十三》篇。网,在此指球结膜上由微细血管组成的组织。此段见《寒热第七十》篇中,稍有重复。所不同者,此段前冠"诊目痛"。

16. 诊龋齿痛……下热:从齿属肾,龈属阳明胃经上分析诊断,牙痛属肾火、牙龈红肿属阳明胃火,治疗可用玉女煎与清胃散加减使用。齿龈出血属肝肾阴虚火旺,知柏地黄丸加减治之。

17. 面色微黄……瘅也:此瘅是钩虫病引起的贫血及营养不良。有称其为"黄胖病",亦称其"懒黄病"。原文无"瘅也"。

18. 人病……病难已也：寸口主中，人迎主外，律动一致。若脉象的大、小、浮、沉也相同者，这病难已。原因何在，未作解说。这可能摘自《脉经》，也可能是衍文。

19. 女子手少阴脉动甚者，妊子：女子妊娠初期，其基础体温偏高，心率略快，心脏搏动力稍加强。因此，手少阴心经位于手掌后神门穴的搏动也会增大，是怀孕的征兆。《济阴纲目》在妊子条上方，眉批上有此注说。

20. 婴儿病，其头毛皆逆上者，必死：此句各家注释都不相同，但属先天性疾病是无疑的。

21. 耳间青脉起者，掣痛：这可能与《癫狂第二十二》篇言"治痫疾者，常与之居""病至，视有过者泻"有关联。丹波元简也认为是"痫病之候"。

22. 大便赤瓣飧泄……泄易已：赤瓣、青瓣均为不消化食物，飧泄的完谷不化。故杂色者多见脉小，手足寒者，脾肾阳气式微，故难愈。手足温者只是个消化不良，易愈。

23. 重阴必阳……冬生咳嗽：此段见于《素问·阴阳应象大论》篇中。

刺节真邪第七十五

提示

　　本篇与《针灸甲乙经》有相同的内容。在治疗"五邪"上，本篇与《针灸甲乙经》均用了顺口溜，由于《针灸甲乙经》的通俗易懂，故此篇抄用它的（文中画线部分）。第五句，似是后人的注释，是耶非耶恳请读者自判。

　　刺节，是刺法。若是规范而统一的，这就是官针。本篇后半段所述的内容虽为"官针"，实际上就是"刺节"，但与本经的《官针第七》篇的内容无法衔接。《黄帝内经太素·第二十二卷·九针之二》中"五邪刺"一节也有"刺五邪"的内容和不完整的顺口溜，似乎与痈疽的治疗有关系。刺五节的内容与本篇刺五节相同，但在其"请言解论"后与本篇内容就基本雷同了。以此推演，本篇所谓的"官针"是刺五邪与治五节的操作规范，与本经的《官针第七》篇名同而实不同。关于"发蒙"，笔者作自己的解释和发挥，供参考和商榷。

　　黄帝问于岐伯曰：余闻刺有五节奈何？

　　岐伯曰：固有五节，一曰振埃，二曰发蒙，三曰去爪，四曰彻衣，五曰解惑。

　　黄帝曰：夫子言五节，余未知其意。

　　岐伯曰：振埃者，刺外经，去阳病也[1]。发蒙者，刺腑输，去腑病也[2]。去爪者，刺关节肢络也[3]。彻衣者，尽刺诸阳之奇输也[4]。解惑者，尽知调阴阳，补泻有余不足，相倾移也[5]。

　　黄帝曰：刺节言振埃，夫子乃言刺外经，去阳病，余不知其所谓也。愿卒闻之。

　　岐伯曰：振埃者，阳气大逆，上满于胸中，愤瞋肩息[6]，大气逆上，喘喝坐伏，病恶埃烟，噎不得息[7]，请言振埃，尚疾于振埃。

275

黄帝曰：善。取之何如？

岐伯曰：取之天容。

黄帝曰：其咳上气穷诎[8]胸痛者，取之奈何？

岐伯曰：取之廉泉。

黄帝曰：取之有数乎？

岐伯曰：取天容者，无过一里，取廉泉者，血变而止[9]。

帝曰：善哉。

黄帝曰：刺节言发蒙，余不得其意。夫发蒙者，耳无所闻，目无所见[10]。夫子乃言刺腑输，去腑病[11]，何输使然？愿闻其故。

岐伯曰：妙乎哉问也！此刺之大约，针之极也，神明之类也，口说书卷，犹不能及也，请言发蒙耳，尚疾于发蒙也。

黄帝曰：善。愿卒闻之。

岐伯曰：刺此者，必于日中，刺其听宫，中其眸子，声闻于耳，此其输也。

黄帝曰：善。何谓声闻于耳？

岐伯曰：刺邪以手坚按其两鼻窍而疾偃，其声必应于针也。

黄帝曰：善。此所谓弗见为之，而无目视，见而取之，神明相得者也。

黄帝曰：刺节言去爪，夫子乃言刺关节肢络，愿卒闻之。

岐伯曰：腰脊者，身之大关节也。肢胫者，人之管以趋翔也[12]。茎垂者，身中之机，阴精之候，津液之道也。故饮食不节，喜怒不时，津液内溢，乃下留于睾，血道不通，日大不休，俯仰不便，趋翔不能，此病荥然有水[13]，不上不下，铍石所取，形不可匿，常不得蔽，故命曰去爪。

帝曰：善。

黄帝曰：刺节言彻衣，夫子乃言尽刺诸阳之奇输，未有常处也，愿卒闻之。

岐伯曰：是阳气有余而阴气不足，阴气不足则内热，阳气有余则外热，内热相搏，热于怀炭，外畏绵帛近，不可近身，又不可近席[14]，腠理闭塞，则汗不出，舌焦唇槁，臘干嗌燥，饮食不让美恶[15]。

黄帝曰：善。取之奈何？

岐伯曰：取之于其天府、大杼[16]三痏，又刺中膂[17]以去其热，补足手太阴以去其汗，热去汗稀，疾于彻衣。

黄帝曰：善。

黄帝曰：刺节言解惑，夫子乃言尽知调阴阳，补泻有余不足，相倾移也，惑何以解之？

岐伯曰：大风在身，血脉偏虚，虚者不足，实者有余，轻重不得，倾侧宛伏，不知东西，不知南北，乍上乍下，乍反乍复，颠倒无常，甚于迷惑[18]。

黄帝曰：善。取之奈何？

岐伯曰：泻其有余，补其不足，阴阳平复，用针若此，疾于解惑。

黄帝曰：善。请藏之灵兰之室，不敢妄出也。

黄帝曰：余闻刺有五邪，何谓五邪？

岐伯曰：病有持痈者，有容大者，有狭小者，有热者，有寒者，是谓五邪[19]。

黄帝曰：刺五邪奈何？

岐伯曰：凡刺五邪之方，不过五章[20]，瘅热[21]消灭，肿聚散亡，寒痹益温，小者益阳，大者必去，请道其方。

凡刺痈邪无迎陇，易俗移性不得脓，越道更行去其乡，不安处所乃散亡[22]。诸阴阳过痈者，取之其输泻之。

凡刺大邪日以小，泄其有余摽其道，针其邪与肌肉亲，视其无有反其真[23]。刺诸阳分肉间。

凡刺小邪日以大，补其不足乃无害，视其所在迎之界，远近尽至不得外[24]。刺分肉间。

凡刺热邪越而沧，出游不归乃无病，为开道乎辟门户，使邪得出病乃已[25]。

凡刺寒邪日以温，徐往疾去致其神，门户已闭气不分，虚实得调其气存[26]。

黄帝曰：官针[27]奈何？

岐伯曰：刺痈者用铍针，刺大者用锋针，刺小者用员利针，刺热者用镵针，刺寒者用毫针也。

请言解论，与天地相应，与四时相副[28]，人参天地，故可为解。下有渐洳，上生苇蒲[29]，此所以知形气之多少也。阴阳者，寒暑也，热则滋雨而在上，根荄少汁[30]，人气在外，皮肤缓，腠理开，血气减，汗大泄，皮淖泽[31]。寒则地冻水冰，人气在中，皮肤致，腠理闭，汗不出，血气强，肉坚涩³²。当是之时,善行水者,不能往冰;善穿地者,不能凿冻;善用针者,亦不能取四厥;血脉凝结,坚搏不往来者,亦未可即柔。故行水者,必待天温冰释冻解,而水可行,地可穿也。人脉犹是也,治厥者,必先熨调和其经,掌与腋、肘与脚、项与脊以调之,火气已通,血脉乃行,然后视其病,脉淖泽者,刺而平之;坚紧者,破而散之,气下乃止。此所谓以解结者也³³。

用针之类,在于调气,气积于胃,以通营卫,各行其道。宗气留于海,其下者注于气街,其上者走于息道。故厥在于足,宗气不下,脉中之血,凝而留止,弗之火调,弗能取之。

用针者,必先察其经络之实虚,切而循之,按而弹之,视其应动者,乃后取之而下之。六经调者,谓之不病,虽病,谓之自已也³⁴。一经上实下虚而不通者,此必有横络盛加于大经,令之不通,视而泻之,此所谓解结也。

上寒下热,先刺其项太阳,久留之,已刺则熨项与肩胛,令热下合乃止,此所谓推而上之者也。上热下寒,视其虚脉而陷之于经络者取之,气下乃止,此所谓引而下之者也。

大热遍身,狂而妄见、妄闻、妄言,视足阳明及大络取之³⁵,虚者补之,血而实者泻之,因其偃卧,居其头前,以两手四指挟按颈动脉,久持之,卷而切推,下至缺盆中,而复止如前,热去乃止,此所谓推而散之者也。

黄帝曰:有一脉生数十病者,或痛,或痈,或热,或寒,或痒,或痹,或不仁,变化无穷,其故何也。

岐伯曰:此皆邪气之所生也。

黄帝曰:余闻气者,有真气,有正气,有邪气,何谓真气?

岐伯曰:真气者,所受于天,与谷气并而充身也。正气者,正风也,从一方来,非实风,又非虚风也。邪气者,虚风之贼伤人也,其中人也深,不能自去。正风者,其中人也浅,合而自去,其气来柔弱,不能胜真气,故自去。虚邪之中人也,洒淅动形,起毫毛而发腠理。其入深,内搏于骨,则为骨痹。搏于筋,则为筋挛。搏于脉中,则为血闭不通,则为痈。搏³⁶于肉,与卫气相搏,阳胜者为热,阴性者则为寒,寒则真气去,去则虚,虚则寒。搏于皮肤之间,其气外发,腠理开,毫毛摇,气往来行,则为痒。留而不去,则痹。卫气不行,则为不仁。虚邪偏容于身半,其入深,内居荣卫,荣卫稍衰,则真气去,邪气独留,发为偏枯。其邪气浅者,脉偏痛。虚邪之入于身也深,寒与热相抟,久留而内著,寒胜其热,则骨疼肉枯[37],热胜其寒,则烂肉腐肌为脓,内伤骨,内伤骨为骨蚀。有所疾前筋,筋屈不得伸,邪气居其间而不反,发为筋溜[38]。有所结,气归之,卫气留之,不得反,津液久留,合而为肠溜[39],久者数岁乃成,以手按之柔。已有所结,气归之,津液留之,邪气中之,凝结日以易甚,连以聚居,为昔溜[40],以手按之坚。有所结,深中骨,气因于骨,骨与气并,日以益大,则为骨疽[41]。有所结,中于肉,宗气归之,邪留而不去,有热则化而为脓,无热则为肉疽[42]。凡此数气者,其发无常处,而有常名也[43]。

注释

1. 振埃者,刺外经,去阳病也:古治法名。阳病属外,故针刺循行于四肢体表的经脉给予治疗。刺而病愈,犹如振落留在衣衫上面的尘埃,故名振埃。

2. 发蒙者,刺腑输,去腑病也:古治法名。指六腑疾病取用六条阳经的穴位予以治疗,亦有指取用三阳经的五输穴。对耳无所闻、目无所见者,用针刺听宫穴,即属本法,以达到开蒙发聩的治疗效果。

3. 去爪者,刺关节肢络也:古治法名。治疗因水道不通,津液内溢,聚于睾丸,阴囊日渐肿大(相当于鞘膜积液)等,其治疗效果好像修剪掉多余的指甲一样。肝经络阴器,爪甲属肝。

4. 彻衣者,尽刺诸阳之奇输也:古治法名。指治疗热性病针刺机体外侧及背部奇穴的方法,亦有认为取用热病五十九输者。刺治后汗出热退,恶寒解除,即不必"外重丝帛衣",故称彻衣。彻,即撤或脱卸。奇输,即奇穴。

5. 解惑者……相倾移也:古治法名。指对于病情复杂的疾患,"颠倒无常,甚于迷惑",应从调和阴阳着手,"泻其有余,补其不足",使"阴阳平复",即可比解惑还快。泻法为"倾",补法为"移"。

6. 愤瞋肩息:愤,引申为"气满胸中"而不出,瞋着或张大眼睛(瞋目),耸着肩呼吸(肩息),一副极其难受的样子。

7. 大气逆上……噎不得息:胸中气逆而上,喘咳时只能坐着或伏在台子上,厌恶灰尘和烟味,气逆时不能正常呼吸。

8. 穷诎:诎(qū),言语顿诎。即无法表明内心想说的话。

9. 取天容者……血变而止:针刺天容穴时,留针时间 20 分钟左右。取廉泉穴时,用放血治疗。

10. 发蒙者,耳无所闻,目无所见:发蒙历来认为是古刺法名。由发蒙联系到"开蒙发聩",因而认为是用以治疗目如蒙布、耳朵失聪的一种方法。临床上发现湿热郁于头表,或中暑,或上额窦炎炎症发作时的患者,确有头重如裹,昏闷,头脑胀痛,眩晕及视物不明等,或夹杂口臭,口苦,咳嗽虽不多,但痰呈黄色等症状,与《针灸甲乙经卷之十二》中"夫胆移热于脑,则辛颏鼻渊。鼻渊者,浊涕不止,传为衄蔑瞑目……"颇符合。衄,鼻流清黄涕或鼻塞不通。蔑,即蒙。瞑目即不能睁眼。此时针刺患者印堂穴出血,或用民间的刮痧疗法,确实有治标的作用。

如果是刺"中其眸子"的发蒙,似古代金针拔障术治疗白内障的方法,但其必须要有高超和熟练的技术才能暂时解决部分问题。因此可能会留下后遗症,甚至会导致失明,故不能轻易尝试。耳鸣或听力降低,原因众多。用刺听宫穴,"手坚按其两鼻窍而疾偃(很快地将上身俯下)"的治疗方法,有些患者或能暂时缓解,但没有根治的作用。

11. 刺腑输,去腑病:腑输指六腑各经的六个输穴,刺此,治疗此经的腑病。

12. 肢胫者,人之管以趋翔也:人的四肢是自己管理或在别人的指挥下挥动(翔)和走动(趋)的。

13. 荣然有水:水一下盛大起来了。

14. 是阳气有余而阴气不足……又不可近席:内外热盛,体若燔炭,既畏轻衣近身,又不能贴席而卧。最有效的方法是"体若燔炭,汗出而散"的滋水作汗法。

15. 舌焦唇槁,腊干嗌燥,饮食不让美恶:舌干唇燥裂或唇起疱疹。咽喉疼痛,但胃口很好。

16. 取之于其天府、大杼:天府,属手太阴肺经。位于上臂前外侧,平腋前纹头下 3 寸,左右各一穴。大杼,别名背俞。第 1 胸椎棘突下旁开 1.5 寸(又说各半寸)。主治感冒、发热头痛等。它们各自有两穴。

17. 中膂:即中膂俞,又称中膂内俞,别名脊内俞,属足太阴膀胱经。位于骶骨部,平第 3 骶后孔,距骶正中线 1.5 寸处。

18. 轻重不得……甚于迷惑：宛，好像。《诗经·秦风·蒹葭》言："溯游从之，宛在水中央。"在此指头重似倾，好像要跌倒。辨不清东西南北，低头举头不知所措。这些症状比迷惑还严重，似与临床上眩晕症或前庭功能紊乱很相似。从经文上细致研究和推敲，"发蒙"和"解惑"很相似，有时互相掺杂，很难辨明白。

19. 五邪：有痈、大、小、寒、热等五种情况。

20. 五章：五种约定俗成的方法。

21. 瘅热：在此指寒热。

22. 凡刺痈邪无迎陇……不安处所乃散亡：此乃《针灸甲乙经》中的顺口溜，比本篇的完整。刺痈时不可以在其病势凶盛时开刀。由于有"高粱之变足生疗"的告诫，所以要改变自己的生活和饮食习惯，不让它成脓，让其改道到其他地方去，没有安身之地它就消亡了。这是中医外科中的消法，是清热、解毒、化瘀、消肿的结果。

23. 凡刺大邪日以小……视其无有反其真：摽，在此作削分解。凡刺大邪让其一天比一天缩小，排脓、泄毒分其道。去其病邪使新肉长。待其消失，便能恢复原样。

24. 凡刺小邪日以大……远近尽至不得外：有些疮痈眼小而里面大。此时必须用托里排脓法，补其不足，有利无弊，让其边界日缩，而不是逐渐外浸。此似外科的蜂窝组织炎。

25. 凡刺热邪越而沧……使邪得出病乃已：刺热透邪而热退，退而不返为无病。开刀排脓使邪气外出，病方能治愈。沧，指沧凉，与热退相合。

26. 凡刺寒邪日以温……虚实得调其气存：凡治疗寒邪要让它一天比一天温，进针后上下往来要慢，等待神气到来。出针时立即按住针孔，不使正气外出。这既是指针刺的补法，也是对于寒邪内停或致痈疡的一种治未病的措施。

27. 官针：在此指按政府标准制成的九针。

28. 相副：即相互符合。

29. 下有渐洳，上生苇蒲：渐读作 jiān 时，有流入的意思。洳（rù），作低湿之地解。苇蒲，指芦苇和菖蒲等水草，皆生于水边和沼泽地中。

30. 热则滋雨而在上，根荄少汁：荄，草根。大热天即使下点小雨，也只能洒在地面上，植物的根依然得不到足够的水分。

31. 人气在外……皮淖泽：人气在此指卫气。卫气在体表以致腠理开泄而汗出，皮肤润泽。

32. 寒则地冻水冰……肉坚涩：寒凝于内只能用火焫和热熨。因为"当是之时，善行水者，不能往冰；善穿地者，不能凿冻；善用针者，亦不能取四厥。"

33. 治厥者……此所谓以解结者也：解说热熨治寒厥的道理。"淖泽"是柔美而湿润，不属病理现象。今寒凝经脉，不会有淖泽之貌。如果"淖"是"洛"之误，那"洛泽（duó）"这个词组恰恰是形容"冰冻"，《玉篇》"洛泽，冰貌"。《楚辞·九思·悯上》在这里仅属表寒的现象，故针刺可平。《楚辞·九思·悯上》"冰冻兮洛泽"。作为佐证，不改原文，用此承上启下，于理亦通。

34. 六经调者……谓之自已也：六经调和称为没有病，即使有病也能够自愈。

35. 大热遍身……视足阳明及大络取之：患者偃卧，在其头前面以两手四指按挟颈动脉，久持之，卷而切推，下至缺盆中。再重复如前直至热去乃止。

36. 搏：搏斗。指正气与邪气交争。

37. 肉枯：指肌肉逐渐在萎缩。

38. 筋溜：《针灸甲乙经》作"筋瘤"，单个的似如今的腱鞘囊肿。明代陈实功所著《外科正宗》中描述的"筋瘤者，坚而色青，垒垒青筋，盘曲甚者，结若蚯蚓。"这与下肢静脉曲张极其相似。

39. 肠溜：《针灸甲乙经》作"肠瘤"。丹波元简释："他书未见详论其证也。甲乙（经）肠疽亦同。"

40. 昔溜：丹波元简称其为"宿瘤"。如皮下囊肿、脂肪瘤等。

41. 深中骨……则为骨疽：针深入到骨，与邪相合，则会发为骨疽。此或因消毒不严密而导致感染所发。

42. 中于肉……无热则为肉疽：针虽中于肉，由于手法不当，正气离去，但邪气仍留在那里。有发热则肉腐成脓，无发热则成一个硬块。

43. 凡此数气者……而有常名也：上述种种，发作的地方不固定，但都有固定的名称。

卫气行第七十六

提示

本篇从天人相应的角度,论述卫气在人体内运行的规律和所行走的路线等。

黄帝问于岐伯曰:愿闻卫气之行,出入之会[1],何如?

岐伯曰:岁有十二月,日有十二辰,子午为经,卯酉为纬。天周二十八宿,而一面七星,四七二十八星,房昴为纬,虚张为经。是故房至毕为阳,昴至心为阴,阳主昼,阴主夜[2]。

故卫气之行,一日一夜五十周于身,昼日行于阳二十五周,夜行于阴二十五周,周于五脏[3]。是故平旦阴尽,阳气出于目,目张则气上行于头,循项下足太阳,循背下至小趾之端[4]。其散者,别于目锐眦,下手太阳,下至手小指之间外侧[5]。其散者,别于目锐眦,下足少阳,注小趾次趾之间[6]。以上循手少阳之分,侧下至小指之间[7]。别者以上至耳前,合于颔脉,注足阳明,以下行至跗上,入五趾之间[8]。其散者,从耳下下手阳明,入大指之间,入掌中[9]。其至于足也,入足心,出内踝下,行阴分,复合于目,故为一周[10]。

是故日行一舍,人气行一周与十分身之八;日行二舍,人气行二周于身与十分身之六;日行三舍,人气行于身五周与十分身之四;日行四舍,人气行于身七周与十分身之二;日行五舍,人气行于身九周;日行六舍,人气行于身十周与十分身之八;日行七舍,人气行于身十二周在身与十分身之六;日行十四舍,人气二十五周于身有奇分与十分身之二,阳尽于阴,阴受气矣[11]。其始入于阴,常从足少阴注于肾,肾注于心,心注于肺,肺注于肝,肝注于脾,脾复注于肾为周[12]。是故夜行一舍,人气行于阴脏一周与十分脏之八,亦如阳行之二十五周,而复合于目。阴阳一日一夜,合有奇分十分身之四,与十分脏之二,是故人之所以卧起之时有早晏者,奇分不尽故也¹³。

黄帝曰:卫气之在于身也,上下往来不以期,候气而刺之奈何?

伯高曰:分有多少,日有长短,春秋冬夏,各有分理,然后常以平旦为纪,以夜尽为始¹⁴。是故一日一夜,水下百刻,二十五刻者,半日之度也,常如是毋已,日入而止,随日之长短,各以为纪而刺之。谨候其时,病可与期,失时反候者,百病不治。故曰:刺实者,刺其来也;刺虚者,刺其去也。此言气存亡之时,以候虚实而刺之。是故谨候气之所在而刺之,是谓逢时¹⁵。在于三阳,必候其气在于阳而刺之;病在于三阴,必候其气在阴分而刺之。

水下一刻,人气在太阳;水下二刻,人气在少阳;水下三刻,人气在阳明;水下四刻,人气在阴分。水下五刻,人气在太阳;水下六刻,人气在少阳;水下七刻,人气在阳明;水下八刻,人气在阴分。水下九刻,人气在太阳;水下十刻,人气在少阳;水下十一刻,人气在阳明;水下十二刻,人气在阴分。水下十三刻,人气在太阳;水下十四刻,人气在少阳;水下十五刻,人气在阳明;水下十六刻,人气在阴分。水下十七刻,人气在太阳;水下十八刻,人气在少阳;水下十九刻,人气在阳明;水下二十刻,人气在阴分。水下二十一刻,人气在太阳;水下二十二刻,人气在少阳;水下二十三刻,人气在阳明;水下二十四刻,人气在阴分。水下二十五刻,人气在太阳,此半日之度也。从房至毕一十四舍,水下五十刻,日行半度,回行一舍,水下三刻与七分刻之四。大要曰常以日之加于宿上也,人气在太阳。是故日行一舍,人气行三阳行与阴分,常如是无已,天与地同纪,纷纷盼盼¹⁶,终而复始,一日一夜,水下百刻而尽矣。

注释

1. 愿闻卫气之行,出入之会:《针灸甲乙经》把"出入之合"改为"出入之会","合""会"均有会合之意。今按《针灸甲乙经》改。

2. 岁有十二月……阴主夜:十二辰即十二支。在月为建,在日为时。天象固定的是经,动者为纬。子午线连南北两极。十二辰自卯时至申时为白天,属阳;自酉时至寅时属黑夜,属阴。

3. 故卫气之行……周于五脏:卫气在体内的运行一日一夜循环全身五十次。白天、夜晚各二十五次,每次都经过五脏。

4. 是故平旦阴尽……循背下至小趾之端：太阳将出时，卫气自足太阳膀胱经命门穴出发，张开双眼气便上行至头，循项背膀胱经下行至小趾末端。

5. 其散者……下至手小指之间外侧：其分支离开目外眦，沿手太阳小肠经至手小指外侧。

6. 其散者……注小趾次趾之间：另一分支离开目外眦，沿着足少阳胆经直至小趾、次趾，并入循大趾。

7. 以上循手少阳之分，侧下至小指之间：循手少阳三焦经上行的分支路线，下至手小指之间。

8. 别者以上至耳前……入五趾之间：其支者走出耳前，在颊的下方与足少阳胆经会合，并沿着足少阳胆经下行至足背，入五趾之间。

9. 其散者……入掌中：其分支从耳入，通过手阳明大肠经入大指之间，进入手掌中。

10. 其至于足也……故为一周：沿着足少阳胆经至足后，入足心出内踝，进入阴经，复会合于目，此为一个循环。

11. 是故日行一舍……阴受气矣：卫气行于脉外，日行二十五周，夜行二十五周。五十周于全身，兼随脉顺行，又能随脉逆行，以达到四肢末稍为目的。故卫气不足，手脚冰冷。

12. 其始入于阴……脾复注于肾为周：这是卫气入脏的行走路线。

13. 是故夜行一舍……奇分不尽故也：卫气日行二十五周，尚有余份，夜行二十五周也有余份，所以人的起卧有早有晚。

14. 分有多少……以夜尽为始：卫气的运行以四季时的睁眼起床与闭眼睡觉的时间计算的，所以每个人并不相同。

15. 谨候气之所在而刺之，是谓逢时：小心谨慎地等候经气的到来，当其所在时而刺之，这就称为适时。

16. 纷纷盼盼：纷，原指旗帜上的飘带。盼(pā)，应作"分辨明白"解释。故以张景岳"形容在纷纭丛杂之中而条理不乱"的注释为妥。

九宫八风第七十七

提示

　　本篇以冬至、立春、春分、立夏、夏至、立秋、秋分、立冬八个节气为八风,加上中央组成九宫,并配以八卦,故名九宫八风篇。用于观察天象与太一(太阳)所处九宫时的风角来预测天气、帝王将相官吏之祸福以及疾病等,这大概是古代的一种风角学说,属占卜之类,正确性不一定很高,但从一个侧面说明古代学者在探究自然规律上所下功夫之深,还是值得肯定的。

　　太阳、地球、月亮的自转与公转的规律是亘古不变的,这就是天道。丹波元简按引汉代《白虎通》"八风者所以象八卦。阳生于五(中央),极于九(夏至,白天最长),五九四十五日变。变以为风(风为变的征兆)。阴合阳以生风也"之说是本篇的主题。

阴洛 巽 立夏	上天 离 夏至	玄委 坤 立秋
仓门 震 春分	摇 中央 招	仓果 兑 秋分
天留 艮 立春	叶蛰 坎 冬至	新洛 乾 立冬

立夏 四 阴 洛 东南方	夏至 九 上天 南方	立秋 二 玄 委 西南方
春分 三 仓门 东方	招摇 五 中央	秋分 七 仓果 西方
立春 八 天 留 东北方	冬至 一 叶蛰 北方	立冬 六 新 洛 西北方

太一常以冬至之日，居叶蛰之宫四十六日，明日居天留四十六日，明日居仓门四十六日，明日居阴洛四十五日，明日居天宫四十六日，明日居玄委四十六日，明日居仓果四十六日，明日居新洛四十五日，明日复居叶蛰之宫，曰冬至矣。太一日游，以冬至之日，居叶蛰之宫，数所在日，从一处，至九日，复反于一，常如是无已，终而复始[1]。

太一移日，天必应之以风雨，以其日风雨则吉，岁美民安少病矣，先之则多雨，后之则多旱[2]。太一在冬至之日有变，占在君；太一在春分之日有变，占在相；太一在中宫之日有变，占在吏；太一在秋分之日有变，占在将[3]；太一在夏至之日有变，占在百姓[4]。所谓有变者，太一居五宫之日，病风折树木，扬沙石。各以其所主占贵贱，因视风所来而占之[5]。风从其所居之乡来为实风，主生，长养万物。从其冲后来为虚风，伤人者也，主杀主害者[6]。谨候虚风而避之，故圣人日避虚邪之道，如避矢石然，邪弗能害，此之谓也。

是故太一入徙立于中宫，乃朝八风，以占吉凶也。风从南方来，名曰大弱风，其伤人也，内舍于心，外在于脉，气主热[7]。风从西南方来，名曰谋风，其伤人也，内舍于脾，外在于肌，其气主为弱[8]。风从西方来，名曰刚风，其伤人也，内舍于肺，外在于皮肤，其气主为燥[9]。风从西北方来，名曰折风，其伤人也，内舍于小肠，外在于手太阳脉，脉绝则溢，脉闭则结不通，善暴死[10]。风从北方来，名曰大刚风，其伤人也，内舍于肾，外在于骨与肩背之膂筋，其气主为寒也[11]。风从东北方来，名曰凶风，其伤人也，内舍于大肠，外在于两胁腋骨下及肢节[12]。风从东方来，名曰婴儿风，其伤人也，内舍于肝，外在于筋纽，其气主为身湿[13]。风从东南方来，名曰弱风，其伤人也，内舍于胃，外在肌肉，其气主体重[14]。此八风皆从其虚之乡来，乃能病人。三虚相抟，则为暴病卒死。两实一虚，病则为淋露寒热。犯其雨湿之地，则为痿[15]。故圣人避风，如避矢石焉。其有三虚而偏中于邪风，则为击仆偏枯矣。

注释

1. 太一常以冬至之日……终而复始：马莳注：其太乙所游之日，假如冬至居叶蛰之宫，照图所在之日，从一至九处，立秋为二，春分为三，立夏为四，中央为五，立冬为六，秋分为七，立春为八，夏至为九，复返冬至之一。常如是轮之无已，周而复始。太一，在此指太阳。

2. 太一移日……后之则多旱：交立春之日，天气可能会出现风雨反应。那日真的出现了风雨是好现象，年岁美，百姓平安而且少生病。前一日有风雨，那是个多雨的年份；后一日有风雨，那这年便会干旱。

3. 太一在冬至之日有变……占在将：这是古代占卜学，仅供参考。当然这中间也包括古人长期积累下来的气象预测学知识。例如"邋遢冬至干净年，干净冬至邋遢年""小暑一声雷，反转做黄霉"的民间气象谚语。

4. 太一在夏至之日有变，占在百姓：笔者所在地"夏至西风没小桥"的谚语，意思是夏至日刮西风，日后便多雨，影响农作物的收成。民以食为天，所以对他们的影响更大。说占在百姓，并不完全是迷信。

5. 所谓有变者……因视风所来而占之：五宫即中央。居于中央，可辨别八面来风的吉凶，预测气候的好坏。

6. 风从所居之乡来为实风……主杀主害者："春风拂面""五月南风起，小麦复垄黄"都是主生长养万物的实风。从相反方向来的风，飞沙走石，折树木、毁房屋者都是害人的贼风。

7. 风从南方来……气主热：南方为离、火宫。热盛，其风必微，所以称其大弱风。伤于此风，内入于心，外在于脉，这是与五行学说有关。至于"气主热"，似与中暑有关。

8. 风从西南方来……其气主为弱：西南为坤、土宫。阴湿之气刚生，脾主之。脾藏意，谋出意，故称谋风。内入于脾，外居肌肉，当以湿邪视之。

9. 风从西方来……其气主为燥：西方为兑、金宫。金气刚劲，故称刚风。内入于肺，外留于皮肤，其气为燥，如秋燥、燥咳、皮肤干燥、皲裂等，在那个时候就比较多见了。

10. 风从西北方来……善暴死：西北方乾、金宫。金主折伤，故称折风。风气伤人，南风伤上，北风伤下。所以手太阳小肠易受病。西北合气最伐生阳。其令人暴死，这与脑血管意外有关，在古代常见。我国在二十世纪六七十年代前，秋分以后各大医院急诊室里收治的大多数是中风患者。

11. 风从北方来……其气主为寒也：北方坎、水宫。气寒则风烈，故称大刚风。以水应人则内入于肾，外应于骨。故风伤则肩、背、腰、脊疼痛易发。

12. 风从东北方来……外在于两胁腋骨下及肢节：东北方艮、土宫。阴气未退，阳和未盛，其伤人大肠，易便秘或两胁肋下（结肠肝区或脾区处）腹痛、腹胀及腹泻等。

13. 风从东方来……其气主为身湿：风生于东，较为微弱，故称婴儿风。其伤人内入于肝，故有肝阳上扰的头痛、头胀、眩晕等。发于外则扭伤筋。纽，在此作扭。

14. 风从东南方来……其气主体重：东南方巽、木宫。气暖则风柔，故称弱风。东南水湿之地，内则湿阻于胃，外则湿滞皮肤腠理。

15. 此八风皆从其虚之乡来……则为痿：这从五运六气方面推算出。乘年之衰，逢月之空，失时之和，称为三虚；乘年之盛，逢月之盈，得时和，称为三实。两实一虚，或冒风雨而行，则患寒热。入雨湿之地，则会导致下肢软弱无力。

九针论第七十八

提示

　　本篇详细论述九针的大、小、长、短的形状及其使用时的针对性。开篇的九针所论，以合古人以"九"为最高的数字。《素问·针解篇第五十四》有解释本论的部分内容，可参考。"五味""五并""五恶""五液""五劳""五走""五裁""五发""五藏"等内容，均归入《五味第五十六》篇中。

　　黄帝曰：余闻九针于夫子，众多博大矣，余犹不能寤¹，敢问九针焉生？何因而有名？

　　岐伯曰：九者，经巽之理，十二经脉阴阳之病也²。九针者，天地之大数也，始于一而终于九。故曰：一以法³天，二以法地，三以法人，四以法时，五以法音，六以法律，七以法星，八以法风，九以法野⁴。

　　黄帝曰：以针应九之数奈何？

　　岐伯曰：夫圣人之起天地之数也，一而九之，故以立九野，九而九之，九九八十一，以起黄钟数焉⁵，以针应数也。

　　一者天也，天者阳也，五脏之应天者肺，肺者五脏六腑之盖也，皮者肺之合也，人之阳也。故为之治针，必以大其头而锐其末，令无得深入而阳气出。二者地也，人之所以应土者肉也。故为之治针，必箭其身而员其末，令无得伤肉分，伤则气得竭⁶。三者人也，人之所以成生者血脉也。故为之治针，必大其身而员其末，令可以按脉勿陷，以致其气，令邪气独出⁷。四者时也，时者四时八风之客于经络之中，为瘤病者也。故为之治针，必箭其身而锋其末，令可以泻热出血，而瘤疾竭⁸。五者音也，音者冬夏之分，分于子午，阴与阳别，寒与热争，两气相持，合为痈脓者也。故为之治针，必令其末如剑锋，可以取大脓⁹。六者律也，律者调阴阳四时而合十二经脉，虚邪客于经络而为暴痹者也。故为之治针，必令尖如氂，且员且锐，中身微大，以取暴气[10]。七者星也，星者人之七窍，邪之所客于经，而为痛痹，合于经络者也。故为之治针，令尖如蚊虻喙，静以徐往，微以久留，正气因之，真邪俱往，出针而养者也[11]。八者风也，风者人之股肱八节也，八正之虚风，八风伤人，内舍于骨解腰脊节腠理之间，为深痹也。故为之治针，必长其身，锋其末，可以取深邪远痹[12]。九者野也，野者人之节解皮肤之间也，淫邪流溢于身，如风水之状，而溜不能过于机关大节者也。故为之治针，令尖如挺，其针微员，以取大气之不能过于关节者也[13]。

黄帝曰：针之长短有数乎？

岐伯曰：一曰镵针，取法于巾针，去末寸半，卒锐之，长一寸六分，主热在头身也。二曰员针[14]，取法于絮针，筒其身而卵其锋，长一寸六分，主治分间气。三曰鍉针，取法于黍粟之锐，长三寸半，主按脉取气，令邪出。四曰锋针，取法于絮针，筒其身，锋其末，长一寸六分，主痈热出血。五曰铍针[15]，取法于剑锋，广二分半，长四寸，主大痈脓，两热争者也。六曰员利针[16]，取法于氂，针微大其末，反小其身，令可深内也，长一寸六分，主痈痹者也。七曰毫针[17]，取法于毫毛，长一寸六分，主寒热痛痹在络者也。八曰长针，取法于綦针，长七寸，主取深邪远痹者也[18]。九曰大针[19]，取法于锋针，其锋微员，长四寸，主取大气不出关节者也。针形毕矣，此九针大小长短法也。

黄帝曰：愿闻身形应九野奈何？

岐伯曰：请言身形之应九野也，左足应立春，其日戊寅己丑。左胁应春分，其日乙卯。左手应立夏，其日戊辰巳巳。膺喉首头应夏至，其日丙午。右手应立秋，其日戊申乙未。右胁应秋分，其日辛酉。右足应立冬，其日戊戌己亥。腰尻下窍应冬至，其日壬子。六腑膈下三脏应中州[20]，其大禁，大禁太一所在之日及诸戊己。凡此九者，善候八正所在之处，所主左右上下身体有痈肿者，欲治之，无以其所直之日溃治之[21]，是谓天忌日[22]也。

形乐志苦，病生于脉[23]，治之以灸刺。形苦志乐，病生于筋[24]，治之以熨引。形乐志乐，病生于肉，治之以针石。形苦志苦，病生于咽喝[25]，治之以甘药。形数惊恐，筋脉不通，病生于不仁[26]，治之以按摩醪药。是谓五形志也[27]。

五脏气[28]：心主噫，肺主咳，肝主语，脾主吞，肾主欠。六腑气：

胆为怒,胃为气逆哕,大肠小肠为泄,膀胱不约为遗溺,下焦溢为水。

五味:酸入肝,辛入肺,苦入心,甘入脾,咸入肾,淡入胃,是谓五味。

五并[29]:精气并肝则忧,并心则喜,并肺则悲,并肾则恐,并脾则畏,是谓五精之气并于脏也。五恶:肝恶风,心恶热,肺恶寒,肾恶燥,脾恶湿,此五脏气所恶也。五液:心主汗,肝主泣,肺主涕,肾主唾,脾主涎,此五液所出也。五劳:久视伤血,久卧伤气,久坐伤肉,久立伤骨,久行伤筋,此五久劳所病也。五发:阴病发于骨,阳病发于血,以味发于气,阳病发于冬,阴病发于夏。五邪:邪入于阳,则为狂;邪入于阴,则为血痹;邪入于阳,搏[30]则为癫疾;邪入于阴,搏则为瘖;阳入于阴,病静;阴出之于阳,病喜[31]怒。五藏:心藏神,肺藏魄,肝藏魂,脾藏意,肾藏精志[32]也。五主:心主脉,肺主皮,肝主筋,脾主肌,肾主骨。

　　[33]夫人之常数,太阳常多血少气;少阳常少血多气;阳明常多气多血;少阴常少血多气;厥阴常多血少气;厥阴常多血少气;太阴常多气少血。此天之常数。故曰:刺阳明出血气。刺太阳出血恶气。刺少阳出气恶血。刺太阴出气恶血。刺少阴出气恶血。刺厥阴出血恶气也。[34]

 注释

　　1.窹:通"悟",醒悟,明白。

　　2.九者,经巽之理,十二经脉阴阳之病也:九者,是论经气顺达,十二经脉阴阳的病。本句从《周痹第二十七》篇最末一句移此。

　　3.法:效法或照章办事。

　　4.法野:效法九野。九野:(1)指天的中央与八方,亦称九宫。即东方为苍天,东北为变天,西北为幽天,西方为颢天(又称昊天),西南为朱天,南方为炎天,东南为阳天。(2)指九洲。(3)以身体部位分为九野,如头、胸、肚、腹、背、左肢、右肢、上肢、下肢等。

　　5.起黄钟数焉:黄钟为十二律开始的第一律,是吕律的第一音,故称其起数。

　　6.二者地也……伤则气得竭:因其针圆中空,针尖圆大。所以浅刺于皮肤,使邪气出而不伤正气。

7. 三者人也……令邪气独出：针身大，针头圆。按摩时不使经脉下陷而让经气到来，使邪气独出。

8. 四者时也……而瘤疾竭：瘤指发生在体表或筋骨间的赘生物，因时间长而称其"留"或"瘤疾"。因其引起的原因众多，采用"泻热出血"使"瘤疾竭"应该是针对性的治法。

9. 五者音也……可以取大脓：音，合五行而应于天干，所以有冬夏、子午，阴阳、寒热的区别。两气相互搏斗而交结，便形成了有脓的痈，用剑锋样的铍针切开排脓。

10. 六者律也……以取暴气：音律与十二经脉数相合。虚邪客于经络而突发痹证，用圆而锐、针身微大的毫厘针治之，让暴气外出。

11. 七者星也……出针而养者也：病邪停留在经络，发为痛痹。要用细小而坚利的小针，无声息地、慢慢地进针，轻轻地久留在那里。当正气与邪气一起停留在那里时，此手法出邪气而不伤正气。

12. 八者风也……可以取深邪远痹：风邪易入人的关节，尤其是八方的虚邪，会停留在四肢关节、腰脊、腠理之间，称为深痹，所以必须要用锋利的长针来治疗。

13. 九者野也……以取大气之不能过于关节者也：天、地、人均有九野。凡治关节或皮肤的水肿，并且不能流过关节的，所以要用"梃"，即如今注射针头样的针，进入内部，便于放水。

14. 员针：一种身为圆柱状，前端呈卵圆形的针具。用于按摩体表，揩摩分肉，治疗筋肉痹痛等。

15. 铍针：铍，钢铁制作，针端如剑锋。亦称铍刀、剑针。用于疮痈排脓放血及割去眼内胬肉。

16. 员利针：一种针体细小，而尖微大圆利的针具。用于治疗痹证、痈肿等。

17. 毫针：用金、银或合金制成。有针尖、针身、针根、针柄、针尾五部分组成。针长短不一，按需要取用。常用针刺或针灸。

18. 八曰长针……主取深邪远痹者也：长针长七寸，治深邪远痹。关于"取法于綦针"，无法查考。綦(qí)巾，为丝织品，以此推测，此针是金或银丝做成的，故而长，故而坚，故而韧，故而可入深。

19. 大针：参阅《九针十二原第一》篇中的注释29。

20. 六腑膈下三脏应中州：六腑及膈下肝、脾、肾脏属于中州统率，即脏腑之应的地势之部位。《难经·四难》曰："脾者,中州"。

21. 凡此九者……无以其所直之日溃治之:直,即值。凡此九宫,候八方正气所在时,根据痈肿在身体上的部位开刀排脓,既借助正气不伤身体,又使邪毒出焉。

22. 是谓天忌日:开疮破脓要按"黄历"查看和测算后才能作出决定。此乃后人注释。

23. 形乐志苦,病生于脉:形体无病,但内心苦闷、抑郁、悲伤,病在心。此"脉"代指心。

24. 形苦志乐,病生于筋:形体虽然劳苦,但心情愉快,所以仅疲劳了筋骨。按摩是消除疲劳的好方法。

25. 形苦志苦,病生于咽喝:咽喝,声音因阻塞而低沉,幽咽而噎塞。既表示中气不足,又显示情绪十分低落。

26. 形数惊恐,筋脉不通,病生于不仁:此属"癔症性瘫痪"。以前有一段时间常能遇到。

27. 是谓五形志也:原文只有"是谓形"三字,按《素问·血气形志篇第二十四》加"五""志也"。

28. 五脏气:泛指五脏的正常机能。自此至"五主"除"五裁"外,几乎是《素问·宣明五气篇第二十三》的全部内容。

29. 五并:五脏精气内虚,与邪气所兼而出现的精神症状。

30. 搏:原文为"转",说不通。故按《素问·宣明五气篇》改。

31. 喜:《素问·宣明五气篇第二十三》为"善"。善与喜均可作"好",故从原文。

32. 肾藏精志:与其他四脏不同的是此处加了"精",这"精"包括先天之元精与后天所藏的五脏之精。先天元精不足,新生儿会发育不足,过去常见的"五迟"即指此,有些便因此而夭亡。钱乙先生制定六味地黄丸的原旨即治小儿先天不足。对于肾精《素问·上古天真论》有"不欲竭其精"的告诫;孙思邈先生有"搏节"的教导:有所抑而不能放肆;有所止而不可过度。所以,这些都是强调保养肾精的重要性。杨上善的《黄帝内经太素·卷六·脏腑气液》中也是这么说的。

33. 夫人之常数……刺厥阴出血恶气也:此段摘自《素问·血气形志篇第二十四》。

34. 本文中有遗漏和颠倒,已按《素问·血气形志篇第二十四》的编排改通顺。此后尚有"足阳明太阴为表里,少阳厥阴为表里,太阳少阴为表里,是谓足之阴阳也。手阳明太阴为表里,少阳心主为表里,太阳少阴为表里,是谓手之阴阳也。"

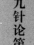

岁露论第七十九

提示

　　隋代杨上善言："露有其二,曰春露,主生万物者也;二曰秋露,主衰万物者也。今岁有贼风暴雨,以衰万物,比秋风露,故曰岁露。"风调雨顺,则国泰民安。风雨不节,寒暑失时,两虚相当,乃客其形而病矣。正月朔日(元旦),占八风,见《汉书·天文志》。此篇中的占卜,属气象预测术。所不同者,从气候的异常来预测疾病的流行,仅供参考而已。虽然过去有人认为某种传染病的流行有一定的规律性,但自计划免疫普及以来,极大部分的传染病已经几乎绝迹了。即使疫病从国外带入,由于我国的严控措施有力,不可能造成大规模的流行。

　　本篇开首一段为"论疟",与《素问·疟论篇第三十五》《素问·刺疟篇第三十六》的论述并不完全相同,故笔者把有关论述疟疾的原文放在注释中并不加以注释,目的是为保留《灵枢经》的完整性。需要提出来的是,如今疟疾基本上消灭了,但不包括少数由于入境的传染源而引发的极个别的疟疾患者。与疟疾相似有"寒战,高热,汗出,热退"的肝管结石发作时的症状或许会诊断为"疟疾"。肝管结石患者一旦处于较长的颠簸状态或上身起仰劳作过久,肝管内的积石一移动位置即会像疟疾似的发作。积石不移动,一般没有问题。

　　¹黄帝问于少师曰:余闻四时八风之中人也,故有寒暑。寒则皮肤急而腠理闭,暑则皮肤缓而腠理开。贼风邪气,因得以入乎? 将必须八正风邪,乃能伤人乎?²

　　少师答曰:不然。贼风邪气之中人也,不得以时。然必因其开也,其入深,其内亟病,其病人也卒暴³;因其闭也,其入浅以留,其病也徐以迟⁴。

黄帝曰：有寒温和适，腠理不开，然有卒病者，其故何也？

少师答曰：帝弗知邪入乎？虽平居，其腠理开闭缓急，其故常有时也[5]。

黄帝曰：可得闻乎？

少师曰：人与天地相参也，与日月相应也。故月满则海水西盛，人血气积，肌肉充，皮肤致，毛发坚，腠理郄，烟垢著。当是之时，虽遇贼风，其入浅不深。至其月郭空，则海水东盛，人气血虚，其卫气去，形独居，肌肉减，皮肤纵，腠理开，毛发残，膲理薄，烟垢落。当是之时，遇贼风则其入深，其病人也卒暴[6]。

黄帝曰：其有卒然暴死暴病者何也？

少师答曰：三虚者，其死暴疾也；得三实者，邪不能伤人也。

黄帝曰：愿闻三虚。

少师曰：乘年之衰，逢月之空，失时之和，因为贼风所伤，是谓三虚。故论不知三虚，工反为粗[7]。

帝曰：愿闻三实。

少师曰：逢年之盛，遇月之满，得时之和，虽有贼风邪气，不能危之也。

黄帝曰：善乎哉论！明乎哉道！请藏之金匮，命曰三实，然此一夫之论也[8]。

黄帝曰：愿闻岁之所以皆同病者，何因而然[9]？

少师曰：此八正之候也。

黄帝曰：候之奈何？

少师曰：候此者，常以冬至之日，太一立于叶蛰之宫[10]，其至也，天必应之以风雨者矣。风雨从南方来者，为虚风，贼伤人者也[11]。其以夜半至也，万民皆卧而弗犯也，故其岁民少病。其以昼至者，万民懈惰而皆中于虚风，故万民多病[12]。虚邪入客于骨而不发于外，至其立春，阳气大发，腠理开。因立春之日，风从西方来，万民又皆中于虚风，此两邪相搏，经气结代者矣[13]。故诸逢其风而遇其雨者，命曰遇岁露[14]焉。因岁之和，而少贼风者，民少病而少死；岁多贼风邪气，寒温不和，则民多病而死矣[15]。

黄帝曰：虚邪之风，其所伤贵贱何如？候之奈何？

少师答曰：正月朔日，太一居天留之宫，其日西北风，不雨，人多死矣。正月朔日,平旦北风,春,民多死。正月朔日,平旦北风行,民病多者,十有三也。正月朔日,日中北风,夏,民多死。正月朔日,夕时北风,秋,民多死。终日北风,大病死者十有六。正月朔日,风从南方来,命曰旱乡,从西方来,命曰白骨,将国有殃,人多死亡。正月朔日,风从东方来,发屋,扬沙石,国有大灾也。正月朔日,风从东南方行,春有死亡。正月朔日,天和温不风,糴贱,民不病;天寒而风,糴贵,民多病。此所谓候岁之风,残伤人者也。二月丑不风,民多心腹病。三月戌不温,民多寒热。四月已不暑,民多瘅病。十月申不寒,民多暴死[16]。诸所谓风者,皆发屋,折树木,扬沙石,起毫毛,发腠理者也[17]。

注 释

1. 黄帝问于岐伯曰:经言夏日伤暑,秋病疟,疟之发以时,其故何也? 岐伯对曰:邪客于风府,病循膂而下,卫气一日一夜,常大会于风府。其明日日下一节,故其日作晏(晚)。此其先客于脊背也,故每至于风府则腠理开,腠理开则邪气入,邪气入则病作,此所以日作尚晏也。卫气之行风府,日下一节,二十一日下至尾底,二十二日入脊内,注于伏冲之脉,其行九日,出于缺盆之中,其气上行,故其病稍益至。其内搏于五脏,横连募原,其道远,其气深,其行迟,不能日作,故次日乃蓄积而作焉(间日疟)。黄帝曰:卫气每至于风府,腠理乃发,发则邪入焉。其卫气日下一节,则不当风府奈何? 岐伯曰:风府无常,卫气之所应,必开其腠理,气之所舍节,则其府也。黄帝曰:善。夫风之与疟也,相与同类,而风常在,而疟特以时休何也? 岐伯曰:风气留其处,疟气随经络沉以内搏,故卫气应乃作也。帝曰:善。(上述经文在本篇开首,所论者"疟"也,与本文不合,故删去。留此存档。)

2. 寒则皮肤急而腠理闭……乃能伤人乎:原文为"八正虚邪",今据《针灸甲乙经》改"虚"为"风"。寒则闭,热则开,这是腠理皮肤的正常生理功能。贼风邪气是由于什么原因侵入人体的呢? 难道必须是八方的风邪乘虚而入才能使人生病吗?

3. 贼风邪气之中人也……其病人也卒暴:《针灸甲乙经》把"内极"作为"内亟"。亟,急切。故按《针灸甲乙经》改。贼风邪气中人,没有固定的时间,但是必须因腠理开邪气才能急切地深入,那么这病也就突然发作了。这是使人虚的邪气与患者正气的不足，两虚相得，乃客其形，甚则突然发病。

4．因其闭也……其病也徐以迟：由于腠理关闭得紧，邪只能停留在浅表，那么这病便发得轻或迟发。这似乎是正气足与邪气虚的关系。

5．虽平居……其故常有时也：虽然正常地居住，由于某些因素也可能会导致腠理开闭得快与慢而发生疾病。

6．人与天地相参也……其病人也卒暴：此段从天人相应的原理上来阐述月满则海水西盛（大潮性），人血气因此而积蓄，肌肉充实，皮肤致密，毛发汗孔坚闭，腠理虽有小空隙，但被皮脂腺的分泌物充填着。这个时候即使遭遇到虚邪贼风，邪气不可能深入，只能停留在浅表。到了月亮在天空中消失的那几天，海水东盛（小潮性），人的气血就不充沛了，其卫气减弱了防御的能力。虽形体依旧，但肌肉减弱，皮肤松弛，腠理不密，毛发脱落增多，腠理因烟垢脱落显得更加单薄。这个时候，一旦遇到贼风，那么病邪便会乘虚深入，人就会突然发病。"郄"与"郤"字同，均可作空隙解，但与文理不通，故用"空隙小"凑之。

7．乘年之衰……工反为粗：《针灸甲乙经》在"失时之和"下尚有"人气乏少"四字。乘年之衰，与五行学说有关；逢月之空与月盈、月缺有关；失时之和与自身的保养有关。这就是三虚。所以说治病不掌握这三种情况，就不能称为高明的医生。

8．然此一夫之论也：然而这个说法仅仅是一家之言。

9．岁之所以皆同病者，何因而然：一年内或一个阶段内同时出现很多相同的病，这是什么原因造成的。用现在的说法是时行病、流行病或传染病。像如今的"流感"，过去的小儿"百日咳""麻疹""疟疾""霍乱"等。

10．候此者……太一立于叶蛰之宫：要预测上述这种情况，必须在冬至之日，测"风角"。叶蛰，意指植物之芽叶蠢蠢欲动之时。马莳注：其太一所游之日，假如冬至居叶蛰之宫，照图所在之日，从一至九处，立秋为二，春分为三，立夏为四，中央为五，立冬为六，秋分为七，夏至为九，复返冬至之一。常如是轮而无已，终而复始。

11．其至也……贼伤人者也：南方丙丁火。冬至一阳生，春木始发，火盛反侮其木，则伤也。

12．其以夜半至也……故万民多病：卧则风雨不犯，故这一年百姓少生病。白天有风雨至,抵抗力差的人容易生病。懈惰,指营养不足,气乏力少,不愿动弹的人。

13. 虚邪入客于骨而不发于外……经气结代者矣:相搏,指相互结合。此乃新感引动伏邪,即"冬不藏精,春必病温"。经气结代是指经气虽纽结不畅,但是还能借道络脉而行。

14. 故诸逢其风而遇其雨者,命曰遇岁露:诸,语助词,无义。马莳认为这是作为篇名的依据。

15. 因岁之和……则民多病而死矣:此说是指气候与疾病有着密切的因果关系。

16. 正月朔日……民多暴死:这些都是古代占卜与气象预测术,只能供参考,不可作为依据。如四月不暑,小熟欠收,农民因青黄不接而挨饿,故多"劳病"。这指营养不良引起的皮肤无泽、身体虚肿、乏力的"黄胖病"。"崚"字无从查考,马莳与张景岳均认为是"残",故原文便改为残杀或伤残的"残"。

17. 诸所谓风者……发腠理者也:这是贼风的定义。"起毫毛,发腠理",是指此风使人毛孔开而寒栗,入侵腠理而伤人。

大惑论第八十

提示

　　本篇前半篇所论述的即如今的恐高症。从"眼"着手论其原因，有一定的现实性、科学性。本篇所述，因其中的错舛给理解带来了一定的困难。《针灸甲乙经·足太阳阳明手少阳脉动发目病第四》所述即本经"大惑论"之前半部分，内容基本相同，但《针灸甲乙经》的论述比本篇清晰、通顺。故以此修改了本篇。后半篇因与"大惑论"毫无关系，故移于《口问第二十八》篇中。

　　黄帝问于岐伯曰：余尝上于清冷之台¹，中阶而顾，匍匐而前则惑。余私异之，窃内怪之，独瞑独视，安心定气，久而不解²。独博独眩，披发长跪，俯而视之，后久之不已也。卒然自上，何气使然³？

　　岐伯对曰：五脏六腑之精气，皆上注于目而为之精⁴。精之窠为眼，骨之精为瞳子，筋之精为黑眼，血之精为络，其窠气之精为白眼，肌肉之精为约束，裹撷筋骨血气之精而与脉并为系，上属于脑，后出于项中⁵。故邪中于头目，因逢其身之虚，其入深，则随眼系以入于脑，入于脑则脑转，脑转则引目系急，目系急则目眩以转矣⁶。邪其精，其精所中不相比也则精散，精散则视歧，视歧见两物⁷。目者，五脏六腑之精也，营卫魂魄之所常营也，神气之所生也⁸。故神劳则魂魄散，志意乱⁹。是故瞳子黑眼法于阴，白眼赤脉法于阳，故阴阳合传而精明也¹⁰。目者，心使也，心者，神之舍也，故神精乱而不转¹¹，卒然见非常处，精气魂魄，散不相得，故曰惑也¹²。

　　黄帝曰：余疑其然？余每之东苑，未曾不惑，去之则复。余唯独为东苑劳神乎？何其异也¹³？

　　岐伯曰：不然也。心有所喜，神有所恶，卒然相感，则精气乱，视误故惑，神移乃复。是故间者为迷，甚者为惑¹⁴。¹⁵

注 释

　　1. 余尝上于清冷之台：按《针灸甲乙经》将"清霄"改为"清冷"。我曾经上至清冷而耸入云霄的高台。

　　2. 中阶而顾……久而不解：走到一半，向身后一看，有点心慌了，再爬着向前便迷乱了。我内心感到惊异与奇怪，于是闭上眼睛，安神定志，平心静气，然而睁开眼睛，迷惑还是久久不能解除。

　　3. 独博独眩……何气使然：我的心跳怦怦，觉得所视之物都在旋转，向下看依然迷惑。离开那个地方就不眩晕，这是什么原因造成的？

　　4. 五脏六腑之精气，皆上注于目而为之精：双目聚集着五脏六腑的精气，所以要做好用眼卫生。正如孙思邈提出的"不可久视""不可极视"，既爱惜了双眼，也不累及五脏六腑的精气。

　　5. 精之窠为眼……后出于项中：精气的窝巢是眼，骨之精气是瞳子，筋（肝）的精气是黑眼（虹膜），血之精气为络（双眼内外的小红肉）。窠气，应指肺气之精为白眼。脾主肌肉，其精气是上下眼睑。把筋骨血气的精与脉裹结并连缀在一起，上属于脑，后出于项中。项中应指项上的后脑壳内。

　　6. 故邪中于头目……目系急则目眩以转矣：《针灸甲乙经》将"故邪中于项"改为"邪中于头目"，既通顺又符合原意，故按《针灸甲乙经》改。邪气中于头目，加上正逢其人身体虚，邪气入深，则随着眼系进入于脑。于是脑转，脑转就引起目系紧急，导致目眩而所视之物在不停地晃动，还可伴有恶心、呕吐。

　　7. 邪中其精……视歧见两物：邪气中其"睛"，那么与原来"睛"所见者并不一样，所以无法聚焦，视见叠影。

　　8. 目者……神气之所生也：眼睛是五脏六腑的精气和营卫魂魄所灌注的地方，也是人的神气所表达的地方。

　　9. 故神劳则魂魄散，志意乱：所以眼睛因为过度疲劳，魂魄可能会因此而分散，思想即会产生紊乱而无法集中。

　　10. 是故瞳子黑眼法于阴……故阴阳合揣而精明也：揣，通"团"。所以瞳孔、黑眼（睫状肌）效法于阴，眼白和两眼角的红肉效法于阳，阴阳团聚在一起才组成了眼睛。

　　11. 目者……故神精乱而不转：目，是心在外的使者。心是神气居住的地方。一旦心神乱了，便不能专一。此"转"在此指专一，如可以，那么"转"与"专"便是作为通假字的佐证了。

12. 卒然见非常之处……故曰惑也：突然见到超过正常的形象与物体，精神魂魄分散而不能配合，所以就迷乱了。

13. 余疑何其然也……何其异也：我对造成这种情况的原因疑惑不解，为什么每次去东苑没有不迷惑的，离开这个地方便好了呢？只有东苑才会让我劳神吗？为什么有这种怪异的情况出现呢？

14. 不然也……甚者为惑：不是这样的。心神有自己的喜好和厌恶。突然遇到厌恶，那么精气就会紊乱，视觉出现错误，便导致了迷惑。眼睛离开那个地方，神气才能恢复。轻者为迷，重者是惑，故而出现头晕、目眩、心悸、呕吐等症状。这就是如今的恐高症。

15. 以下有"黄帝曰：人之善忘者……定乃取之。"已移于《口问第二十八》篇。

痈疽第八十一

提示

　　本篇专述中医对痈、疽、疡、疮、疖等外科疾患成因的辨证与识别、分类、病名以及治则和预后。脱疽的急斩之，是高明之法。

　　《刘涓子鬼遗方》是晋末刘涓子所撰，南齐龚庆宣整理，约撰于5世纪的中医外科专著。因托名"黄父鬼"所遗而得名"鬼遗方"。从《刘涓子鬼遗方》中有"九江黄父问于岐伯"、《千金翼方》有"黄父相痈疽论"上来揣测，本篇也有可能从《刘涓子鬼遗方》中转载而来，以补中医外科的缺漏。

　　随着现代化的飞速发展，医疗卫生、预防技术的日新月异，发于体表上的痈、疽、疮、疖等外科疾患（不包括皮肤科疾患）基本上可以说是没有了，或者不会致人死命了。所以本篇只能作为对古代出现的外科疾患从理论及认知上增加一些了解。

　　黄帝曰：余闻肠胃受谷，上焦出气，以温分肉，而养骨节，通腠理。中焦出气如露，上注溪谷，而渗孙脉，津液和调，变化而赤为血，血和则孙脉先满溢，乃注于络脉，皆盈，乃注于经脉[1]。阴阳已张，因息乃行，行有经纪，周有道理，与天合同，不得休止[2]。切而调之，从虚去实，泻则不足，疾则气减，留则先后。从实去虚，补则有余。血气已调，形气乃持。余已知血气之平与不平，未知痈疽之所从生，成败之时，死生之期，有远近，何以度之，可得闻乎？

　　岐伯曰：经脉留行不止，与天同度，与地合纪。故天宿失度，日月薄蚀，地经失纪，水道流溢，草萱不成，五谷不殖，径路不通，民不往来，巷聚邑居，则别离异处[3]，血气犹然，请言其故。夫血脉营卫，周流不休，上应星宿，下应经数。寒邪客于经络之中，则血泣，血泣则不通，不通则卫气归之，不得复反，故痈肿[4]。寒气化为热，热胜则腐肉，肉腐则为脓，脓不泻则烂筋，筋烂则伤骨，骨伤则髓消，不当骨空，不得泄泻，血枯空虚，则筋骨肌肉不相荣，经脉败漏，熏于五脏，脏伤故死矣。

黄帝曰：愿尽闻痈疽之形，与忌日名。

岐伯曰：痈发于嗌中，名曰猛疽[5]，猛疽不治，化为脓，脓不泻，塞咽，半日死；其化为脓者，泻则合豕膏，冷食，三日而已。发于颈，名曰夭疽[6]，其痈大以赤黑，不急治，则热气下入渊腋，前伤任脉，内熏肝肺，熏肝肺，十余日而死矣。阳留大发，消脑留项，名曰脑烁[7]，其色不乐，项痛而如刺以针，烦心者死不可治。发于肩及臑，名曰疵痈[8]，其状赤黑，急治之，此令人汗出至足，不害五脏，痈发四五日逞焫之。发于腋下赤坚者，名曰米疽[9]，治之以砭石，欲细而长，疏砭之，涂以豕膏，六日已，勿裹之。其痈坚而不溃者，为马刀挟瘿[10]，急治之。发于胸，名曰井疽[11]，其状如大豆，三四日起，不早治，下入腹，不治，七日死矣。发于膺，名曰甘疽[12]，色青，其状如谷实栝楼，常苦寒热，急治之，去其寒热，十岁死，死后出脓。发于胁，名曰败疵[13]，败疵者女子之病也，灸之，其病大痈脓，治之，其中乃有生肉，大如赤小豆，剉䔖翘草根各一升，以水一斗六升煮之，竭为取三升，则强饮厚衣，坐于釜上，令汗出至足已[14]。发于股胫，名曰股胫疽，其状不甚变，而痈脓搏骨，不急治，三十日死矣[15]。发于尻，名曰锐疽[16]。其状赤坚大，急治之，不治，三十日死矣。发于股阴，名曰赤施[17]，不急治，六十日死，在两股之内，不治，十日而当死。发于膝，名曰疵痈[18]，其状大痈，色不变，寒热，如坚石，勿石，石之者死，须其柔，乃石之者生。诸痈疽之发于节而相应者，不可治也。发于阳者，百日死；发于阴者，三十日死[19]。发于胫，名曰兔啮[20]，其状赤至骨，急治之，不治害人也。发于内踝，名曰走缓[21]，其状痈也，色不变，数石其输，而止其寒热，不死。发于足上下，名曰四淫[22]，其状大痈，急治之，百日死。发于足傍，名曰厉痈[23]，其状不大，初如小指，发，急治之，去其黑者，不消辄益，不治，百日死。发于足趾，名脱痈[24]，其状赤黑，死不治；不赤黑，不死。不衰，急斩之，不则死矣[25]。

黄帝曰：夫子言痈疽，何以别之？

岐伯曰：营卫稽留于经脉之中，则血泣而不行，不行则卫气从之而不通，壅遏而不得行，故热。大热不止，热胜则肉腐，肉腐则为脓。然不能陷，骨髓不为燋枯，五脏不为伤，故命曰痈[26]。

黄帝曰：何谓疽？

岐伯曰：热气淳盛，下陷肌肤，筋髓枯，内连五脏，血气竭，当其痈下，筋骨良肉皆无余，故命曰疽[27]。疽者，上之皮夭以坚，上如牛领之皮。痈者，其皮上薄以泽。此其候也。

注 释

1. 血和则孙脉先满溢……乃注于经脉：从静脉的微循环开始，由小至大，充盈后流进大静脉，回到右心室。再经过肺循环，在肺泡壁外（畜门）进行气的新陈代谢。于是带氧的血液回到心脏后，进入大循环，直至五脏六腑、四肢百骸。在曾经的"经络是什么"探索中，有人认为这是"体液学说"。

2. 阴阳已张……不得休止：阴阳已经伸展，按一定的规律与道理运行。与天地运行的规律相同，日月同辉，阴阳消涨。

3. 天宿失度……则别离异处：天道失常，如风不调、雨不顺、久干旱或连日淫雨等，大地亦会受到影响，造成五谷欠收。萱，在此指蒉蓫的一种野草，其结子似穗状。以此比喻指连野草也不能结出果实，更别说五谷粮食了。加上道路不通，使民众不能相互往来，市场交易停顿，余粮几乎绝迹。人们为了讨生活而不得不离乡背井，大路上到处可见逃荒之人。

4. 寒邪客于经络之中……故痈肿：寒邪停留在经络之中，那么血行则涩滞。涩滞引起不通，导致卫气归之而不能复返，所以就发生了痈肿。

5. 猛疽：病名。多由肺肝二经蕴热，疾毒邪火上攻咽喉所致。症见咽喉焮红、疼痛，汤水难入，呼吸不利，寒热大作。相当于如今的咽喉壁脓肿、扁桃体周围炎等引起的喉头痉挛。对于汤水难入、呼吸不利者，中医喉科医生在患者双侧锁骨上方施行"擒拿手"法，即能解除吞咽困难的症状。笔者少年时曾见到过其堂兄施行此法后，即能吞咽，气急立平。可惜此法已失传。

6. 天疽：指有头疽生于耳后一寸三分高骨处（乳突斜上方）。左名天疽，右名锐毒，均属足少阳胆经。似如今的枕骨骨结核。天，指刚刚出壳的禽鸟，在此引申为疽的形体刚出现。虽小但十分凶险，或夺人生命。

南宋本『灵枢经』校勘注释

306

7. 脑烁：病名。指脑疽之虚证。初起形如椒粒，坚硬紫暗，渐肿如横木，甚则上至巅顶，下至大椎，色如灶烟，硬不见脓，即损外皮，形如犬咬去肉之迹象，溃而不敛，难愈。

8. 疵痈：病名。又名肩疽、丁疽。生于肩峰中部的名肩中疽，生于肩峰前侧的名乾疽，生于肩峰后侧的名过肩疽。患处高肿红活，焮热速溃者为顺；平坦坚硬，不红不热，成脓者为险。若肿痛连及臂胛，口噤寒战，疼痛不欲食，二便不调者为逆。此在当时属凶险之证。亦有可能即是附骨疽。疵，指小毛病，即开始时形小而容易忽视。

9. 米疽：病名。发于腋下的无头疽。又名腋疽、疢疽。初起一核，漫肿坚硬，皮色如常，不热不痛，日久将溃时，始转红色，微热微痛。若脓成则切开引流，按溃疡处理。

10. 马刀挟瘿：病名。又名疬串，即瘰疬成串。质坚，其形长如马刀（如匕首样）者称为马刀。挟颈所生者，因如缨绳上圆形的饰物，故称挟瘿。它们均属瘰疬，相当于如今所称的淋巴结结核或淋巴结炎。

11. 井疽：病名。又名胸发、穿心冷瘘、慢心锐毒、心漏、穿心毒、井泉疽、穿心疔。痈疽生于剑突下（鸠尾穴）1.5寸、中庭穴（膻中穴下1.6寸），或两者之间。初起如豆粒，逐渐出现肿痛，色变红肿高突为阳证。初起如豆粒，皮色不变，积久渐大，黑陷平塌，属阴证，多为冷气攻心而发。久则穿溃成瘘，故有心漏、井泉疽、穿心疔之称。

12. 甘疽：病名。生于胸部中府穴下，又名外痈。若及时对症治疗，一般问题不大。若失治，会转为蜂窝组织炎，问题就严重了。

13. 败疵：病名。《刘涓子鬼遗方》称其"改訾"。訾（zǐ），即疵。"訾疠"同"疵疠"。《管子·入国》曰："岁凶，庸人疵疠多死伤。"若发于女子，泛指发于胸胁部之痈疽，也包括乳房疾患。

14. 剉薢翘草根各一升……令汗出至足已：薢翘草，即连翘。竭为取三升，即煮存三升（一方有赤小豆）。强饮，即直至不能再饮为止。"穿厚衣，坐于釜上"，皆助其发汗。"釜"是煮完药后之釜（一种金属的炊具），取其余温，否则虽厚衣亦有烫伤的可能。

15. 发于股胫……三十日死矣：股胫疽又名骨疽、附骨疽。皮肤外表不甚变，但殖骨而内腐，相当于"钻骨流注"的骨结核。在当时的情况下，病死率确实很高。

16. 锐疽：病名。发于尻尾骨（即尾骨）尖处。溃破后似鹳嘴，故称鹳口疽,也是骨结核病的一种。

17. 赤施:病名。即股阴疽。是附骨疽的一种,属于骨结核一类。

18. 疵痈:亦名"疵疽"。指单独发于膝部的附骨流注,疮口虽小,内深而广,危害颇大。

19. 诸痈疽之发于节而相应者……三十日死:发于关节部位的痈疽属于骨结核的附骨流注,均为阴证。痈疽有发于阳部与阴部的区别。在炼丹术发明后,用升药、降药以药线捅入疮内,取其拔毒、引流之力,或有治愈的可能。若影响关节,有导致残废的可能。

20. 兔啮:病名。创口红赤至骨,似兔啮之状。亦属附骨疽。

21. 走缓:病名。发于足内踝,故又称内踝疽,也是附骨疽的一种。因病痛而不能疾走,故名。

22. 四淫:病名。发于两手或两足部的疮疡。

23. 厉痈:病名。发于足旁小趾之侧。初起红肿疼痛,溃破有脓,易治。若为厉疽即难治,因为会造成附骨疽。

24. 脱痈:病名。即脱疽。又名脱骨疽、敦痈、蛀节疔、蜣螂蛀。若局部黑而有坏死者,应手术切除。

25. 不衰,急斩之,不则死矣:如果一点也没有好转,立即斩去此趾,以防导致全身感染而死亡。炭疽病,往往都采用截肢手术。

26. 痈:营卫稽留于经脉之中,则血泣而不行,不行则卫气从之而不通,壅遏而不得行,故热。大热不止,热胜则肉腐,肉腐则为脓。然不能陷,骨髓不为焦枯,五脏不为伤,故命曰痈。痈者,其皮上薄以泽(光亮)。

27. 疽:热气淳(此字当是"焞")盛,下陷肌肤,筋髓枯,内连五脏,血气竭,当其痈下,筋骨良肉皆无余,故命曰疽。疽者,上之皮夭以坚,上如牛领之皮。古人对痈疽的区分比较模糊。此两条很有可能是后人添加上去的,以对痈疽的鉴别。所以笔者用其原话作为注释。

参 考 资 料

1. 丹波元简（日本）.灵枢识（第 1 版）[M].上海：上海科学技术出版社,1959.

2. 丹波元简（日本）,等编.聿修堂医书选[M].北京：人民卫生出版社,1984.

3. 〔清〕张志聪.黄帝内经素问集注[M].上海：上海科学技术出版社,1980.

4. 〔明〕张介宾.类经（上下册）[M].北京：人民卫生出版社,1965.

5. 张璨玾,徐国仟.针灸甲乙经校注[M].北京：人民卫生出版社,1996.

6. 张山雷.难经汇注笺正[M].上海：上海科学技术出版社,1961.

7. 〔清〕段玉裁.说文解字注[M].扬州：江苏广陵古籍刻印社,1997.

8. 中国中医研究院,广州中医学院.中医大辞典[M].北京：人民卫生出版社,1975.

9. 中华书局辞海编辑所.辞海[M].上海：上海辞书出版社,1979.

10. 中华书局辞海编辑所.辞海[M].上海：上海辞书出版社,2009.

11. 姚泰.生理学[M].北京：人民卫生出版社,2005.

12. 上海市卫生局,中华医学会上海分会.内科诊疗常规[M].上海：上海科学技术出版社,1999.